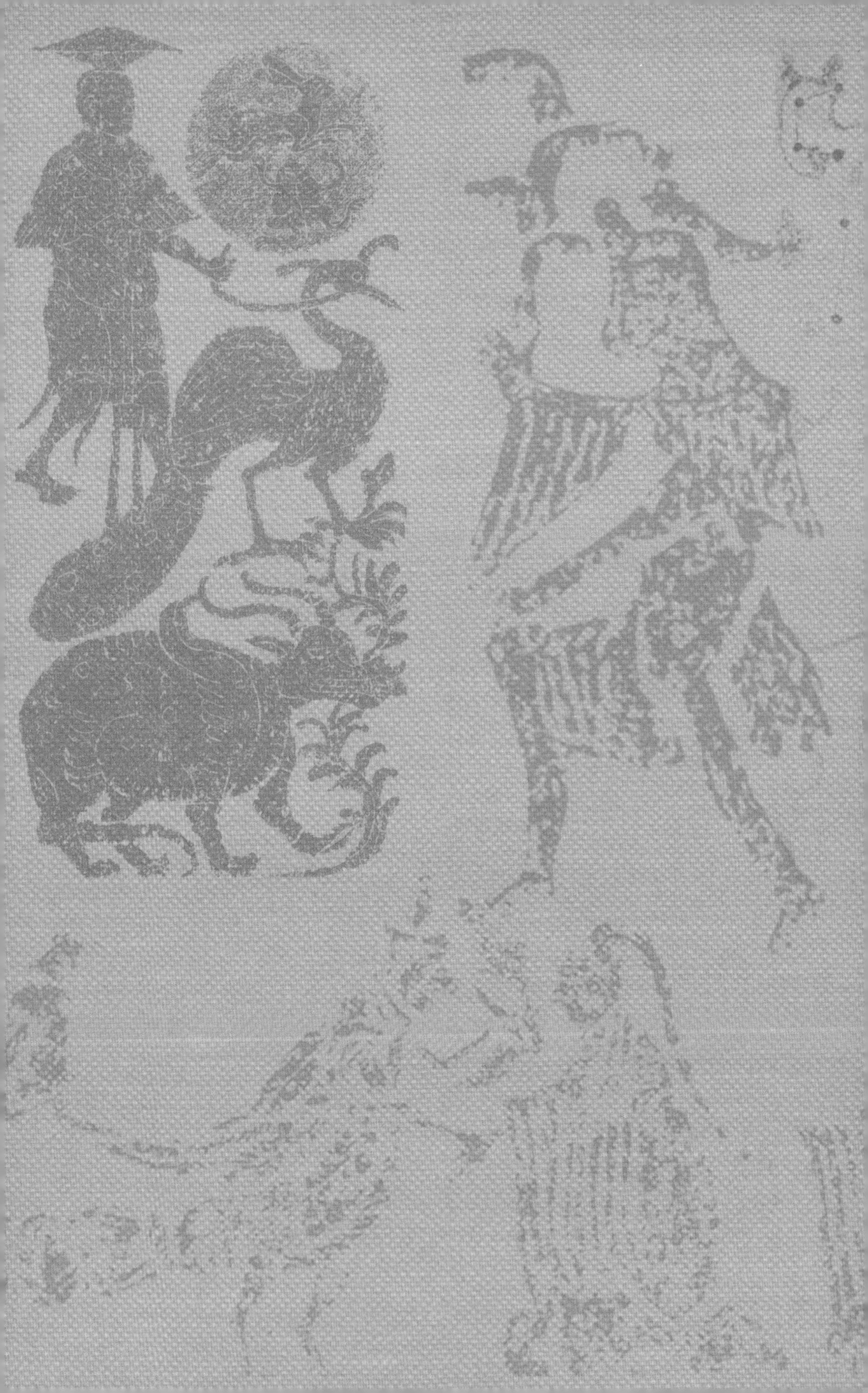

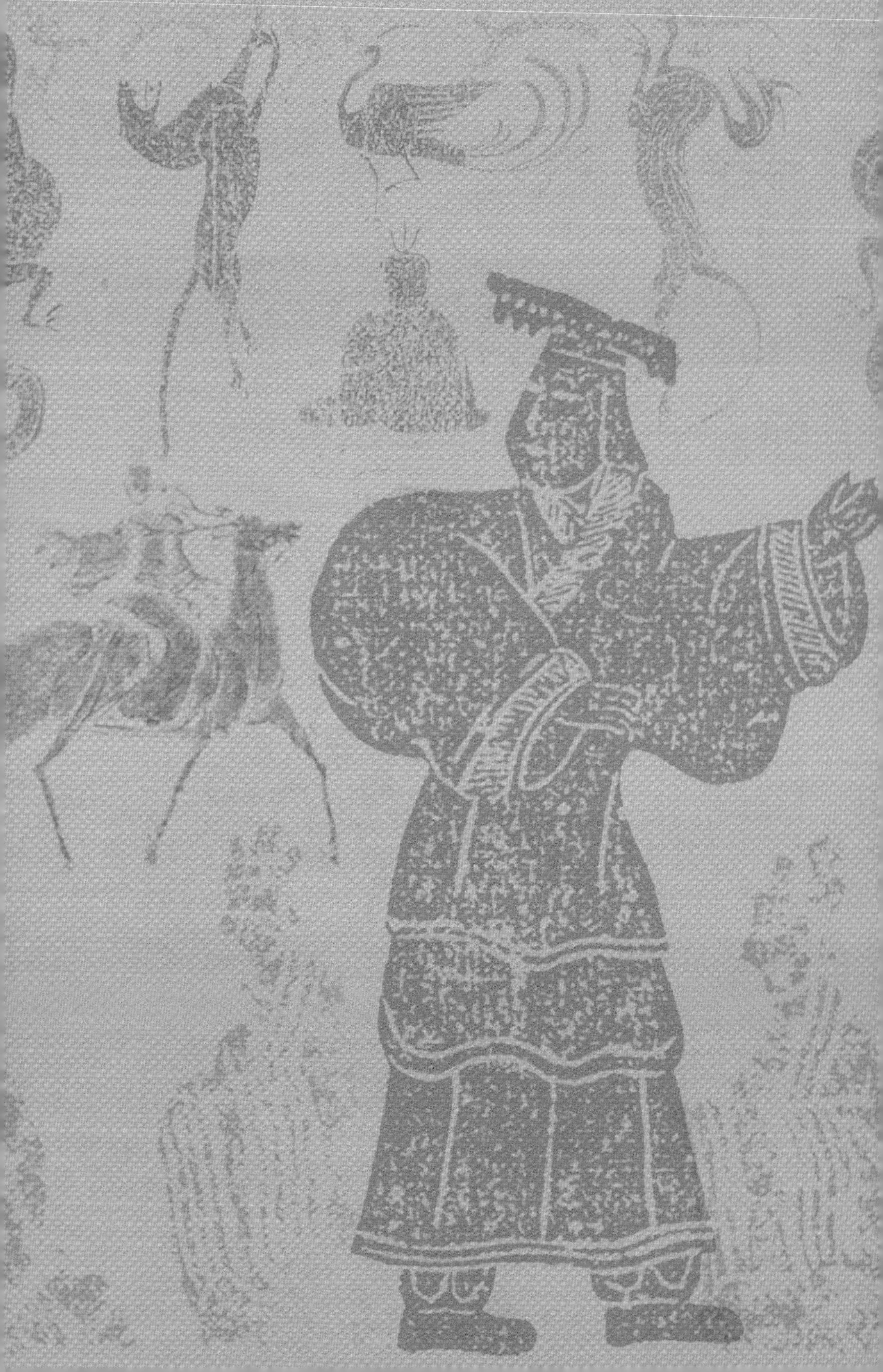

中国古医籍整理丛书（续编）

# 伤寒集验

明·陈文治　辑著

任玉兰　殷　鸣　宋姗姗　校注

全国百佳图书出版单位
中国中医药出版社
·北　京·

**图书在版编目（CIP）数据**

伤寒集验/（明）陈文治辑著；任玉兰，殷鸣，宋姗姗校注．--北京：中国中医药出版社，2024.10
（中国古医籍整理丛书）.
ISBN 978－7－5132－8944－3

Ⅰ.①R2－52

中国国家版本馆 CIP 数据核字第 2024B400M9 号

**中国中医药出版社出版**
北京经济技术开发区科创十三街 31 号院二区 8 号楼
邮政编码　100176
传真　010－64405721
北京盛通印刷股份有限公司印刷
各地新华书店经销

开本 710×1000　1/16　印张 22.75　字数 264 千字
2024 年 10 月第 1 版　2024 年 10 月第 1 次印刷
书号　ISBN 978－7－5132－8944－3

定价　89.00 元
网址　www.cptcm.com

**服务热线　010－64405510**
**购书热线　010－89535836**
**维权打假　010－64405753**

**微信服务号　zgzyycbs**
**微商城网址　https://kdt.im/LIdUGr**
**官方微博　http://e.weibo.com/cptcm**
**天猫旗舰店网址　https://zgzyycbs.tmall.com**

如有印装质量问题请与本社出版部联系（010－64405510）

# 国家中医药管理局
# 中医药古籍文献传承专项
## 专家委员会



## 中医药古籍文献传承工作专家组

## 中医药古籍文献传承工作项目管理办公室

**主　任**　王振国

**副主任**　宋咏梅　张丰聪

**成　员**　周　扬　王春燕　范　磊　陈　聪　相光鑫

# 前言



中医药古籍是中华优秀传统文化的重要载体，也是中医药学传承数千年的知识宝库，凝聚着中华民族特有的精神价值、思维方法、生命理论和医疗经验，也是现代中医药科技创新和学术进步的源头和根基。保护好、研究好和利用好中医药古籍，是弘扬中华优秀传统文化、传承中医药学术、促进中医药振兴发展的必由之路，事关中医药事业发展全局。

中共中央、国务院高度重视中医药古籍保护与利用，有计划、有组织地开展了中医药古籍整理研究和出版工作。特别是党的十八大以来，一系列中医药古籍保护、整理、研究、利用的新政策相继出台，为守正强基础，为创新筑平台，中医药古籍事业迈向新征程。《中共中央 国务院关于促进中医药传承创新发展的意见》《关于推进新时代古籍工作的意见》《“十四五”中医药发展规划》《中医药振兴发展重大工程实施方案》等重要文件均将中医药古籍的保护与利用列为工作任务，提出要加强古典医籍精华的梳理和挖掘，推进中医药古籍抢救保护、整理研究与出版利用。国家中医药管理局专门成立了“中医药古籍工作领导小组”，以加强对中医药古籍保护、整理研究、编辑出版以及古籍数字化、普及推广、人才培养等工作的统筹，持续推进中医药古籍重大项目的规划与组织。

2010年，财政部、国家中医药管理局设立公共卫生资金专项“中医药古籍保护与利用能力建设项目”。2018年，项目成果结集为《中国古医籍整理丛书》正式出版，包含417种中医药古籍，内容涵盖了医经、基础理论、诊法、伤寒金匮、温病、本草、方书、内科、外科、女科、儿科、伤科、眼科、咽喉口齿、针灸推拿、养生、医案医话医论、医史、临证综合等门类，时间跨越唐、宋、金元、明以迄清末，绝大多数是第一次校注出版，一批孤本、稿本、抄本更是首次整理面世。第九届、第十届全国人大常委会副委员长许嘉璐先生听闻本丛书出版，欣然为之作序，对本项工作给予高度评价。

2020年12月起，国家中医药管理局立项实施“中医药古籍文献传承专项”。该项目承前启后，主要开展重要古医籍整理出版、中医临床优势病种专题文献挖掘整理、中医药古籍保护修复与人才培训、中医药古籍标准化体系建设等4项工作。设立“中医药古籍文献传承工作项目管理办公室”，负责具体管理和组织实施、制定技术规范、举办业务培训、提供学术指导等，全国43家单位近千人参与项目。本专项沿用“中医药古籍保护与利用能力建设项目”形成的管理模式与技术规范，对现存中医药古籍书目进行梳理研究，结合中医古籍发展源流与学术流变，特别是学术价值和版本价值的考察，最终选定40种具有重要学术价值和版本价值的中医药古籍进行整理出版，内容涉及伤寒、金匮、温病、诊法、本草、方书、内科、外科、儿科、针灸推拿、医案医话、临证综合等门类。为体现国家中医药古籍保护与利用工作的延续性，命名为《中国古医籍整理丛书（续编）》。

当前，正值中医药事业发展天时地利人和的大好时机，中医药古籍工作面临新形势，迎来新机遇。中医药古籍工作应紧紧围绕新时代中医药事业振兴发展的迫切需求，持续做好保护、整理、研究与利用，努力把古籍所蕴含的中华优秀传统文化的精神标识和具有当代价值、世界意义的文化精髓挖掘出来、提炼出来、展示出来，把中医药这一中华民族的伟大创造保护好、发掘好、利用好，为建设文化强国和健康中国、助力中国式现代化、建设中华民族现代文明、实现中华民族伟大复兴贡献更大力量。





中医药古籍文献传承工作项目管理办公室

2024年3月6日

# 许序

“中医”之名立，迄今不逾百年，所以冠以“中”字者，以别于“洋”与“西”也。慎思之，明辨之，斯名之出，无奈耳，或亦时人不甘泯没而特标其犹在之举也。

前此，祖传医术（今世方称为“学”）绵延数千载，救民无数；华夏屡遭时疫，皆仰之以度困厄。中华民族之未如印第安遭染殖民者所携疾病而族灭者，中医之功也。

医兴则国兴，国强则医强。百年运衰，岂但国土肢解，五千年文明亦不得全，非遭泯灭，即蒙冤扭曲。西方医学以其捷便速效，始则为传教之利器，继则以“科学”之冕畅行于中华。中医虽为内外所夹击，斥之为蒙昧，为伪医，然四亿同胞衣食不保，得获西医之益者甚寡，中医犹为人民之所赖。虽然，中国医学日益陵替，乃不可免，势使之然也。呜呼！覆巢之下安有完卵？

嗣后，国家新生，中医旋即得以重振，与西医并举，探寻结合之路。今也，中华诸多文化，自民俗、礼仪、工艺、戏曲、历史、文学，以至伦理、信仰，皆渐复起，中国医学之兴乃属必然。

迄今中医犹为国家医疗系统之辅，城市尤甚。何哉？盖一则西医赖声、光、电技术而于20世纪发展极速，中医则难见其进。二则国人惊羡西医之“立竿见影”，遂以为其事事胜于中医。然西医已自觉将入绝境：其若干医法正负效应相若，甚或负远逾于正；研究医理者，渐知人乃一整体，心、身非如中世纪所认定为二对立物，且人体亦非宇宙之中心，仅为其一小单位，与宇宙万象万物息息相关。认识至此，其已向中国医学之理念“靠拢”矣，虽彼未必知中国医学何如也。唯其不知中国医理何如，纯由其实践而有所悟，益以证中国之认识人体不为伪，亦不为玄虚。然国人知此趋向者，几人？

国医欲再现宋明清高峰，成国中主流医学，则一须继承，一须创新。继承则必深研原典，激清汰浊，复吸纳西医及我藏、蒙、维、回、苗、彝诸民族医术之精华；创新之道，在于今之科技，既用其器，亦参照其道，反思己之医理，审问之，笃行之，深化之，普及之，于普及中认知人体及环境古今之异，以建成当代国医理论。欲达于斯境，或需百年欤？予恐西医既已醒悟，若加力吸收中医精粹，促中医西医深度结合，形成21世纪之新医学，届时“制高点”将在何方？国人于此转折之机，能不忧虑而奋力乎？

予所谓深研之原典，非指一二习见之书、千古权威之作；就医界整体言之，所传所承自应为医籍之全部。盖后世名医所著，乃其秉诸前人所述，总结终生行医用药经验所得，自当已成今世、后世之要籍。

盛世修典，信然。盖典籍得修，方可言传言承。虽前此50余载已启医籍整理、出版之役，惜旋即中辍。阅20载再兴整理、出版之潮，世所罕见之要籍千余部陆续问世，洋洋大观。

今复有“中医药古籍保护与利用能力建设”之工程，集九省市专家，历经五载，董理出版自唐迄清医籍，都400余种，凡中医之基础医理、伤寒、温病及各科诊治、医案医话、推拿本草，俱涵盖之。

噫！璐既知此，能不胜其悦乎？汇集刻印医籍，自古有之，然孰与今世之盛且精也！自今而后，中国医家及患者，得览斯典，当于前人益敬而畏之矣。中华民族之屡经灾难而益蕃，乃至未来之永续，端赖之也，自今以往岂可不后出转精乎？典籍既蜂出矣，余则有望于来者。

谨序。

第九届、十届全国人大常委会副委员长

许嘉璐

二〇一四年冬

# 校注说明

陈文治，字国章，号岳溪，明代浙江秀水（今属浙江省嘉兴市）人，曾任闽（今福建）、蓟（今河北）都护。尝自学钻研医籍，并曾亲治其部曲之疾，颇获效验，遂精其术。陈文治深探岐黄之奥，考讹订误，编撰内外诸科医书百余卷，计有《广嗣全诀》十二卷（1591），其中十一、十二两卷合为《痘疹真诀》，又有《诸证提纲》十卷（1612）、《疡科选粹》八卷（1628）。所述皆宗《黄帝内经》及金元诸家，持论、立法、选方亦多稳妥，其中以《伤寒集验》《广嗣全诀》及《疡科选粹》影响较大。尚有《春田一览》《济阴举要》《重光要诀》《习医轨范》等，均佚。

《伤寒集验》初刊于明崇祯六年（1633）。全书共六卷，所载除伤寒病证外，尚论述时气温病、杂病诸证，计一百三十余则，方近五百。后附伤寒六法、劫病各法、伤寒死候等。间有评论，要言组方用药之理，偶记加减之法。列证较详，虽方药稍有枝蔓，但对丰富伤寒理论内涵具有一定的学术价值。

是书流传稀少，现存版本有两种，一为明崇祯六年（1633）四川布政司刻本（简称布政司本），凡六卷；一为无名氏据布政司本所作抄本，缺卷四。本次校注以布政司本为底本，以无名氏抄本为对校本。由于《伤寒集验》辑录了大量前人的论著，本次校勘在对校的基础上，参以他校，兼用本校、理校。他校本选用《伤寒六书》明万历二十九年（1601）步月楼刻本（包括《伤寒琐言》《伤寒家秘的本》《伤寒杀车槌法》《伤寒一提金》《伤寒证脉截江网》《伤寒明理续论》6 种），以及

《医学入门》《伤寒类证活人书》《医学纲目》《此事难知》《伤寒明理论》《证治准绳》等著作的通行本。

现将此次整理的校注原则说明如下：

1. 底本原系繁体字竖排，现改为简体字横排，并进行现代标点。原书表示文字前后之“右”“左”径改为“上”“下”。

2. 俗写字、异体字、古字均以现行规范字律齐，不出校。形近、音近误字径改。通假字保留原貌，出注说明，并予以书证。

3. 俗写的药名用字径改。

4. 底本中引录他书文献，虽有删节或缩写，但不失原意者，不改动原文，以保持本书原貌。

5. 对个别冷僻字词加以注音和解释。

6. 底本各卷正文前有“秀水陈文治辑　门人刘德茂校”，卷末有“伤寒集验卷某终”，今一并删去。

7. 底本目录分卷编排，置于各卷卷首，且各卷目录与原书正文标题无法一一对应，今据正文重新整理，合编为一，列于正文之首。

任玉兰

2024年6月

# 序

余居恒喜读医书，因少年善脾病，尤喜读李东垣书。既见伤寒一症，医家妄投药剂，多至不治。时简①坊间刻仲景、陶节庵诸书读之，然而断简残篇，鱼豕②差讹，终觉未畅。每晤一二老折肱③者，其于汗、吐、温、下仍是影响④射覆⑤之谈。噫，此道难言之矣！会秀水陈君文治者，幼学书，长而学剑，既而工黄石阴符之术⑥，为塞外名将军，无何⑦，以另事羁迹⑧燕市⑨，渐栖泊⑩益津⑪，津士一与之游，无不思投辖⑫者。每举上下，天下罔不洞了，于医之一道，尤精妙入神，文治殆博物君子乎？会吾邑少司马⑬小峰李公，慷慨慕义，雅有饥溺繇

---

① 简：当作“检”，检阅，避崇祯帝朱由检名讳。

② 鱼豕：即“鲁鱼亥豕”，指书籍在撰写或刻印过程中的文字错误。

③ 折肱：喻久经磨练而富有经验。

④ 影响：谓传闻不实或空泛无据。

⑤ 射覆：古代一种猜物游戏，即将物品藏在碗盆下，让人猜，也用来占卜。

⑥ 黄石阴符之术：此处指兵法及医术。

⑦ 无何：不久后。

⑧ 羁迹：羁旅的足迹，指长久羁留。

⑨ 燕市：河北俗称燕赵，此处指河北境内。

⑩ 栖泊：居留，停泊，寄居。

⑪ 益津：古县名，今属河北省霸州市。

⑫ 投辖：即取辖投井。辖，车轴的键，去辖则车不能行。形容殷勤好客。

⑬ 少司马：古代官职，兵部左、右侍郎之别称。

己①之思，闻文治名，命邑中之聪慧者往学焉。而刘子德懋负笈行矣，从学三年许，居仅半椽，尚不堪容膝，夜卧两足插壁上，呼吸之气，布满室中，不克自见其面目。刘子学益力，真不啻射者之悬虱②，承蜩③者之伛偻矣！其陈有以坚其志也乎？一日，刘子乞假省两亲，陈瞪目曰：小子归乎？少曰：殆数矣！夫箧中取一帙，附之曰：此吾手缮者，而归习此，可以医世，而亦从此昌矣！幸无忘今日。刘子正童朦无知识，茫不知所谓。归来未数日，而陈溘然④矣。刘子涕零急趋，则琴剑簪履⑤俱为臧获⑥负之而走。刘子茫茫然，归取所付读之，方知为伤寒书也。闭户研究，越十年如一日，其攻苦不减负笈时，刘子之声亦大噪于燕赵间，独于伤寒，随施随效，人益神刘子，而刘子不居也，时出其书以示人，亦可谓不忘本矣。刘子家素贫，两弟诸子借青囊之余得，肆力于学，先后俱补邑弟子员⑦，中有食廪气⑧者，旦夕间且望扶羊角⑨而上也。则医之道，岂但济人利物已耶？刘子今亦种种颠毛⑩生矣，思所以报陈，以无负司

---

① 饥溺繇（yóu 由）已：看到别人受饥被淹，就像是由自己引起的一样。指同情别人的苦难并设法加以拯救。繇，通“由”。《汉书·元帝纪》曰：“惧于天地之戒，不知所由。”

② 射者之悬虱：即悬虱学射，指学习认真刻苦。

③ 承蜩（tiáo 条）：意为粘蝉。蜩，蝉。承蜩者之伛偻，指专心致志。

④ 溘然：指逝世。

⑤ 簪履：指簪笄和鞋子。

⑥ 臧获：古代对奴婢的贱称，世俗表达对人的鄙视，形容愚蠢、低能时往往用之。

⑦ 弟子员：汉代对太学生，明清对县学生的称谓。

⑧ 食廪气：旧时科举，生员岁试列优等者，由政府供给其日常生活所需。

⑨ 扶羊角：即扶摇羊角，形容仕途得意。

⑩ 种种颠毛：即颠毛种种，语出《左传·昭公三年》，谓衰老。

马公意者，无他，惟欲公是书于人间世，则陈君不朽而能事毕矣。会余来川，临行时以原稿相嘱，余欣然喏之。正借手以为世之庸医效一箸耳。如文治者，宁但为仲景诸君子之功臣已耶！又思当刘子请归时，而陈何以有诀别之语？陈其有得于辟谷之遗，假医以逃名，而犹借此刻以自表见也乎？文治可谓一时之隐而有德者！虽然犹未免有文治之书在，吾第取其能医世已耳，于是镌而广之。

时崇祯六年孟秋吉旦钦差提督军务巡抚四川等处地方督查院右佥都御史

前太常寺少卿吏科都给事中澹如甫刘汉儒①书于锦官之双桂轩中



① 刘汉儒：直隶大城县北赵扶（今属河北）人。曾为信王朱由检的老师，崇祯五年（1632）春，官至四川巡抚。治川期间，颇有政绩，民心安定。清顺治元年（1644），应召任清朝都察院左副都御史，两年后以身体多病为由辞职。

# 序

壬申[1]元旦，不肖栋[2]追随嵩呼，因步履稍迟，怆惶[3]失措，遂两足受病，不能步趋，既而思栋父年八十三，求终养。疏稿于同年。彭让老、彭年兄固知栋之深者，巳蒙[4]唯唯，忽一日，抵栋之床，欣然曰：圣天子重西蜀一镇，精选卿贰[5]，思得其人，竟属意太常[6]。蓼翁刘公，此公与予同事省中，圣贤而豪杰者也，不为昭昭之节而急病让夷[7]，肝胆照映，真可与共功名。何不同行，嗣图近养，未为不可。栋用太医院使傅讳懋光[8]之药，而足病亦愈矣。乃晋谒公，公首言滇事急，宜不过家门而速之任。栋是以仲夏入蜀，公亦星宿至。一入夔门[9]，便发利弊二十策，视民间弊病标本，如疾痛在躬，憾不旦暮拔之。自是见边事之病在于弱，呼王都阃[10]以简军实[11]，见边事之

① 壬申：崇祯五年（1632）。

② 不肖栋："不肖"为古人对自己的谦称。曾栋，本序作者，字隆吉，明代临川（今江西省抚州市临川区）人，万历四十四年（1616）进士，因平定四川土司叛乱有功，官至布政使。

③ 怆惶：悲伤惊惶。

④ 巳蒙："巳"当为"汜"，"汜蒙"即"泛蒙"，又作"蒙泛"，比喻垂暮之年，又指平庸无智慧之人。

⑤ 卿贰：指次于卿相的朝中大官。

⑥ 太常：官名，掌礼乐郊庙社稷事宜。

⑦ 急病让夷：犹今言将困难留给自己，将方便让给别人。

⑧ 傅讳懋光：即傅懋光，明代医学家，崇祯八年（1635）官至太常寺卿，掌太医院事，撰《医宗正脉》，辑有《医学集要经验良方》存世。

⑨ 夔（kuí 葵）门：指瞿塘峡，为川东门户，故以此称之。

⑩ 阃（kǔn 捆）：指统兵在外的将帅或外任的大臣。

⑪ 军实：指军中粮草物资。

病在于耗，命松藩各道以查虚冒，摧豪强之锋而绳以法，惩贪墨之吏而定其辟。且有闻必告，不时纠举，真如疾痛在躬，憾不根荄[①]尽拔，无遗类也！不肖栋以备官[②]臬司[③]，又晋藩司[④]，因得朝夕玄提。一日出书示栋曰：此秀水陈君文治医书也，予嘉其原本于道德之意，而以秦越人见奇，特为之广其传。栋曰：此小道也。宪台[⑤]之寿国寿民者亦至矣，何藉于此？公曰：不然。阴阳偏至之气，中于国家则国家病，中于人身则人身病。道固大莫载，而小莫破焉者也。古人有言，可使贤智趋之，不可使愚不肖繇之，不可谓道。是书也，可以释予匹夫匹妇不获之憾者也。栋因是而忆孙真人，曾救一龙王之子，王召入水府，得龙宫药方三十道。今《千金方》每卷秘隐一方，夫龙之神也，有方必致之人，公其见龙在田者乎！德博而溥者乎！是书也，可谓仁之方也。巳时。

崇祯六年孟秋吉旦四川布政使司右布政使豫章曾栋题于体国堂

---

① 根荄（gāi该）：指事物的根本、根源。

② 备官：居官。后常用作任职的自谦之词，谓自己虚在官位，聊以充数。

③ 臬司：明清各省提刑按察使司的简称。

④ 藩司：即承宣布政使司，明清两朝的地方行政机关，简称“布政司”“藩司”等。

⑤ 宪台：一指御史治事的地方，一指属吏对长官的尊称。此处当为后者。

# 目 录

## 伤寒集验卷之一



## 伤寒集验卷之二

## 伤寒集验卷之三

## 伤寒集验卷之四

## 伤寒集验卷之五

## 伤寒集验卷之六

# 伤寒集验卷之一

## 总论第一

伤寒医法，祖于仲景，求其全帙，惜乎不可得矣。近代之陶节庵①乃得其遗旨而参酌阐明，刊行《六书》②，海内宗之，真医家之指南也。第其各论，常不归一，观其屡戒子孙之言，曰秘而弗传，或其真稿散乱，谢世之后，门人辑之，乃至重叠错杂，方法虽详，而后之学者趋向无的，且速于求利之徒，不复研究传变及可否汗、吐、温、下之理，与夫假热真寒、假寒真热诸般相类之证，即门悬调理四时传变伤寒矣。以伤寒而云四时，先失病之本名，不曾知是证，安望其能察病用剂哉！世以此杀人，至死不悟者，不独病家为然，即医家亦不自知某为我之误药所杀也，良可慨也。

夫要之伤寒之名，独有于冬至之后，惊蛰之前也。其初入足太阳膀胱经则尺寸俱浮，其脉上连风府，故头项痛，腰脊强，恶心。先起恶寒者，本也；以后发热者，标也；证有伤风、伤寒之别。若表虚自汗恶风，谓之风伤卫气，脉必浮缓无力，宜实表散邪，桂枝汤是也。盖卫行脉外，风伤卫则风邪干阳，阳气不固，发越而为汗，故用桂枝以发其邪，芍药以和其血，漐漐③微汗，斯病愈矣。淋漓如水，反动荣血，病必不除也。表实无汗恶寒，谓之寒伤荣血，脉必浮紧有力，宜升阳发表，麻

---

① 陶节庵：即陶华，字节庵，明代医家，余杭（今属浙江省杭州市）人，著有《伤寒六书》《伤寒全生集》等。

② 六书：即陶节庵《伤寒六书》。

③ 漐（zhí执）漐：汗出貌。

黄汤是也。盖荣行脉中，非特荣受病而邪自内作，并与卫气俱犯之，久则浸淫及骨，是以汗不出而热，故用麻黄以发其汗，又以桂枝、甘草助其发散，荡涤内外之邪，以祛荣卫之病也。

若有汗而脉不浮缓，反至浮紧，手足微温，此伤风见寒也。无汗而脉不浮紧，反至浮缓，手足微厥，此伤寒见风也。二证俱烦躁，仲景以大青龙汤主治。而仲景又云：汗出恶风者，不可服，服之厥逆，便有筋惕肉瞤之证，故王寔夫①止用麻桂各半汤。

若太阳证悉俱，正气衰微，里虚寒郁，而脉反沉，此名太阳脉似少阴，急宜救里。四逆汤使正气内强，逼邪出外，干姜、生附虽补亦发。然无口渴烦满，自与两感有别。若里不寒则脉必浮，乃麻桂二汤之证，又何必辨。又证属少阴，脉沉而不头疼，惟邪郁在表而至发热，有似在太阳，然终无大热或下利，手足冷为异，用麻黄以发表间之热，用熟附以温少阴之寒，加细辛为汗剂之重，去细辛加甘草为汗剂之轻，故麻黄附子细辛汤、麻黄附子甘草汤所以别也。若寒邪入里，外必不热，是四逆汤之证，又何必辨。若外证有热，加以二便闭涩，或泻赤水，谓之有表复有里，宜附子细辛汤。二者最宜审查分别。

自太阳经传足阳明胃经则尺寸俱长，其脉夹鼻络于目，故先目痛鼻干，恶寒身热者，阳明经本病也，脉见微洪。以后潮热自汗，谵语发渴，大便实者，正阳明腑标病也，脉见沉数，用柴葛解肌汤主治。有下证见者，乃量重轻议之。由阳明经以传足少阳胆经则尺寸俱弦，其脉循胁络于耳，故先起恶寒身热，

① 王寔夫：即王实，宋代医家，颍州（今属安徽省阜阳市）人，名医庞安时高弟，官至信阳太守，撰《伤寒证治》《局方续添伤寒证治》，均佚。

耳聋胁痛者，本病也。以后呕而舌干口苦者，标病也。脉见弦数，用小柴胡汤主治。由少阳经①以传足太阴脾经则尺寸俱沉细，其脉布胃中，络于嗌，故先起腹满咽干者，本病也。以后身目发黄者，标病也。若腹满咽干发黄者，属之腑热，脉见沉而有力，宜下；自利不渴，或呕吐，属之脏寒，脉见沉而无力，宜温。由太阴经以传足少阴肾经则尺寸俱沉，其脉贯肾络于肺，系舌本。故先起口干舌燥者，本病也。以后谵语，大便实者，标病也。若口燥舌干，渴而谵语，大便实为热，脉见沉实有力，宜下；呕吐，泻利不渴，或恶寒腹痛为寒，脉见沉迟，宜温。由少阴经以传足厥阴肝经则尺寸俱微缓，其脉循阴器络于肝。故先起消渴烦满者，本病也。以后舌卷囊缩者，标病也。若烦满囊蜷，消渴，属热，脉见沉实者，宜下；口吐涎沫，不渴，厥冷，属寒，脉见沉迟，宜温。此三阳三阴次第相传也。

故其始于太阳膀胱经水，次传阳明胃经土，再次传少阳胆经木，又传太阴脾经土，以至少阴肾经水，厥阴肝经木。木克于土，脾脏受邪则脏腑皆困，荣卫不通，耳聋囊缩，不知人事而死矣。宜速用承气汤，犹可十生四五，所谓脾热病则五脏危。又云：土败木贼则死。若于厥阴受病之际，诊得微浮，为脾胃有脉，有脉则邪气已衰，脾不受害，荣卫将复，大汗即解。其太阳传阳明经为循经，因发汗不彻，利小便，余邪不尽，故透入里也。若传少阳谓之越经，因失用麻黄汤所致。传少阴谓之表里传，因不汗反下而至传太阴，为误下传。因不用桂枝汤而反下所致传厥阴，为循经得度传。盖厥阴同督脉上行，与太阳相接，经传厥阴，乃欲解之意。或有始终只守一经者，辨脉察

① 经：原无，据体例补。

证，其理易明，非若杂证之难辨也。

若夫两感，则一日太阳与少阴同病，其脉沉而大，其证头疼发热恶寒，邪在表也，口干烦满而厥，邪在里也。二日阳明与太阴同病，其脉沉而长，其证目痛壮热，邪在表也，妄言不食腹满，邪在里也。三日少阳与厥阴同病，其脉沉而弦，其证耳聋胁痛，寒热而呕，邪在表也，囊缩，水浆不入，浑身厥冷，邪在里也。三日传尽而死，再传则六日死。盖表里不能一治，仲景亦无治法。《此事难知》① 内则云：所禀有虚实，所感有浅深，虚而感之深者必死，实而感之浅者犹或可治。用大羌活汤，服至三四盏，十有五六得生。王海藏②云：分别重轻，先后之治。深合仲景之旨也。

若太阳阳明合病，其脉浮而长，其证头疼发热，腰痛，目痛鼻干不得眠，用葛根汤；不下利而呕者，葛根加半夏汤。虽至胸满，然非里实，慎弗议下。太阳少阳合病，其脉浮而弦，其证亦头疼发热，腰痛，耳聋胁痛口苦，若自利，用黄芩汤；脉见浮大而长者，千金葛根芩连汤。少阳阳明合病，其脉弦而长，其证亦耳聋胁痛口苦，目痛鼻干不得眠，此在半表半里，大忌汗下，宜用柴胡双解散加葛根、白芍药。三经之病，仍分在经、过经，与并病自不相类。

盖并病者，始于二阳同病，因一阳病衰，一阳气盛，故归并一经，须审生克顺逆之理，邪正盛衰之脉而治之。如太阳并少阳，水木相生也，太阳证盛则汗之，少阳证盛则和之，误下则成结胸。太阳病并阳明，水土相克也，若太阳证在必不可言

① 此事难知：由元代医家王好古撰于1308年。

② 王海藏：即元代医学家王好古，晚号海藏老人，赵州（今河北省石家庄市赵县）人，著有《阴证略例》《此事难知》等。

下。少阳并阳明，此为木土克贼，病势重也，须分在经在腑治之，与合病自不相类。然并病始于二阳，若盛衰未分，岂不类于合病？一经先病，若未过经，岂不类于传经？但合病则二经之气相均，并病则必有一盛一衰也。此则阴阳显然之证，人所易知。

若遍身发热，面赤烦躁，揭去衣被，其脉又大，必共称为阳证也。而指下无力，重按全无，则谓之伏阴，忽于脉者杀人。奚知若得病之初，不头疼发热，不烦即作躁闷，面赤，饮水而不欲下咽，此元气虚弱，无根虚火泛上，名曰戴阳，宜服益元汤。至于同于感冬月之寒，伏而未发，及惊蛰后之感冒，遇天气渐和，谓之晚发。三四月为温病，五六月为热病，春、夏、秋感非时暴寒，四时染天行疫疠，冬月天暖如春，所患头疼发热等证，庸俗皆称为伤寒者，然治法大有不同。果寒自外因，法止辛散，若热由内达，大忌发表。扁鹊[①]云：阳盛阴虚，汗之则死，下之则愈。仲景云：桂枝下咽，阳盛则毙。苟不审此，何以活人。然其所谓阳盛阴虚，阴盛阳虚之说，或云以其时论也。

若冬月有下证，而可不服承气乎。又云：寒邪外客，则谓之阴盛阳虚；热邪内炽，则谓之阳盛阴虚。汗下一差，生死反掌。盖表证已罢而里证既全，可攻不可汗；里证未形，表证独具，可汗不可攻，此为真确。若以词害意则非矣。或又云：尺脉实大，寸脉短小，名阴盛阳虚，可汗。寸脉实大，尺脉短小，名阳盛阴虚，可下。证虽具而脉不应者，则待之，此又理之深者。若时、若证、若脉，俱不可偏废。总而言之，非真伤寒不

---

① 扁鹊：系作者误引，“阳盛阴虚，汗之则死，下之则愈”出自《伤寒论·伤寒例》。

宜大汗也。

又若伤暑也，身热自汗，烦渴面垢，手足俱冷，板齿干燥，其脉俱虚而有动静，中热、中暑之别；又有道途间力役，田野间务农，卒然中倒之异。痰证也，憎寒壮热，胸满头疼，右脉带滑，左手平常，或昏沉迷闷，上气喘急，口出涎沫。盖内伤七情，以致痰迷心窍，神出舍空，多至妄言狂跳，名曰夹痰如鬼祟，又曰痰证类伤寒。食积也，恶寒发热，头疼胃实，其脉气口紧盛，虚烦也，内热烦躁。脚气也，初起必脚膝酸软。劳伤也，身有微痛。房劳也，身出盗汗，脚底心疼。若负重劳力之人，阴火上炎，歇息阴处而为寒气袭于腠理者，其外证俱头疼发热，世人孰不呼为伤寒。医者体认不真，非但不知别于正伤寒，而又不能别于感冒等证，妄施攻表，则轻者重，而重者危矣。

至于天时严寒，凛冽之气漂渺游行，人之鼻气上通于天，吸而触之，不入于阳而入于阴，谓之直中阴经。中太阴者，腹痛自利；中少阴者，口和，背恶寒，身痛，虚渴或发热，脉沉下利；中厥阴者，下利，小腹痛，或消渴吐衄。若中寒毒，其证不头疼不身热，初起畏寒，手足厥冷过于肘膝，战栗蜷卧，腹痛不渴，呕吐泻利，或口吐涎沫，面如刀刮，身如被杖，手足甲青，其脉沉迟无力，五日可治，七日不可治，仲景用升麻鳖甲汤去雄黄、蜀椒服之取汗，亦有灸关元、气海二三百壮者。

至若其人素伤于风，又伤于热，风热相抟，即为风温。其脉尺寸俱浮，阳脉浮滑，阴脉濡弱，其证四肢不收，身热自汗，头疼喘息，发渴昏睡，体重不仁，名为风温。若居诸卑下或时方湿盛，熏蒸之气感袭于人，其脉沉而缓，其证一身尽痛，色若熏黄，发热背强，汗出，覆被时欲烘火，小便不利，大便反快，舌上白苔，名为中湿。若先中于湿，复中于风，风湿相抟，其脉浮，其证肢体肿痛，不能转侧，额上微汗，恶寒不欲去衣，大便难，小便利，热至日晡而剧，名为风湿。若素伤于湿，复中于暑，湿热相抟，其脉寸濡而弱，尺小而急，其证胸腹满，目痛壮热，妄言自汗，两胫逆冷，倦怠恶寒，名为湿温。若误[1]发其汗，使人口不能言，耳不能闻，不知痛处，身上发青，面色亦变，恶寒益甚，谓之重暍。而其目痛、妄言、自汗，全类阳明证，然脉之濡弱急小，自足以别。以上四证，患者常多。苟不先知，未有不误认误药者也，求其手到病除，乌乎可得！又若阳气下陷，阴反内闭，其人身寒厥冷状似阴证，其脉洪数鼓指，非真寒也，谓之阳盛拒阴。若其人身无大热，烦躁不安，欲风而不欲饮水，漱水而不下咽，状似阳证，其脉细按之不鼓指，非真热也，谓之阴盛格阳。寒热误投，死在反掌。大头瘟则形见于外，虽若易知，其发则自少阳逆传，治法惟清热解毒。医虽宜急，服药则宜缓也。

若至六经传变，不啻千态万状，须知其名而识其状，夫然后能定其可而别其否。《溯洄》[2] 论曰：有病因，有病名，有病形，辨其因，正其名，察其形，三者俱当，始可言治矣。固不可越法以弄巧，犹不可泥法以自困。虽病属三阴，而未入于脏，犹可拟汗。盖太阴脉浮，宜桂枝汤也；厥阴脉浮，宜桂枝麻黄各半汤[3]也；少阴发热脉沉，宜麻黄附子细辛汤也。病属三阳，而已入于脏，亦可拟下。盖病在阳经，曾经汗吐下而小便数，大便秘者，太阳阳明也，宜用大承气汤；少阳阳明，宜用小承

① 误：原作“恶”，据文意改。

② 溯洄：即《医经溯洄集》，元代王履著，刊于1368年。

③ 桂枝麻黄各半汤：原作“桂枝各半汤”，脱“麻黄”二字，据《伤寒论》及后文补。

气汤；正阳阳明，宜用调胃承气汤。兹俱详载于各证之款。惟览者不厌繁琐，则临证胸中方有主持也。

然诸疾之作，必先发热，翕翕为表，蒸蒸为里，下后血伤，汗后气伤，皆能发热。三阳俱有头疼，药随经用。三阴惟厥阴与督脉，上与太阳接会于颠，故亦有头痛。若陷至泥丸宫①者，名真头痛，朝发夕死。项强，惟有太阳经与结胸寒湿痉方有之；恶寒，惟太阳表证与阴毒所中而有。若汗后表虚，下后里虚，亦皆恶寒。若曰表邪未尽，必兼发热可别，恶风则皆三阳在表之证。若夫背也，诸阳之所属，阴气乘之而乃恶寒。阴阳相争，阴盛则寒，阳盛则热，故有寒热往来之名。然有表虽热而里实寒者，有里虽热而表实寒者，不能体认，猛如挺刃。日晡即热，因其信而谓之潮热，作止有时，即其状而称之似疟。汗吐下后，余热未尽，重感于寒，过经旧热未解，新感六淫之气，俱能变疟而谓之温。阳气虚，津液乏，故药之；无汗，腠理疏，元气泄，乃不药。汗多邪聚于胃，胃主四肢，津液所由出，手足汗斯发。阳气上腾，发黄蓄血，与虚寒水结，其汗偏有于头额。若误发湿家汗，溲利屎难，谓之阳脱。若小便不利而有头汗，此内关外格，亦谓之阳脱。二者不治。汗漏不止，谓之亡阳。邪在胆经，则发盗汗，醒时即敛，睡时复出，故谓之盗也。表中阳虚，则为眩、为晕、为冒。眩乃眼黑生花，运若舟车旋转，冒则昏冒不知。若汗多亡阳而致手足拘急，中风、中湿、风湿、太阳证、真阴证，皆令身体疼痛。邪传入里，未经汗吐下，则为烦热，证有虚实，治分吐下。心身不安，谓之烦躁，有在表

① 泥丸宫：道教谓“泥丸九真皆有房”，脑神名精根，字泥丸，其神所居之处为泥丸宫。后亦泛指人头。

在里之分，阳虚阴胜之别。若阴盛烦躁，脉不出者死。心中烦郁懊侬，因误下气虚，将成结胸之候。阳蒸头面身体，聚而不散，谓之怫郁，亦有虚实之分。郁结昏迷，谓之郁冒，虚极而脱者死。心神惊惕，怔忡不安，谓之动悸。邪传入里，先至胸胁而成胀满，非心与腹满也；渐至中焦，腹方为满，宜分浅深虚实而治；若至下焦，小腹亦满，蓄于血者，则小便通利；涩于溺者，则小便不利。非心与腹满之无物也。若表里有水，或热邪偏注，则为胁痛，治有分别。邪传太阴，滞而不通，则为腹痛，治有温下。若桂枝汤证误下，则为结胸，心下满硬而痛，与痞满不相类。麻黄汤证而误下，则为痞满，心下满闷不痛，与结胸不相类。二证非下不成，再下则死。饮水过多，停蓄胸中，谓之水气。若病人素有痞疾，邪气相抟，聚而不通，痛引小腹，时时自利，有类结胸，乃脏结死证，惟刺关元或可幸生。若热聚于内，消耗津液，则口之为燥，咽之为干，非属蓄血，则为热邪，法俱宜下。热盛津销则口渴，毒气上冲则咽痛。至于非时暴寒伏于少阴，而致头疼腰痛，咽痛，脉弱下利，谓之肾伤寒，起自阴寒，难胜凉剂。若误下，热胜则气逆也，呼吸不接则短气也，均属内虚。有痞气而行汗、吐、下，则动脐间之气，有肾积而热邪湃注，则起下焦之冲，故曰动气也，奔豚气也。若太阳表未解而复夹水气，阳明发汗后而多饮水，少阳寒热往来，少阴下利厥逆，四者皆能致嗽，治法宜清、宜温、宜汗、宜下，各有所适。胃气不伸，火热内郁，令人咳逆，仲景曰噎，南方曰呃。头汗谵语，微喘腹满，则为死证。有声无物谓之干呕，声恶而长则谓之哕，生姜半夏均为良法。哕而不溲，立见危亡。有物无声谓之呕吐，其源或因于寒，亦有因于热者，非若吐家专拟虚冷。若兼厥利，死亦可期。热邪迫肺，水停心下，皆令人喘。汗出如油则为肺绝，汗出发润则为脉绝。若无他证，虽服理中亦无以济。热胜、湿胜、蓄血，均之发黄，其色自异。若形如烟煤，摇头直视，环口黧黑，举体皆黄，真脏已绝，卢扁①术穷矣。当发不发，当汗而下，热毒中脏，遂至吐血。若热邪入里，结聚下焦，血为所抟，而凝不行，遂成蓄血；经络热盛，迫血妄行，遂至鼻衄；甚至少阴误汗，耳口同出，上厥下竭者死；头汗独发，或身汗不至足者死。若热邪侵入荣血停止之所、经脉交汇之处，谓之热入血室。男从谷道②，女从阴户，其血自下，亦有因血下而自愈者。阳热七日不解，下焦虚寒不固，湿热瘀结肠胃，俱下脓血。若小腹急结，则有蓄血，自当议下。若病人已下而泻不止，谓之下利；未下而泻不休，谓之自利；所下稠黏，谓之肠垢；状如鸭粪，谓之鹜泄；夹热夹寒，异如水炭。若脉弦而利，此少阳木胜，名之曰负，十有九死。正气下脱者死，脉反实者死，厥不止者死，谵语直视者死，烦躁不卧者死。虽有外证，切忌发表。若阴虚阳凑，膀胱受热，则小便赤涩而不流利；邪结下焦，小腹坚硬，则小便闭涩而不流通。若阳明汗多，虽小便涩而难利，阳明无汗，小便不利，势必发黄。若大便难、硬，小便频数，则为脾约。若津液偏渗，大便坚实，小便自利，虽有表证，大忌桂枝。若大汗而小便利，脉浮则死，四逆可救。至于不大便者，孰不曰下证也。若能食而不大便，脉浮而数，名为阳结；不能食而不大便，身体重，脉沉而迟，名曰阴结；治各不同，安可执一。若其中乎阳毒，则咽喉肿痛，舌卷焦黑，甚至面若涂朱，身若

① 卢扁：即扁鹊，因家住卢国，又名“卢扁”。
② 谷道：指肛门或直肠。

凝血，两目如火，十指皮俱脱。若成温毒，止于斑斓。至于逾垣上屋，歌笑骂詈，谓之发狂。太阳病不解，热结膀胱，其人如狂，实未狂也。若不头疼不恶寒，惟身热发渴，小便利，大便黑，语言颠倒，此属蓄血。因热传心肺，故昏迷沉重，名夹血如见鬼，又异于如狂也。劫于火邪者，亦多如是。若胃热乘心，则词语妄诞，谓之谵语；呼喝叫嚷，壮厉①不逊，谓之狂言；语多无伦，忘前失后，谓之错语；皆邪气实也。若声音不正，忽改乡音，语句重叠，谓之郑声；睡中自语，如对人谈，谓之独语；皆正气虚也。温、下、和解，各有方法。若值夏秋之时，或成霍乱，此必触暑，当和解分利，忌用附子等燥热之药。若阳虚阴胜则目瞑多眠，阳盛阴虚则终夜不寐，或温或下，其法自殊。病至厥逆，有阴有阳，启容稍误。渐至舌苔，亦自有浅深，生死三十六形，方证俱载。变至发斑，乃热伤血也，轻若疹子，重如锦纹。或由温毒，或由阳毒，或当汗不汗，或当下不下，或汗下不解，足冷耳聋，烦闷咳呕，乃将斑之候。初类蚊迹，然斑见于胸腹，先红后赤；蚊迹多于手足，先红后黄；二者自是可别。若至黑斑，是天命已尽也。经曰：赤斑出者，五死五生；黑斑出者，十无一生。盖毒气入于胃也，不知痛痒寒热，谓之不仁。病邪未退，又重感寒、感风、感湿、感疫，与夫温针不解，过经不解，瘥后虚羸，俱谓之坏证。手足挛搐，伸缩不定，谓之瘛疭。胸满口噤，卧不着席，筋脉挛急，目睛不瞑，搐搦反张，身汗，乃太阳中风，重感于寒，脉弦急而长，谓之刚痉。四肢不收，忽搐搦合面，背项反张，手足瘛疭，口噤，不知人事，无汗，乃太阳中风，重感于湿，脉沉迟

① 壮厉：强劲猛烈。

而弦，谓之柔痓。亦有大发湿家汗，及新产血虚，与汗出当风，俱能成痓。方脉各异，及其津液耗甚，表里俱虚也。神无以养，筋无以荣，则其筋与肉，惕然而跳，瞤然而动，是又逆之甚者也。邪气外越，与正气相争，谓之曰战，得汗可解。邪气内扰，与正气相争，谓之曰栗，病势未痊，邪气欲出，其人本虚，故微微而振，正胜亦愈。至于寻衣摸床，病邪已剧，摇头直视，荣卫皆绝。然亦有汗后，发热乘于肺，元气不能主持，而致叉手冒心者。若至遗尿，为恶证，复至于似寒无寒，似热无热，欲食不食，欲卧不卧，欲行不行，时时默默，不知所以，口苦溲赤，药入吐利，目常见鬼，举身俱痛，无复经络传次，所谓百脉一宗，病名百合。若三虫不安，下食其肛，则下唇生疮，谓之曰狐。上食其喉，则上唇生疮，谓之曰惑。若食其脏，咽喉干甚，死之甚速。蛔从口出，手足厥逆，谓之蛔厥。此为大凶，原属胃寒，犯以凉剂，则促其死。病后身无寒热，心下不硬，腹中不满，大小便如常，渐至神昏不语，或睡中独语一二句，目赤唇焦，舌干而不饮水，形如醉人，乃热邪传入于手少阴心经，火上逼肺而然，名曰越经证。若夫发热发颐，莫非余邪，劳复食复，饮酒增剧，均属犯禁。男与病妇交，妇与病男交，传染其毒，谓之阴阳易，犹有药治。若病后，不慎帷幕，谓之女劳复，其死可必。妇人伤寒，必问经孕。妊妇伤寒，要在保胎。产后伤寒，重在调补。小儿伤寒，亦忌攻发。然世之患，真在伤寒者甚少，温热感冒则多，而劳伤内伤又倍矣。故东垣曰：内伤者极多，外伤者间而有之。尝值世医自负为伤寒专门，而不讲东垣治内伤之法，是一偏之道也。矧①其类证之

① 矧（shěn 沈）：况且，何况。

痰火、食积、虚烦、房劳等证，非内伤欤？故丹溪、海藏诸贤，治伤寒旨补养兼发散。缘外伤风寒，必先因动作烦劳，内体先虚，然后外邪得人，而用补中益气汤加发散药，甚者少加附子，以行参术之气。亦以内伤夹外邪者，十居八九也。至于地方风气，南北向殊，而闽广气温，不霜不雪，又不可不知权宜也。故医者不但宜知五运六气，若处其地，必求所以，宜乎风气者，以济乎人，非苟曰我之方论是也。临阵之际，则思生死所寄，必也望其色，闻其声，问其因，而后切其脉。其伤寒脉要，则专于浮、中、沉三字，在于举、按、寻以得之，实为入门工夫也。以渐而诸迟在脏，属寒。诸数在腑，属热。有力者，为阳、为热、为实。无力者，为阴、为寒、为虚。杂病以弦为阳，伤寒以弦为阴。杂病以缓为弱，伤寒以缓为和。盖大则病进，缓则邪退也，且缓为胃脉，有胃气者生，无胃气者死。若两手无脉，曰双伏，一手无脉，曰单伏，必正汗将发之意。寸口为阳，沉细无力，则为阳中伏阴；尺部为阴，沉而兼数，则为阴中伏阳。寸口大而有力，为重阳；尺部微而无力，为重阴。寸口微细如丝，为脱阳；尺部细微①无力，为脱阴。寸脉浮而有力则为寒邪，浮而无力则主风邪。尺脉沉而有力，乃阳邪在里；沉而无力，则属阴邪。寸脉弱而无力，不宜于吐；尺脉弱而无力，则忌汗下。来疾去迟，名曰内虚外实；来迟去疾，名曰内实外虚。尺寸俱同，谓之曰缓，缓则生。六部俱弦，名之曰负，负则死。汗下脉宜静，躁乱身热则死；温后脉歇，至正气已脱，难生；脉如解索，谓之阴阳离，离者死；阳病阴脉亦死。知是矣，则证之阴阳，经之表里，宜无不明，而施汗、吐、温、下、

① 细微：原作“为细”，据《伤寒证脉截江网·伤寒》改。

和解之法，虽植僵起仆①，取效甚易。苟失其宜，则濒危促亡，为害亦速。

若病之在表，脉浮，恶寒，固可汗矣。少阳发热宜解表，方具各条。但汗无太早，当在午之后，为阴分也。至于脉迟而弱，亡阳脱血，虚劳吐衄，反患疮疡，素有动气厥逆，便血咽干，下利中湿，湿温与邪在半表半里，及妇人月经崩淋，汗之则危矣。若邪结胸膈，烦闷懊恼，心中自温，口角流涎，时作嗳气，恶饥不食，胃口有痰。经云：在上者涌之。又云：木郁则达，吐之宜也。

若少阳中风，耳聋目赤，厥逆干呕，亡血脉弱，虽胸中烦满，不可吐也。直中阴经，厥逆下利，胃中虚冷，自利不渴，膈上寒饮，小便清白，温之宜也。厥逆，脉数，便闭而渴，食入即吐，烦渴引饮，腹痛干呕，厥而发热，不可温也。表证已除，邪热入腑，或阳明汗多胃涸，或少阴口噤咽干，太阴腹痛，脉得沉实，厥阴下利，谵语或下利，脉迟而滑，或胃家夙有停滞，或大便乍难乍易，下之宜也。而下无太晚，当在巳之前为阳分。表证尚在，脉浮虚细，胸腹虽坚，小便清白，阳明发呕，太阴自利而脉弱，少阴脉疾而无力，厥阴消渴而吐蛔，及虚家亡血，厥逆欲吐，咽中闭塞，脏结无阳，脐间动气，厥而且寒，与夫脉濡而弱，弱反在关，濡反在颠，微反在上，涩反在下，微为阳气不足，涩为无血，不可下也。四法之宜否②详矣，五剂之运用宜知。如表汗用麻黄，无葱白不发。吐痰用瓜蒂，少豆豉不涌。去热用大黄，无枳实不通。温经用附子，非干姜不

---

① 植僵起仆：扶植僵仆，将已倒的扶植起来。

② 宜否：适用与禁忌。

热。竹沥，无姜汁何以行经络。蜜导，去牙皂必难开秘结。非半夏、姜汁，不能止呕吐。非人参、竹叶，安可解虚烦。非小柴胡，不能和解表里。非五苓散，不能通利小便。非天花粉、干葛，不能消渴解肌。非人参、麦门冬、五味子，不能生脉补元。非犀角、地黄，不能止上焦之吐衄。非桃仁、承气，不能破下焦之瘀血。非黄芪、桂枝，不能实表间虚汗。非茯苓、白术，不能助脾土去湿。非茵陈，不能除黄疸。非承气，不能定发狂。非枳、桔，不能除痞满。非陷胸，不能破结胸。非羌活冲和，不能治四时之感冒。非人参败毒，不治瘟疫之流行。非四逆，不能救阴厥。非人参白虎，不能化斑疹。非理中、乌梅，不能治蛔厥。非桂枝、麻黄，不能解冬寒。非姜附，不能止阴寒之泻利。非大柴胡，不能去实热之妄言。阴阳咳嗽，上气[①]喘急，用加减青龙。知此而加以斟酌工夫，则活人为不难矣。其所用下剂，亦自有轻重。陶节庵云：病有三焦俱伤，则痞、满、燥、实俱全，宜大承气汤，厚朴苦寒以去痞，枳实苦寒以泻满，芒硝咸寒以润燥软坚，大黄苦寒泄实去热。邪在中焦，则有燥、实、坚，故用调胃承气汤，以甘草和里，芒硝润燥，大黄泻实，不用枳实、厚朴以伤上焦虚无氤氲轻清之元气。上焦受伤，则为痞、实，用小承气汤，枳实、厚朴除痞，大黄泻实，去芒硝则不伤下焦血分之真阴，谓不伐其根也。若表邪未除，里证又急，则用大柴胡以通表里。若血气两衰之人，又当慎之。东垣曰：调胃承气汤证，而用大承气汤愈之，必元气不复，因气药犯之也；大承气汤证，用调胃承气汤愈之，必神痴不清，因无气药也；小承气汤证，而用芒硝下之，则下利不止，

① 上气：原作“上下”，据《伤寒证脉截江网·论伤寒用药法则》改。

变而成虚。三承气汤不可妄用也。知此则攻下重轻之法亦详矣。然证之变异，自不能齐，活泼之妙，存乎一心，所谓明于法而不泥于法也。

若夫临证审视，亦自有次第。阴阳外见，先于两目，赤为阳毒，黄为疸证，次看口舌有无苔色，按其心胸，扪其胁腹，有无痛处，问其饮食，有无饥渴，审其二便，孰塞孰利，考其前医服过何药，然后质之脉证。谚云：医者，意也。能用此意，斯入于神。若夫脉之伏阴，面之戴阳，拒阴格阳之类，与夫少阴挟热挟寒下利，产妇热结下利，分别在乎一间，死生系于呼吸，不深求其理于平日，而能应酬于仓促乎！故医家不比儒家，文不合式，止于不中，药不对证，便至杀人。惜乎迂妄之徒，才识药名，即弃医籍，未经耳目，安问其胸臆也。倘遇疑难之证，而值众论异同，必宜虚心评议，若存忌刻，则为无恒①。

## 太阳经第二

伤寒之初病也，头项痛，腰脊强，发热恶寒，恶心，是足太阳膀胱经受证。先起恶寒者，本也。以后发热者，标也。若有一毫头痛，恶寒身热，不拘日数多少，止宜发散，自然热退身凉。

辨证：表虚自汗者，为风伤卫气，宜实表。表实无汗者，为寒伤荣血，宜发表。

脉诊：脉浮紧有力，为伤寒。脉浮缓无力，为伤风。

用药：冬月正伤寒，用麻黄汤；正伤风，用桂枝汤。春秋

---

① 无恒：无恒心，《论语》曰：“人而无恒，不可以作巫医。”

感冒无汗，用羌活冲和汤疏表；有汗，用加减冲和汤实表。夏月无汗，用神术汤；有汗，亦用加减冲和汤。如胸中饱闷，加枳壳、桔梗，去生地。夏月，本方加石膏、知母，即名神术汤。服此不疏泄，加苏叶。喘而恶寒身热，加杏仁、生地。黄汗后不解，宜汗下兼行，加大黄，乃釜底抽薪之法。其非冬月正伤寒伤风，必不可妄用麻黄桂枝也。

## 伤寒见风、伤风见寒第三

太阳经，发热恶寒，无汗，脉宜浮紧，今得浮缓，手足微厥，则伤寒见风也。发热恶风，自汗，脉宜浮缓，今得浮紧，手足微温，则伤风见寒也。二证俱烦躁，仲景用大青龙汤主之。盖桂枝麻黄并和荣卫，加石膏以除烦躁，立方之妙，自不能易，第此证不常有，果有之，则此方为瞑眩药也。易老①恐后人难用，易以桂麻各半汤，仅足以调荣卫，无石膏何以解烦躁，或又以九味羌活汤代之，恐专于发表，不能奏效，临证者观此，当自持也。若脉证不异而无烦躁，用麻桂各半汤亦可。

## 太阳脉似少阴、少阴证似太阳第四附伏脉

夫太阳脉浮反阴，无热证之正也。今有患者，太阳证悉具，而脉反沉，由于正气衰微，里虚而寒所致，急宜救里，以四逆汤使正气内强，逼邪出外，干姜、生附虽补亦发也。然无口渴烦满，而与两感有别。脉沉而不头疼，证属少阴也，因寒邪在表，皮肤郁闷而为热，则是在里无热，用麻黄细辛以发表间之

---

① 易老：即金代医家张元素，其为易水学派创始人，金之易州（今河北省保定市易县）人，著有《医学启源》《脏腑标本寒热虚实用药式》等。

热，熟附子以温少阴经，此发中有补也。二证陶节庵论之已详，此乃直中少阴经，非阳经邪传入里，口渴烦满者同也。《活人大全》云：少阴证脉沉欲寐，始得之，发热肢厥，无汗，为表病里和，当用麻黄附子细辛汤以汗之。随各脏见证加减，如麻黄汤法。若虽见前证，而二便闭涩或泻赤水，谓之有表复有里，宜本方去麻黄，名附子细辛汤，加减亦同麻黄汤，但加大黄以微利之耳。

世之患发热者亦多，人每忽之。孰知脉沉系少阴伤寒，虽至于危或至于变，乌得而知，故临时体认，不可不详也。至于一手无脉，两手无脉，盖因寒邪不得发越而至阴伏，必有邪汗，冬月用麻黄汤，三时用羌活冲和汤。然有误认伏脉为太阳脉似少阴者，亦有谓阳病得阴脉者，殊不知少阴脉沉重，按则有，非若按而无之谓伏也。由是以观沉与无，自是分别，然死生所关，不容毫发之谬，慎之慎之。至于伤寒六七日以后，别无刑克证候，或昏沉冒昧，不知人事，六脉俱静，或至无脉，此欲正汗也，切勿攻之。

## 阳明经第五

目痛，鼻干不得眠，微恶寒，是足阳明胃经受证。先起目痛，恶寒身热者，阳明经本病也。以后潮热自汗，谵语发渴，大便实者，正阳明胃腑标病也。

辨证：目痛鼻干，微恶寒，身热，病在经。潮热自汗，谵语发渴，便实，不恶寒，病在腑。

诊脉：微洪，为经病。沉数，为腑病。

用药：微恶寒，目痛鼻干不眠者，柴葛解肌汤。渴而有汗不解者，如神白虎汤。潮热自汗，谵语发渴，揭去衣被，扬手掷足，斑黄狂乱，不恶寒反怕热，大便实者，轻则大柴胡汤，重则三承气汤选用，或六乙[1]顺气汤加减用之。

## 少阳经第六

耳聋胁痛，寒热，呕而口苦，是足少阳胆经受证。先起恶寒身热，耳聋胁痛者，本病也。以后呕而舌干口苦者，标病也。缘胆无出入，病在半表半里之间，止宜小柴胡一汤，和解表里治之。汗、吐、下三法俱禁。

辨证：耳聋胁痛，寒热，呕而口苦舌干，属半表半里证，不从标本，从乎中治。

诊脉：弦数，本经脉。

用药：小柴胡汤或柴胡双解散。

## 太阴经第七

腹满自利，津不到咽，手足温者，是足太阴脾经受证。先起腹满咽干者，本病也。以后身目黄者，标病也。证有寒热，宜当分别。

辨证：腹满咽干，发黄者，属腑热。自利不渴，呕吐，属脏寒。

诊脉：沉而有力，宜下。沉而无力，宜温。

用药：腹满咽干，手足温，腹痛者，桂枝大黄汤。身目黄者，茵陈大黄汤。自利不渴，呕吐者，加减理中汤，重则回阳救急汤。

---

① 乙：原作“一”，据下文“少阴经第八”“厥阴经第九”及卷三“六乙顺气汤”等处改。

## 少阴经第八

舌干口燥，是足少阴肾经受证。先起舌干口燥者，本病也。以后谵语，大便实者，标病也。病至此经难拘定法，或温或下。宜分直中为寒，传经为热。

辨证：口燥舌干，渴而大便实者，为热。呕吐，泻利不渴，或恶寒腹痛者，为寒。

诊脉：沉实有力，宜下。沉迟无力，宜温。

用药：口燥咽干，渴而谵语，大便实，或绕脐硬痛，或下利纯清水，心下硬痛者，俱是邪热燥屎使然，急用六乙顺气汤，分轻重下之。无热恶寒，厥冷蜷卧，不渴，或腹痛呕吐，泻利沉重，或阴毒手指甲唇青，呕逆绞痛，身如被杖，面如刀刮，战栗者，俱是寒邪中里使然，急用回阳救急汤温之。无脉者，加猪胆汁一匙。泄泻不止加升麻、黄芪。呕吐不止，加姜汁。

## 厥阴经第九

烦满囊蜷者，是足厥阴肝经受证。先起消渴烦满者，本病也。以后舌卷囊缩者，标病也。亦有寒热两端，不可概作热治。

辨证：烦满囊蜷，消渴者，属热。口吐涎沫，不渴，厥冷者，属寒。似疟不呕，清便，必自愈。

诊脉：沉实宜下，沉迟宜温，浮缓自愈。

用药：消渴烦满，舌卷囊缩，大便实，手足乍冷乍温者，急用六乙顺气汤下之。口吐涎沫，或四肢厥冷，过于肘膝，呕逆，不渴，小腹绞痛，用回阳救急汤温之。

## 两感第十

伤寒两感者，表里俱受病也。邪气自背俞而入太阳府，自鼻息而入少阴脏。盖鼻气通于天，无形之气从鼻而入肾，为水也，水流湿，故肾受之。一日太阳与少阴同病，其脉沉而大，其证头疼，发热恶寒，邪在表也；口干，烦满而厥，邪在里也。二日阳明与太阴同病，其脉沉而长，其证目痛壮热，邪在表也；妄言，不食腹满，邪在里也。三日少阳与厥阴，其脉沉而弦，其证耳聋胁痛，寒热而呕，邪在表也；囊缩，水浆不入，浑身厥冷，邪在里也。三日传尽而死，再传则六日死，盖表里不能一治，仲景亦无治法。《活人书》① 云：下利清谷，身体疼痛，急当救里，以四逆汤；身体疼痛，清便自调，急当救表，以桂枝汤。赵嗣真②曰：仲景论两感为必死之证，而复以治有先后发表攻里之说继之者，盖不欲坐视而观其万一可活也。据《活人书》所云，殊不知太阳与少阴俱病则头疼，为太阳邪盛于表；口干而渴，为少阴邪盛于里也。阳明与太阴俱病，则身热谵语，为阳明邪盛于表；不欲食，腹满，为太阴邪盛于里。少阳与厥阴俱病，则耳聋，为少阳邪盛于表；囊缩，为厥阴邪盛于里也。三阳之头疼，身热，耳聋，救表也，不可汗乎？三阴之腹满，咽干口渴，囊缩而厥，救里也，不可下乎？今以下利，身疼痛虚寒救里之例，而欲施于烦渴，腹满，谵语，囊缩热实之证，然乎？否乎？盖仲景所谓发表者，葛根麻黄是也；所谓救里者，调胃承气是也。《活人书》却谓救里则是四逆，救表则是桂枝。今以救为攻，岂不相悖？若用四逆汤，是以火济火，而腹满囊缩等症何由而除？脏腑何由而通？荣卫何由而行？六日死者，可立而待也。王海藏云：两感者死，或人之所禀虚实不同，病

① 活人书：即《伤寒类证活人书》，北宋朱肱撰于1108年。
② 赵嗣真：元代医家，著《活人释疑》。

之所感浅深亦异，斟酌先后缓急。如初起头疼恶寒发热，阳分邪多，先以冲和灵宝饮探之，中病即愈。如不愈，若阳经先受病，身体痛而不下利，谓之表急，先以葛根、麻黄发表，后以调胃承气攻里。若阴经先受病，身体痛而下利不止，谓之里急，先用四逆救里，后以桂枝解表，是亦权变之法。盖脏腑受病，必有轻重，故仲景谓治有先后，王海藏之说诚是。若表里俱急，则宜大羌活汤主之。东垣曰：所禀有虚实，所感有浅深，虚而感之深者必死，浅者犹或可治，用大羌活汤热饮一盏，不解再服，三四盏亦可，愈十之四五。医家至此，非素有识见者，鲜不误矣。易老云：脉从阳可治，从阴难治，亦阳生阴死之谓也。古法太阳少阴病，五苓散主之，头痛加羌活、防风，口渴加黄柏、知母。阳明太阴病，大柴胡汤主之。少阳厥阴病则危矣，大承气汤加川芎、柴胡救之。然不如王海藏之说，深合仲景之旨。




## 合病第十一

合病者，或一阳先病，一阳复病，或二阳同病，或三阳同病，不传经之谓。若太阳阳明合病，其脉浮而长，其证头疼发热腰痛，目痛鼻干不得眠，下利用葛根汤；自利恶寒者，升麻葛根汤；不利而呕者，葛根加半夏汤；恶热者，白虎汤。其用葛根汤者，所以散邪；加半夏汤者，所以下逆气。盖里不和而不上者，惟下利而不呕，里气逆而不下者，惟呕而不下利。若喘而胸满者，阳气不宣，壅而不逆也，胸满非里实，慎勿议下。虽有阳明，然与太阳合病为属表。太阳证不解，脉浮，恶寒，冬月麻黄汤，余时则九味羌活汤加苏叶。太阳少阳合病，其脉浮而弦，其见证必兼两经而见。若自利，黄芩汤；呕者，黄芩加半夏汤、生姜汤主之。见证虽属二经，脉见浮大而长者，葛根芩连汤。脉浮而弦，呕而自利，下之则成结胸，心下硬，下利不止，其人心烦，故结胸，烦躁者死。挟热自利，肠垢也，脐下窘迫，黄芩汤、白头翁汤。少阳阳明合病，其脉弦而长，其见证亦兼两经而见。自利最重，此亦半表半里之间，大忌汗下，宜用柴胡双解散加葛根、白芍药。下利者，气不相合也，脉长为顺，弦而滑数者为负。负者，失也，土败木侮之，谓脉之滑数，应有宿食，宜大承气汤下之，或六乙顺气汤。仲景云：三阳合病，腹满身重，难以转侧，口不仁，必面垢，谵语遗尿。若发汗则谵语，妄言下则额上汗，手足逆冷。若自汗出，烦躁甚者，白虎汤。陶节庵云：三阳经同病不传者，名合病，分在经、过经治之，此与并病不相类。然亦有宜下者，本太阳病，因汗下渗亡津液，胃腑燥实，转属阳明，谓之太阳阳明，脾约丸润之。本少阳病，因汗渗热入胃腑，大便燥者，大柴胡微下之。本阳明经病，热盛传入胃腑，谓之正阳[①]阳明，乃本经自病也，宜调胃承气汤从中治之。缘太阳少气，少阳少血，惟阳明居二阳之中，气血俱多，所以从中治阳明，而不敢犯太阳、少阳也。亦有宜汗者，头痛恶寒未除，为太阳尚未过经，尤宜发汗。如太阳阳明，喘而胸满者，麻黄汤。太阳少阳合病，麻黄汤合小柴胡汤。通用，九味羌活汤加石膏、知母、枳壳。盖在经则汗，过经则下之意也。

## 并病第十二

并病者，始于二阳同病，因一阳气衰，一阳气盛[②]，归并

① 阳：原脱，据《医学入门·论正伤寒名义》补。

② 盛：此后原衍“衰”字，据《医学入门·论正伤寒名义》删。

一经，须审生克顺逆之理，邪正盛衰之脉而治之。如太阳并少阳，水木顺生也，乃太阳证未解，少阳证又至，宜麻黄汤合小柴胡汤。若太阳证盛则汗之，少阳证盛则和之，误下则成结胸。若下利不止，水浆不入，心烦，脉浮紧，复下之，则入里，作痞气。若心下硬，头眩项强者，勿下勿汗，当刺大椎穴。发热有汗，鼻干烦渴，口燥欲饮水，谵语，脉洪大，或加背恶寒，此太阳并阳明，水土相克也。盖太阳病，发汗不彻，因转属阳明，宜麻黄汤合升麻葛根汤。如太阳证重，加太阳经药；阳明证重，加阳明经药。但有太阳证在，不可言下，下则为逆。少阳并阳明，此为木土克贼，病势重也，宜小柴胡汤合升麻葛根汤救之。仲景云：二阳并病，太阳证罢，但发潮热，手足热，汗出，大便难，谵语者，大承气汤下之。节庵云：一阳经先病未尽，又过一经，谓之并病，分在经在腑治之，此与合病不相类。

文治按：并病之说，若始于二阳同病盛衰未分之时，岂不类于合病？一经先病，若未过经，岂不类于传经证？要之合病则二经之气相均，并病则必有一盛一衰也。

## 伏阴第十三

夫证之阴阳，固有显然易知者也。若遍身发热，面赤烦躁，揭去衣被，其脉大，未有不认为阳证者。然指下无力，重按全无，谓之伏阴，急用五积散，以通解表里之寒。内有沉寒，须温以姜、桂，盖全在于取脉也。

## 晚发第十四

晚发者，惊蛰后之感冒也。因天气渐和，故治法不同于三冬及春初之月，又不同于三四月之温令、五六月之热令，为温为热，斯晚发之名立。患者发热微恶寒，不渴而烦，脉浮大，或弦，或数，或头痛身痛，然须在因时之寒温，虽交二月节而寒气未回，的系外感者，尚当麻桂二汤随证而用。若夫天气已合，则用六神通解散、栀子升麻汤，或九味羌活汤，其羌活汤内无汗用苍术，有汗易苍术为白术，必不可大发汗；里证，大柴胡汤加生地，或导滞通幽汤。若至传经，则与正伤寒同治，合病并病之类，亦不能无悉，以伤寒之理探之，其劳伤食积相类者，四时俱有，又须熟察细辨，误认以治，变岂胜言。

## 温病第十五

温病者，发于春分之后夏至之前，乃房事劳伤与辛苦之人，冬月感寒，不即为病，至春阳气长，水亏无以奉春生之令，故至春深始发，或温暑将发，而复感于风寒，或因感风寒而并乎久郁之热。表证虽见，因内之怫郁，外达之热邪郁于腠理，遂成可攻之证。其脉弦数不紧，右手反盛于左手，其证发热咳嗽，身痛口渴，不恶寒而反恶热，盖热自内发，原无表证故也。法当治里热为主，解肌次之，亦有专治里而表亦解者，若兼暴寒，宜表里双解。春分至立夏，阳气尚微，病热亦轻，天寒，用柴胡桂枝汤；若天气已温，用羌活冲和汤、辛凉药和之，或升麻葛根汤、解肌汤；如热不解，小柴胡加黄连、知母、天花粉；发渴烦躁，大便闭，但脉实者，大柴胡汤微下之；如大热干呕，呻吟而渴，黄连解毒汤。太阳合少阳，败毒散合小柴胡汤；太阳合阳明，败毒散合升麻葛根汤；阳明合少阳，升麻葛根汤合小柴胡汤；半表半里者，小柴胡汤。里证，大柴胡汤。重者，一时表里俱发，防风通圣散；表里俱热，大便自利者，柴芩汤加山栀、木通。虚烦，竹叶石膏汤。立夏至夏至，阳气已盛，病热则重，故烦渴亦甚，其脉洪数，用冲和汤倍加芩连、连翘、牛蒡子；热不解，凉膈散；热太甚者，用针法泻之；但躁渴饮水，白虎汤；脉洪大，皆恶寒者，白虎加参汤、益元散；大便难，须审轻重下之；挟少阳者，大柴胡或小承气汤；热盛，大承气汤、调胃承气汤选用；重者，一时表里俱发，双解散；但脉细无力，足冷，已得汗而躁甚者，必死。其白露至霜降，有头疼发热，不恶寒，身体痛，小便短者，亦名温病，用辛凉之药加燥剂以解肌，不宜大发汗。大概表证，九味羌活汤、栀子升麻汤，不与正伤寒同治；若里证见者，分轻重攻下；但恶寒无汗，有外邪者，即宜中和之剂解散。若病在表，已汗已吐，在里已下，表犹未解，为斑烂瘾疹者，黄连橘皮汤、葛根橘皮汤，甚者黑膏。伤寒汗下，过经不解，亦名温病，但当随各经见证施治，不[1]宜再汗下，大概用和解散、柴胡芍药汤。

或有问：伤寒温病何以脉辨？答曰：温病于冬时感寒所得，至春变为温。若伤寒汗下不愈而过经，其证尚在而不除者，亦温病也。经曰：温病之脉行在诸经，宜随其经之所在而取之。如太阳证，头疼恶寒，汗下后过经不愈，诊得尺寸俱浮者，太阳病温也。如大便泻，以小柴胡去黄芩对五苓散；若无寒，去桂留苓。若小便不利，是膀胱本病，本方加五苓散。如身热目疼，汗下过后过经不愈，诊得尺寸俱长者，阳明病温也，小柴胡汤加升麻、葛根、芍药、甘草和之。如胸胁痛，汗下后过经不愈，诊得尺寸俱弦者，少阳病温也，小柴胡汤加防风、羌活微汗之。如腹满嗌干，诊得尺寸俱沉细，过经不愈者，太阴病

① 不：原脱，据《医学入门·论正伤寒名义》补。

温也，小柴胡汤和之。如口燥舌干而渴，诊得尺寸俱沉，过经不愈者，少阴病温也。如烦满囊缩，诊得尺寸俱微缓，过经不愈者，厥阴病温也，随其经而取之，随其证而治之。若发黄，服小柴胡汤合四苓散；未退，用茯苓渗湿汤；作渴，小柴胡汤加石膏、知母；湿温渴，苍术白虎汤；发狂不识人，大柴胡汤加当归；大便泄者，柴苓汤；胸胁满闷，小柴胡汤加枳壳、橘红、黄连；大便不通，大柴胡汤微利之，或清热解毒汤；如发斑，乃温毒也，三黄石膏汤。大抵治温不宜发汗，过时而发，不在表也。已经汗下，亦不再表也。治者详之。

## 热病第十六

热病者，其人水亏于正旺之日，火动于未动之时，感冒寒邪不即病，寒毒藏肌骨，至夏令炎蒸，主气客邪，二火相接，其病始发，并盛为毒，其脉洪盛而大。初病发热，烦渴头疼，升麻葛根汤；有寒热甚者，柴胡双解散、九味羌活汤；不解，则用柴葛解肌汤加知母、天花粉、枳实、黄连；大热错语，呻吟，黄连解毒汤；燥渴，白虎汤或加人参；便实，承气汤、六乙顺气汤。《活人书》载：头疼身热，恶寒，脉洪盛，有汗，夏至前，阳旦汤；夏至后，桂枝加知母石膏升麻汤；热毒未甚者，桂枝石膏汤；头疼身热，恶寒无汗，夏至前，麻黄加知母石膏汤；太阳无汗，烦躁，大青龙加黄芩汤；热盛，栀子升麻汤。考之仲景云：桂枝入口，阳盛则毙，而《活人书》各方俱用麻黄桂枝，虽有寒凉之剂监制，但热盛之时，恐不免有黄斑之变，不若升麻葛根等汤随证而用为稳，并录以俟识者临时裁用。若热甚不解，当如仲景刺五十九穴之法，以泻诸经之热，实其阴补其不足，自然开窍通利，出汗而解。《内经》热腧论云：头上五行，当中行为上星、囟会、前顶、百会、后顶凡五穴，督脉、太阳之交会也。次两旁谓五处、承光、通天、络却、玉枕十穴，属太阳、少阳、阳维三脉之会。又次两旁谓临泣、目窗、正营、承灵、脑空十穴，属督脉别络、手足太阳三脉之会也，此二十五穴以泻诸阳之热邪。又大柱、膺俞、缺盆、背俞八穴以泻胸中之热。又气街、三里、巨虚、上下廉八穴以泻胃中之热。又云门、髃骨、委中、髓空八穴以泻四肢之热。五脏俞旁十穴，以泻五脏之热毒。以上惟审伺经络不谬，应手而瘥矣。其病温病热，世俗俱呼为伤寒，故不得不详辨于此也。其温热病亦有先见表而后传者，盖热邪自内达外，外热郁于腠理，不得外泄，遂复还里而成可攻之证，非若伤寒从表而入里也。体认不真，为害不小。然温热病脉，多在肌肉之分而不甚浮，右手甚于左手，良由怫热内盛之故。其或左手盛而浮者，必系感冒风寒，非温热病也。而温热病无重感，虽间见表证，而里热居多，故壮热而渴，当以治里热为主，解表兼之。虽误攻而无大害，若误表害斯甚矣。又考之《十书》① 所载：血虚证，肌热，燥热，口渴引饮，目赤面红，昼夜不息，其脉洪大而虚，重按全无。《内经》曰：脉虚血虚。又云：血虚发热，证象白虎，惟脉不长实，此得饥困劳苦，若误服白虎汤者死。用黄芪一两，当归二钱，名当归补血汤，及有夏月劳力太过，致病燥热有类热证者，而日晡反轻且短气上喘，与时发谵语者，自是不同。临证熟察，不可毫厘误也。

① 十书：即《东垣十书》，收选以李杲为代表的宋、金、元医家著作十种，刊于明代中后期。

## 三时感冒第十七

春、夏、秋偶有风寒，而人感之，谓之曰非时暴寒。其脉左手人迎紧盛，其证头疼发热，畏寒烦渴，当以微汗而解。春秋，用大藿香正气散或柴葛解肌汤；夏日，双解散。若热甚者，黄连解毒汤；热未解，白虎汤；里证重者，承气汤、六乙顺气汤选用。但三四五六月间所患，初由外感，而其人冬伤于寒，伏于肌肤，因感外邪，内热亦发，腠理之寒，不得外泄，遂并于里，为温为热，不畏寒而反畏热，当从温热治之。若夫相类之证，此等最多，认者不可不真，要之必不可过于汗也。

## 四时疫疠第十八

疫疠者，四时不正之气，谓非其时而有其气也，众人感之皆同，与伤寒感冒诸证有异。仲景云：疫气流行无以脉诊，随时施治，以平为期。其四时之气，虽责于五脏，由于六气主客加临之变，五行胜负之作，故天时民病不期然而然，宜审司天运气，更察时行寒热、暑湿风雨、雪雾岚瘴之所侵，斟酌施治，原无一定之体。其有用败毒散者，乃为通治，然亦有愈不愈者，以所感有浅深，禀气有壮怯也，必不可大汗大下。如春令宜温也，而反大寒，为清气所折，其责在肝，其证身热头疼，目眩呕吐，用升麻葛根汤、解肌汤；咽喉痛，甘桔汤；伤风咳嗽，参苏饮；目赤肿痛，四物龙胆汤。夏令宜暑也，而反大凉，为寒气所折，其责在心，其证身热头痛，腹满自利，用调中益气汤、射干汤、半夏桂甘汤。秋令宜凉也，而反大热，为暑气所折，其责在肺，湿热相抟，其证多疸发黄，茵陈五苓散；咳嗽喘急，金沸草散、白虎加苍术汤；斑疹热毒，大青四物汤。冬令宜寒也，而反大温，为温气所折，其责在肾，其证咽痛，或生赤疹，喘咳挛痛，葳蕤汤、升麻葛根汤；咽痛者，甘桔汤、败毒散。凡此四时之证，亦感染之常。第因天时运气之相合，男女老幼之同染，虽有类于他证，当以疫疠治之。医者宜自变通，若无所识，则临证不能知多所识，或临证不能辨，医之道至是难矣。若二三日，身热，腹满头痛，饮食如故，脉疾而直，八日死。四五日，头疼腹满而吐，脉细，十二日死。八九日，头身不疼，目不赤，色不变，而反利，脉来叠叠，按之不鼓手，时复大，心下坚者，十七日死。汗不出，与出不至足者死。厥逆汗自出，脉坚强者生，虚软者死。下利，腹中痛甚者死。冬温亦然，不可不知也。

## 冬温第十九

冬令宜寒，乃温暖如春，而致桃李皆华者，盖非时之正者也，但疫疠不行，间致触其气而病者，头疼发热，不恶寒，身体痛，小便短，不宜大发汗，惟用辛凉之药加燥剂以解肌，里证见者，用寒凉之剂急攻之。节庵治冬温及四时疫证，每以小柴胡汤、升麻葛根汤随经加减和治之。然时有先后。若十月节感病，其势颇轻，用羌活冲和汤；但夹外邪，其脉带浮者，香苏散；内热甚者，防风通圣散；日久烦渴，错语，大发热，黄连解毒汤。冬至前后发者，败毒散；无汗而热，恶寒者，升麻葛根汤；有汗，烦渴大热，人参白虎汤；大便闭，大柴胡汤。然其时乃正伤寒之候，况其头疼发热恶寒又似伤寒，分别不明，妄投麻桂之剂，是速其死矣。伤寒难认之证，此其最也。

## 中暑第二十又名中暍

孟夏之月，六阳尽出于地外，吾人之气亦尽浮于肌表。夏至后一阴始生，所以表实里虚。斯时也，相火流行，暑毒之气，人或触之，则自口齿而入，而伤心包络经。其证头痛口干，身热自汗，面垢倦怠，或背寒恶寒，板齿干燥，外暑内火，表里燔灼，甚则热极反兼水化，手足俱冷，其脉虚浮。仲景云：脉虚身热，得之伤暑；脉盛身热，得之伤寒。值此者固不以三时感冒拟之，惟以虚顺之脉辨暑与寒，斯无误矣。然暑气之伤人也，病非一种。张洁古云：动而得之为中热。中热者阳证，为热伤元气，非形体受病也。东垣曰：动而伤暑，乃辛苦之人，心火太盛，肺气全虚，故脉大而火盛，白虎加人参汤主之。又曰：天气大热之时，路途中劳役，田野间劳形，身体薄弱而得之，必躁热闷乱，大恶热，渴而饮水，与中热证相似，但元气不足，口鼻中气皆短促上喘，至日转以后，病必少减，乃元气不胜热气所至，宜香薷、黄连、扁豆、人参、黄芪、五味、知母之类治之。张洁古云：静而得之为中暑，中暑阴证当发散。东垣云：静而得之者，其病头痛恶寒，身形拘急，肢节疼痛而心烦，肌肤大热，无汗，乃房室阴寒所遏，周身阳气不得伸越，世多以大顺散主之是也。王安道[①]曰：大顺散本为冒暑伏热，引饮过多，脾胃受湿，呕吐水谷不分，脏腑不调所致。若以之治静而中暑者，恐不能解表，反增内烦矣。故王太仆拟以[②]辛温之剂以解表散寒，用厚朴、紫苏、干葛、藿香、羌活、苍术之类以治之。若外受寒而内伤生冷，前药内再加干姜、缩砂、神曲之类，足破后人之疑矣。但二条所论动而得之者，乃劳而伤热，与元气不足而伤热，静而得之者，乃外感阴寒，均为暑

① 王安道：即王履，元末明初医学家、画家、诗人，字安道，昆山（今江苏省昆山市）人，著有《医经溯洄集》存世。

② 拟以：原作“拟以宜用”，“宜用”二字衍。

月之杂证，犹未悉中暑之旨也。前所谓头疼口渴等证亦是伤暑，而非中也，宜小柴胡汤加知母、石膏，或人参白虎汤、竹叶石膏汤、十味香薷饮选用。至有因火热制金不能平木，初得之即搐搦不省人事者，此为中暑，又谓之暑风。昧者因其危迫，辄以寒凉之物或渍或灌，或卧于湿冷之地，卒至不救。但灌以热汤或童便，仍以布蘸热水，熨脐与气海二处，令暖气透彻脐腹，俟其苏醒，然后用黄连香薷饮加羌活，或用双解散加香薷亦可。若道途间力役，田野间务农，猝然中倒者，此真动而中热也，急扶在阴凉处，而取晒热灰土干，作一圈在脐之四旁，令人溺于圈内，仍灌以热溺可苏。或搅地浆水，或车轮土水，调澄清饮之皆效，然后问其所患。若在表，则头疼恶寒，宜双解散加香薷，及二香散、十味香薷饮之类。如在半表半里，泄泻烦渴，饮水吐逆者，五苓散主之。热盛烦渴者，益元散清之。表解而里热甚者，以半夏解毒汤下神芎丸、黄龙丸之类。或其人平素馁弱，及暮年冒暑，脉微下利，渴而喜温，或厥冷不省人事，宜竹叶石膏汤加熟附半个，水煎冷饮，次用来复丹，五苓散绝不可服，燥热之剂以致斑黄，小水不通，闷乱而死。大抵治暑之要，贵在清心、利小便、补真气，又贵养之有素，至火旺土相之时，服生脉散于前，因有所感，服清暑益气汤于后，尚何暑病之有哉？

## 痰证第二十一以下六证相类感冒

痰郁于内则憎寒壮热，胸满头疼，亦有不头疼者，但项下强耳，其脉右滑，橘皮竹茹汤；有痰结胸者，鹤顶丹、枳梗二陈汤；胸中胀满痰盛，瓜蒂吐之。

## 食积第二十二

饮食过伤，不能消化，停滞于胃，则发热恶寒头痛，全类伤寒。但身不痛，恶闻食气，其脉右寸弦盛，左手平和，胸膈嗳气，或胃口着手即痛，宜六君子汤加神曲、山楂、麦芽、枳实；腹胀满痛，桔梗半夏汤；有热，小陷胸汤。若食在上脘，胸满恶心欲吐，实者，瓜蒂散吐之；食在中脘，痞胀欲呕，有热者，二陈汤加黄连、生姜、乌梅，或陶氏平胃散。腹痛欲泄者，胃苓汤；寒者，治中汤；心腹满痛不大便者，大柴胡汤下之。若胃中有停滞而又伤寒，谓之太阴积证。表证，藿香正气散，或五积散去当归、麻黄，加人参、苏叶；有表复有里者，桂枝加大黄汤；表证已罢，但里实满者，小承气汤。若伤寒下后，六七日不大便，烦热腹满而痛，胃中有宿食也。若中寒夹食，即见吐利厥逆霍乱等证，急用理中汤加枳实，或四逆汤救之。但伤寒夹食，脾胃先伤，汗下俱所宜慎也。

## 虚烦第二十三

虚烦之证，起于阴虚以致火动，或杂病余热未净而烦，或劳役气衰火旺而烦。其证内热烦躁，外亦发热，有类伤寒，但不恶寒，不头疼，脉亦不紧数，治法用四物汤加知母、黄连、麦门冬、天花粉。阴虚火盛烦热，地骨皮散加知母、黄柏、芩、连。病后气羸少气，烦躁欲呕者，竹叶石膏汤、如神白虎汤。痰逆恶心者，橘皮竹茹汤。阴证内寒外热，肢节痛，口不燥而虚者，阴旦汤。服凉药后，脉愈大而无力，热愈甚而燥渴者，单人参汤，或人参黄芪汤下五苓散。劳役气虚者，补中益气汤。脾胃弱者，三白汤。惊悸痰盛者，温胆汤。心神不安者，朱砂安神丸。妇人新产夹血虚烦者，四物汤加人参、淡竹叶、麦门冬、甘草。表须忌汗，里虚忌下。《千金》云：虚烦不可大攻，热去则寒起，重则津竭而死，轻则内消盗汗，变为痨瘵。故医者当于此体认明白。若误用伤寒汗吐下之法，则杀人其于刀刃矣。

## 脚气第二十四

脚气之证，乃足受风寒暑湿之气而成，循经入脏，故全类乎伤寒，然不若四气单中人虽浅而骤也，其传变合、并病之见证。若无可别，但初起必脚膝软弱顽痹，转筋赤肿。至于太阳证见则外踝循京骨至小指外侧皆痛，治宜随四气偏胜发散，用麻黄汤加防风、羌活、细辛、葛根、白术、茯苓、防己，或败毒散合槟苏散。阳明证见则髀膝外廉下入中指内痛，治宜随四气偏胜微利，用大柴胡汤加羌活、细辛、杏仁，或升麻葛根汤合槟苏散。少阳证见则足指节俱痛，法宜和解，用小柴胡汤去参加防风、葛根、细辛、白术、茯苓、麦门冬、干姜、远志。若三阳合病，合前三方加减，名左经汤。至于传足太阴经则股膝内廉、足大指端内侧痛或浮肿，用桂附汤加防己、白术、茯苓。传足少阴经则足小指连足心，廉股内痛冲胸不食，面黑溺涩，小腹不仁者，难治，八味丸救之。传足厥阴经则足大指连内廉，脐腹胀痛，脚挛干呕，宜养真丹。如足三阴挛痹缓弱，上攻胸胁肩背，下注脚膝[1]，足心热者，换腿丸。而四气各有所从适，故脉证亦稍有异。如风多则入肝，病筋走注，脉浮无汗，用小续命汤加独活。风毒肿痛，排风汤、槟榔散；筋急掣

---

[1] 脚膝：原脱，据《医学入门·正伤寒见证》补。

痛，乳香定痛散。湿多入脾，病肉重着，行起忽倒或肿，宜除湿汤；痰多者，用此汤吞青州白丸子。暑多入心，病气喘闷烦躁，所患必热，败毒散加大黄。寒多入肾，病骨挛急掣痛，所患必冷，宜五积散、越婢汤加木瓜，通用千金续命汤、流气饮子、乌药顺气散。烦躁者，单竹沥饮之；便闭者，三和散、脾约丸；毒气冲心作痛者，苏子降气汤下养正丹，或吴茱萸煎汤，刺入姜汁救之，否则死在旦夕。春夏，宜槟苏散加川楝子，热肿赤者，败毒散加木瓜、苍术；秋冬，五积散加木瓜、槟榔、牛膝、吴茱萸。最忌补剂及药汤淋洗，草药摊罨①。然亦有因于气，有因于饮食者，不可不知。而类证之大同，又不可不熟玩此条也。

## 劳伤第二十五

凡人劳力过多，头疼发热，遍身微痛，腰腿无力，两膝酸疼，津津自汗，其脉右手虚而无力，用补中益气汤温养气血，所谓温能除大热，若误汗则成虚损。亦有力作之人，用力之时，阴火尽发，而致浑身皆汗，却于背阴处歇息，被凉气袭于腠理，其状类于感冒。然劳伤兼外感，固其气馁可别。若夏月劳力太过，致病躁热，亦有类于阳明热证者，然日晡反轻，且短气上喘，与时发谵语者，自是不同。凡此皆劳伤相类之证，故并及之。

## 房劳第二十六

色欲过度，或劳苦后复有房事，或入房后感冒风寒，头疼

① 罨（yǎn 掩）：用中草药或其他物品放在患处，加以覆盖、包扎，治疗外伤性疾病的方法。

发热，盗汗时出，脚底心疼，两腿酸痛，或腰痛，纵有风寒，亦忌发表。用补中益气汤，去白术，加肉苁蓉；甚者，加熟附子一钱；或十全大补汤，少加防风、羌活、细辛、白芷；肢冷者，加姜、附；阴虚者，八物汤加陈皮、炒干姜。

# 伤寒集验卷之二

## 直中阴经附阴毒第二十七此证恶寒乃里恶寒，与表恶寒不相类

三阴经血分自受寒，不由阳经而传，谓之直中阴经。盖因天时凛烈，肃杀之气结成寒毒，漂渺流行，人所不见，偶其人元气素虚，邪得乘虚而袭，轻者自背俞穴渐入中少阴之表，故表郁发热，间亦头疼，然不如阳证之热为甚，而肢厥脉沉，则为异也，治宜麻黄附子细辛汤、麻黄附子甘草汤、附子细辛汤、辛黄三白汤。腹痛，手足清冷，便闭者，桂枝加芍药汤、甘草干姜汤、理中汤。有表复有里者，人参三白汤或附子细辛汤。但体认不真，误发阴经汗则下厥上竭，血从耳、目、口、鼻中出而死。中之甚者，自鼻息而入。初起无头疼身热，但恶寒厥冷，或胸腹满痛，呕利，间有热者，乃虚阳之气外浮耳。中太阴经者，腹痛自利，附子理中汤；痛甚者，理中合小建中汤；溺涩者，理中合五苓散；腹痛不大便者，桂枝芍药汤；腹痛甚者，桂枝大黄汤；无脉者，通脉四逆汤，使阴退而阳复也。少阴口和背恶寒，身痛虚渴，或发热脉沉下利，附子汤。若下利清谷，或咽痛脉微者，四逆汤；利不止脉欲绝者，白通汤；无脉者，白通加猪胆汁汤。厥阴下利小腹痛，或消渴吐蛔者，当归四逆汤。不独寒气可中也，虽盛暑之月亦有之。其人夙有房劳，过食水冷之物，元气不能胜寒气，从而腹痛，胃口痛，手足厥逆，或中不正暴寒之气，或过服寒药，所变大类阴证，治法仿佛。若非真寒证，止是伤于寒气，轻则吴茱萸汤，重则理中、真武汤之类。若用甘温之剂煎补元气，于四君子汤中加熟附四五分，血虚用八味丸料可也。若中寒毒，或三阴病深，亦

变阴毒，或吐下后变而成者，盖以房劳损肾，生冷伤脾，内已伏阴，外又感寒，内外皆阴，阳气暴绝，以致手足厥冷，过于肘膝，腰背强重，战栗蜷卧，头眼眶痛，呕吐烦闷，或口出涎沫，下利腹痛，身如被杖，六脉沉细，汤饮不下。毒气渐深，入腹攻心，咽喉不利，腹痛转甚，心下胀满，结硬如石，燥渴欲死，冷汗不止，或时郑声，指甲面色青黑，谓之阴毒。或唇青舌黑，或舌有白苔，或卷强者，用生姜频擦唇口，转红为吉。陶节庵云：速灸关元、气海，服理中、四逆以温之，庶阳气复而大汗解矣。张仲景所述阴毒证，不过曰面目青，身痛如被杖，咽喉痛，五日可治，七日不可治而已。所治之方，但升麻甘草当归鳖甲，不用大温大热之药。是知阴毒者，但非阴寒之类，乃感天地恶毒异气而成，入于阴经，故曰阴毒，似与陶节庵所叙阴毒为异。后人用正元散入退阴散五分同煎，或五胜散、正阳丹、白术散、还阳散、返阴丹；病已深者，川乌散。要之不外乎以热治寒，与仲景方意则大悬绝也。或灸气海、关元二三百壮，以手足温为效，仍服金液丹、来苏丹等药。

## 风温第二十八

节庵云：素伤于风，又伤于热，风热相抟，即为风温。其脉尺寸俱浮，其证四肢不收，身热自汗，头疼喘息，发渴昏睡，或体重不仁。仲景云：阳脉浮滑，阴脉濡弱，更遇于风，变为风温，乃春温。太阳病已发后宜身凉也，而犹灼热，昏昏欲眠，四肢缓纵相似瘫痪，鼻息不利，语言謇涩，身重汗出是也。治惟少阴、足厥阴二经。若再发汗，必谵语烦躁，目无精彩；加温针则耳聋口难言，微发黄色；火熏之则危；下之则大便泄，但宜清解肌表，用葳蕤汤、人参败毒散、葛根龙胆汤、小柴胡汤选用。未醒者，柴胡桂枝汤。发汗已，身犹灼热，知母葛根汤；渴甚，瓜蒌根汤。脉浮身重，汗出，汉防己汤。误汗风温，防己黄芪汤救之。痰喘者，金沸草散加杏仁、细辛、五味子。谵语独语及直视遗尿者，难治。

## 中湿第二十九

中湿者，乃居诸卑下，或时方湿胜，鼻闻熏蒸之气，口饫①水冷之物，皆能感袭于人，其脉沉而缓。湿在经则日晡发热鼻塞；湿在关节则一身尽痛，发热汗出背强，覆被时欲烘火；湿在脏腑则小便不利，大便反快，舌上白苔；湿热相搏则遍身黄如熏色，轻则面目微黄，此皆中湿之候也。误下则哕，误汗则发痉而死，惟利小便为佳，宜五苓散。若小便自利，术附汤；小便不利，大便快，甘草附子汤；身痛鼻塞者，黄芪建中汤；中气坚满癃闭者，枳术汤加葶苈。若成湿疸，则关节痛而烦，大便泄，小便不利，猪苓汤；湿胜者，胃苓汤倍加苍术。若一身尽痛，发热身黄，头汗，茵陈五苓散；内热烦渴，欲饮水，入口即吐者，五苓散；丹田有热，舌上白苔，大小便不利，烦渴发黄，茵陈汤；身重，汗出恶风，骨节痛，防己黄芪汤；无汗者，五积交加散。仲景云：渴欲得饮而不能饮，乃口燥烦也。若下之，额上汗出，微喘，小便利者死；若下利不止者亦死。其身烦疼，与麻黄加术汤发汗为宜，慎不可以火攻。

## 风湿第三十

仲景云：先中于湿，复中于风，风湿相搏，此名风湿。其

---

① 饫（yù玉）：吃饱，食过多。

脉浮，其证肢体肿痛，不能转侧，额上微汗，恶寒不欲去衣，大便难，小便利，热至日晡而剧，治法宜微解肌。若发汗则其气暴而内邪不能出，故风去而湿存，湿流入里则病重。微汗则其气缓而内外之邪俱去，虽湿去而风未去者，不久自解，故宜用羌活冲和汤，仲景用麻杏薏甘汤。脉浮，身重，汗出恶风者，防己黄芪汤，甚者附子汤[①]。喘者加麻黄，胃中不合者加芍药，气上冲者加桂枝，下有沉寒者加细辛。咽渴，小便不利者，五苓散。体痛发热，小便不利，麻黄汤加苍术。肩背脊腰强痛者，羌活胜湿汤。肿痛微喘，杏仁汤。汗多，汉防己汤。虚者，身重难以转侧，桂枝汤加白术；外不热，内不渴，小便利，术附汤；缓弱昏迷，腹满身肿，自汗失音，下利不禁，白虎汤加白术，去甘草；身肿痛，微喘恶风，杏仁汤；热而烦渴者，小柴胡加天花粉。若误下之，小便必不利，五苓散；小便不利，一身尽痛，发黄，大便快，茵陈五苓散。身痛，小便不利者，甘草附子汤；身重走痛者，小续命汤去麻黄、附子；大小便俱利无黄者，术附汤；身痛鼻塞，小建中汤加黄芩；热而重痛烦咳者，败毒散去柴胡、人参，加瓜蒌根。若春、夏、秋三时，用苍术葛根汤汗之，汗多用防己黄芪汤。如不呕不渴，脉虚浮涩，恶风不欲去衣，骨节烦痛，不得屈伸，汗出短气，小便不利，或身微肿，甘草附子汤。若伤寒八九日，风湿相抟，身体疼痛，不能自转侧，不呕不渴，脉浮虚而涩，桂枝附子汤；若大便坚，小便自利，去桂加白术；小便自利及下利不止者死。

① 附子汤：原作“栀子附子汤”，“栀子”二字衍。

## 湿温第三十一

素伤于湿，复中于暑，湿热相抟，名为湿温。其脉寸濡而弱，尺小而急，其证胸腹满，目痛，壮热妄言，自汗，两胫逆冷，倦怠恶寒，甚者遍身亦冷。若发其汗，使人口不能言，耳不能闻，不知痛处，身上发青，面色亦变，恶寒益甚，谓之重暍，必死之候，治在手少阴、足太阴二经，宜用茯苓白术汤。湿胜溺涩便利者，五苓散、除湿汤。暑盛壮热，二便涩者，香薷散、六和汤。若湿温在太阴，苍术白虎汤加桂。湿气胜，一身尽痛，发热身黄，小便不利，大便快，五苓散加茵陈。脏虚自利，附子理中汤。便闭，口渴谵语者，苍术白虎汤。

## 阳盛拒阴、阴盛格阳第三十二

夫证热为阳，证寒为阴，人固知之。病人身寒厥冷，孰不曰阴证也。而其脉洪数，按之鼓击于指下，非真寒也，乃阳盛于内，拒阴于外，宜三黄巨胜汤，或用承气汤下之。病人身无大热，烦躁不安，欲风而不欲饮水，或漱水而不欲下咽，若似乎阳证也，而其脉细按之不鼓击，非真热也，乃阴盛格阳，用霹雳散，渴者不予。若面赤烦躁不渴，或渴不欲饮水，脉至七八至，按之不鼓，姜附等汤主之。《伤寒例》云：面少赤，阴盛于内，格阳在外，其病必重，用通脉四逆汤，正合仲景之旨。

## 大头瘟第三十三①

大头瘟者，亦时行疫疠，又名大头伤寒，又名鸬鹚瘟，又

① 三十三：原作“三十二”，据前后文体例改。

名雷头风，西北人称为粗脖子，传染杀人，甚于他疾。其病始于少阳，乃阳明邪热太甚，以资少阳相火，故先必在两耳前后，传之阳明，则首面大肿，两眼俱合，再传太阳，直至颠顶，头如斗大，名为逆传。盖缘湿热为肿，木胜为痛，用药不可不早，服药不可太急。急则药过于病，上热未除，中寒已作，未死于热，先陨于寒矣。如病在少阳，用小柴胡加炒黄连、炒鼠粘子、荷叶，名清震汤。食后，缓缓呷之，耳中脓出而消。病在阳明，用酒炒芩连甘草，煎成，少少频服，再用酒煨大黄，新瓦上炒鼠粘子加芒硝，等分，煎成，细细呷之，得微利，邪气渐退。如不已，少阳渴者，加瓜蒌根；阳明渴者，加石膏，仍用升麻、葛根、芍药引经；太阳加羌活、防风、荆芥，与芩、连、鼠粘子之类同用。文治尝于壬午春，因三辅军民染此甚多，惟用东垣普济消毒饮，刊布各处，获效者十九，但宜用之早而服之缓也。

## 太阳经变证第三十四

寒邪初入人也，足太阳膀胱经受之。其脉起于目内眦，上额，交颠。其支者，从颠至耳上角。其直者，从颠入络脑，还出别项，循肩髆内，夹脊，抵腰中，入循膂，络肾，属膀胱。其支者，从腰中，下夹脊，贯臀，入腘中。其支者，从髆内左右别下贯胛，夹脊内，过髀，循髀外后廉下合腘中，以下贯腨内，出外踝之后，循京骨至小指外侧，次注足少阴。夫膀胱为表之表，从本则膀胱经属寒水，司冬月之令，故恶寒；从标则在表主阳，故发热；行身之后，故头疼，脊强项直，腰身痛，然有伤荣卫之别。寒伤荣血，表实无汗，体必畏寒，其脉浮紧；风伤卫气，表虚自汗，体必畏风，其脉浮缓，皆左寸为甚。冬至之后，春分之前，无汗必用麻黄汤，有汗必用桂枝汤。春分之后，阳气渐盛，概用羌活冲和汤，有汗则去苍术而加白术。夏月无汗则用神术汤，有汗亦用加减冲和汤。若夫为温为热，详见别条。本经或汗、或吐、或下，又悉下款，学者次第玩之。

## 禁忌

太阳证，小便不利，不可便利，利之是为犯本，犯本则邪气入里不能解，此犯之轻也，故五苓散不可妄用。若动大便，谓之动血，此犯之重也。表在而下又犯之重者也，结胸之证由是而成焉。夫五苓散为太阳里证之下药，东垣曰：太阳高则汗而发之，下则引而竭之。渴者，邪入太阳之本，下之而使从膀胱出。若当服不服，则谷消水去形亡，必就阳明燥火，戊胃[①]发黄，故有调胃承气汤证。此太阳之本失下也，不当服而服之，是为犯本。小便强利，津液重亡，侵阳之极则侵阴而成血证，轻则桃仁承气汤，重则抵当汤，故五苓散为太阳、阳明之间，调和阴阳之剂也。其所谓本者，有二说焉：以主言之，膀胱为本，经络为标；以邪言之，先得为本，后得为标。若寒毒之气从手太阳小肠而入，是标先受之，标即为本也；后入于膀胱，本反为标也，故用五苓散相引而下，入于本道以出邪气。用之失宜，其害又如此，可不慎与。

## 可汗

服桂枝汤，大汗出，脉洪大者，再服桂枝汤；若形如疟，一日再发，汗出而解，用桂枝二麻黄一汤；若似疟而脉浮洪，桂枝汤；脉不浮，或汗下后面赤及有热者，乃荣卫不行，身必发痒，桂枝麻黄各半汤或羌活汤加减用之。若服药已微愈，烦

① 戊胃：胃对应天干“戊”，故称“戊胃”。

躁，目瞑剧者，邪气循经上攻，必衄乃解，所以然者，阳气重故也。衄后，脉浮缓，太阳证犹在者，冬月宜麻黄汤汗之，他时只用羌活汤、川芎汤、苏葛汤之类。若六七日不大便，小便清者，宜汗；至八九日，脉洪大，热多寒少，如疟状，每日一二发，不呕，清便自调者，桂麻各半汤。若发汗过多，腠理开泄，汗漏不止，四肢拘急，难以屈伸，则成痉。不当汗而汗之，亡其津液，其邪扰阳之极则侵乎阴，故燥血蓄于胸中，乃成蓄血之证。

## 不可汗

太阳证，心悸，不可复汗，当自汗以愈。脉本浮紧，证属发表，诊得尺中迟，则荣血不足，不可汗，先用黄芪建中汤以养血。如脉尚迟，再进一服，次用小柴胡，或越婢汤，或九味羌活汤微汗之。发热，有汗恶寒或无汗恶寒，热多寒少，诊得脉微弱，谓之无阳，不可汗，宜桂枝二越婢一汤主之。脉微而恶寒者，此阴阳俱虚，汗吐下俱不可。咽干、淋、渴、鼻衄、小便不利，已经发汗，不得重发。

## 汗后余证

汗后再汗，必恍惚心乱，小便阴痛，禹余粮丸。若汗后动经，身为振摇者，茯苓桂枝甘草白术汤。服桂枝汤，大汗出，脉洪大，烦渴不解，人参白虎汤；反恶寒者，虚也，宜芍药甘草附子汤；身痛，脉沉迟者，桂枝新加汤或温经益元汤；不解而烦渴者，茯苓四逆汤。发汗过多，遂漏不止，其人恶风，小便难，四肢微急，难以屈伸，桂枝附子汤。若汗后仍发热，心下悸，头眩，身瞤动，振振欲擗地者，真武汤。虚烦，昼夜不得眠者，枣仁汤。

## 将汗无脉

太阳病六七日，别无刑克证候，一时昏沉冒昧，不知人事，六脉俱静，或至无脉，此欲正汗也，勿攻之。用五味子汤或生脉散。

## 可下

吐下后又发汗，微烦，小便数，大便硬者，即传胃也，小承气汤下之。若三日，发汗不解，蒸蒸发热者，属胃气也，不恶寒，但恶热，或濈濈汗出，大便硬，俱调胃承气汤下之。至于六七日，表证仍在，脉微而沉，谓之随经入腑，不结胸，而热结膀胱，小腹硬，其人如狂，或小便自利者，桃仁承气汤下之。若外未解，尚未可攻，先以桂枝汤解外，而后下之。但瘀血不下，血为热所抟，小腹急结者，桃仁承气汤或抵当汤下之。若身黄，脉沉结，小腹硬，小便涩，为无血也，小便自利，其人如狂，血证也，抵当汤下之。有热而小腹满，小便反利者，亦为有血也，抵当汤下之。汗后，脉浮有力或数，小便赤涩，消渴，此太阳里也，五苓散下之。

## 不可下

汗后腹胀满者，不可下，宜厚朴甘草半夏生姜人参汤。汗出而渴，小便利，不可用五苓散，恐重亡津液，宜竹叶汤。

## 下后余证

下后，不可更行桂枝汤。若汗出而喘，无大热者，麻黄杏仁甘草石膏汤。下后，利不止，脉促而喘汗者，葛根黄芩黄连汤。若下之，微喘者，表未解也，桂枝加厚朴杏仁汤。下后，发汗，昼烦躁不眠，夜安静，不呕不渴，无表证，脉沉微，身无大热者，干姜附子汤。若脉促胸满，桂枝去芍药汤；微恶寒者，前方去芍药加附子汤。下后复汗，无表证，不得眠，脉沉细者，回阳返本汤；烦躁者，温经益元汤；若虚烦不得眠者，枣仁汤；心下腹满，卧起不安者，栀子厚朴汤。

## 太阳误下八变

太阳病，下之，其脉促而不结胸，此欲解也。脉浮者，必结胸；脉紧者，必咽痛；脉弦者，必两胁拘急；脉细数者，头痛不止；脉沉紧者，必欲呕；脉沉滑者，协热利；脉浮滑者，必下血。

## 可吐

头疼发热，脉紧不大，下部无脉，乃膈上有痰，瓜蒂散吐之。若桂枝汤证，头不痛，项不强，脉微浮，胸中痞坚，气上冲咽喉，不得息，此胸中有寒，亦当以瓜蒂散吐之。若汗下后，虚烦不得眠，胸中窒碍至剧，必反复颠倒，心中懊恼，栀子豉汤以吐其邪热。病至六七日，大下之后，身热不减，心中结痛者，未欲解，栀子豉汤。若少气者，栀子甘草汤。若呕者，栀子生姜汤。若太阳证，自汗，不恶寒，发热，关脉细而数，或一日二日吐之，腹中饥，不能食，三四日吐之，不喜糜粥，欲冷食，朝食暮吐，此吐之过也，为水逆。

## 可水

大汗后，胃中烦躁，欲饮水，稍稍与之，胃和乃愈。若脉浮发热，或干呕而渴，小便赤涩，欲饮水者，稍与饮之，未欲解也，猪苓汤。

## 误水

发汗后，饮水多必喘，以水灌之亦喘。水药不得入口，为逆；若更发汗，必吐利不止。若寸脉浮大，反下之，为大逆。

浮大为寒气相抟，则为腹鸣，而反饮水，令汗大出，水得寒气，冷必相抟，其人必噎。至于吐下后，极虚，复汗者，其人外气怫郁，复与之水，其人必哕，以胃中寒冷故也。若表不解，心下有水气，干呕，发热而咳，或利，或噎，或小便涩，小腹痛，或喘者，又有心下水气，咳而微喘，发热不渴者，此寒去欲解也，俱小青龙汤。

## 传本水逆宜下

伤寒脉紧宜汗，病者发热而渴，小便赤，是谓邪传与本，乃太阳入里，表里俱见。又太阳中风，发热六七日不解而渴，此则有表复有里，渴而饮水，水入即吐，名曰水逆。二者俱太阳传本，并用五苓散下之。若体认不明，则犯前款禁忌。

## 似阴脉当详慎

凡暴感寒邪，头疼身热，恶寒，寒邪不得发越，其热内郁。或一手无脉，或两手全无，谓之伏阴，此必有邪汗当发，殊类阳证见阴脉，或以为脉脱，辄用姜桂等剂以温之，所误甚矣，此当少伺。

## 杂证

太阳证，六七日不大便，小便清，头痛者，必衄，冬月宜桂枝汤。证若初服桂枝汤，反烦不解者，刺风池、风府二穴，再与桂枝汤。二三日以下，悸而烦，此表里俱见也，小建中汤。但头痛如破，不拘已发汗，俱连须葱白汤、葛根葱白汤。若已发汗而喘，邪在上焦，无大热者，未传里也，麻黄杏仁甘草石膏汤，不可更行桂枝。若发汗过多，其人叉手冒心，心悸欲按，试令咳而不咳者，必两耳聋，重发汗，内虚故也。若脉浮，自汗，便数，心烦，微恶寒，脚挛急，误用桂枝汤攻表，其人必厥，咽干，烦躁，吐逆，宜甘草干姜汤，以复其阳；厥愈足温，其脚即伸；若胃气不和，谵语者，少与调胃承气汤；若重发汗，复加烧针者，四逆汤。服桂枝汤或下后，头痛项强，翕翕发热，无汗，心下满微痛，小便不利者，桂枝汤去桂加白术茯苓汤。小便利者，为多水，心下悸。小便少者，必里急。表证未除，而误下之，脉浮弱，挟热而利，邪气乘虚，心下痞硬，表里不解，桂枝汤加人参。若下后复汗与不当下而下，心痞，恶寒，脉浮，不可攻痞，先用升麻发表汤解表后，以大黄黄连泻心汤攻痞。若脉浮缓，大便硬，小便涩，表证未罢而下之，以致腹满痛利，桂枝汤。或脉浮，胸满痛而实，不自利者，桂枝汤加大黄。若饮水多致停心下，咳而微喘者，九味羌活汤加减用之。病人脉数，微热，当消谷引饮，而反吐者，因发汗而致阳气微，膈气虚，故令脉数也。数为客热，不能消谷，胃中虚冷，故吐也。至五六日，头项强，胁下满，手足温而渴者，小柴胡汤或柴胡双解散。或加肢节烦痛，微呕，心下支结，外证未去者，属柴胡桂枝汤证。若阳脉涩，阴脉弦，法当腹疼，先与小建中汤，不瘥用小柴胡汤。如表里不和，或五六日头汗出，阳动于上，微恶寒者，太阳本也。手足厥冷者，乃邪传于内，故心下满，大便难，不欲食，脉细者，乃阳气结，非少阴也。因有头汗，故知非少阴，盖三阴无头汗故也，俱小柴胡汤。若中风五六日，寒热往来，胸胁满，喜呕，不欲食，或胸烦不呕，或渴，或腹胁痛，心悸，小便不利，或不渴，身微热，或咳逆，或过经不解，胸满而呕，或血弱气尽，腠理不密，邪气入与正气相搏，结于胁下，寒热互作有时，默默不欲饮食，脏腑相连，其痛必下，俱小柴胡汤加减治之。若咳逆胸满，虚烦不安者，大橘皮汤。若六七日，脉迟浮弱，恶风寒，手足温，已经二二下，不能食，胁满痛，面目与身俱黄，颈项强，小便难者，与小柴胡。如过经不解，十三日后名曰坏证，有柴胡证在则不为逆。

### 血证见血自愈

太阳病入膀胱，小便利而赤，蓄血证也，血自下者愈。

### 知可解

战而汗解者太阳也，不战有汗而解者阳明也，不战无汗而解者少阳也。阳明证退显少阳者，知可解也；太阳证不头疼，不项强，不肢节痛，知可解也；阳明证无发热恶寒，知里解也；少阳证寒热日不移，时而作邪，未退也。若早移之于晏[①]，晏移之于早，气移之于血，血移之于气，是邪无可容之地，知可解也。

### 知不可解

服解药而去沉困，只头疼目闷，乃湿去而风不去，欲解也。若风去而湿不去，则不解。盖风高而湿下，入里之故也。

### 脉知可解不解

可解之脉浮而虚，不可解之脉浮而实，浮而虚者在表，浮而实者已入里也。汗多不解者，转属阳明也。伤寒头疼，邪尚在经；不头疼，则邪不在经矣。

### 自愈

太阳证，脉数急或浮而实，此必传经矣。若脉浮而虚，是在表，得汗皆解。头不痛，项不强，肢节不痛，为易解，得战汗为自解。十日以后，脉微细而嗜卧，外已解也。若表解而不了了者，十二日愈。其始发之时，发热而恶寒者，发于阴也，

① 晏：迟，晚。

六日愈，亦符阳数七、阴数六。

## 阳明经第三十五

太阳经二三日，传足阳明胃经，名循经传。因发汗不彻，利小便，余邪不尽，故透入里。其脉起于鼻之交頞中，旁约太阳之脉，下循鼻外，入上齿中，还出夹口，环唇，下交承浆，却循颐后下廉，出大迎，循颊车，上耳前，过客主人，循发际，至额颅；其支者，从大迎前下人迎，循喉咙，入缺盆，下膈，属胃，络脾；其直者，从缺盆下乳内廉，下夹脐，入气街中；其支者，起于胃口，下循腹里，下至气街中而合，以下髀关，抵伏兔，下膝膑中，下循胫外廉，下足跗入中指内间；其支者，下廉三寸而别，下入中指外间；其支者，别跗上，入大指间出其端；次注足太阴，行身之前至足。标热本实，从标则脉浮而长，身热，蒸蒸不恶寒；从本则脉沉而实，胃中燥，故其证身热，目痛鼻干，不得眠，尺寸脉俱长。如无汗恶寒，太阳证未罢，犹可汗解。有汗而烦热，虽有表证，止宜解肌。若转属阳明经，汗多大热，宜以清凉之剂直取之。如脉尚浮洪，全不入阳明之里，乃在经燥证，未可就下，只宜通表里两治之。邪热入胃腑作潮热，不恶寒，手足濈濈汗出，脉沉迟实数，大便坚，或烦渴腹满，骂詈[①]不避亲疏，乃是阳明之本，方可议下。如或失下，则厥逆、谵语、脉沉、便秘，邪传阴经矣。下之之法，当分缓急，缓用大柴胡、调胃承气，急用小承气、大承气、六乙顺气。临证斟酌，不可或失。

① 詈（lì立）：骂也。

## 禁忌

阳明病，不可发汗，不可利小便，犯之则竭其津液，而为蓄血证。若汗多则蓄血于上焦，为衄；利小便多则蓄血于下焦，为狂。所谓汗多亡阳，下多亡阴，利小便则走气，三者均之耗损津液，火益就燥矣。然汗多则阳亦随阴而泄，下本泻阳也，下多阴亦随阳而败，要之惟在益津液为上，则连须葱白汤、人参白虎汤是也。

## 宜汗

阳明证有汗而烦热，尚有表证，宜解肌汤。无汗而喘，脉浮长，冬月宜麻黄汤；有汗恶寒，脉迟，冬月宜桂枝汤。目痛鼻干，不得眠，无汗恶寒，有表证者，升麻葛根汤、柴葛解肌汤。头疼，有表证，葛根葱白汤。

## 宜下

阳明证不大便五六日，绕脐痛，烦躁，发作有时者，此有燥屎，故不大便。目中不了了，睛不和，无表证，大便难，身微热者，为里实。脉疾滑，谵语，发潮，胃中有燥粪，脉迟，虽汗出不恶寒，身必重，或短气，腹满而喘，或日晡潮热，此俱外解，宜攻里。手足濈濈然汗出者，大便已硬，俱宜酌量，轻则大柴胡、小承气、调胃承气，重则大承气、六乙顺气汤。若表证已罢，胸腹满，如狂者，为瘀血下停，口燥咽干者，桃仁承气汤；粪虽硬，大便反易，其色黑，抵当汤。脉浮，汗出，表过十来日，心下温温欲吐，胃气不和，胸腹满，大便反溏，郁郁微烦者，因自吐下而得，或不吐不下，心烦，便硬者，俱调胃承气汤。

## 微下

阳明多汗则津液外出，胃中燥大便硬则谵语，与小承气汤。

一服若谵语止，便勿服。汗后十三日不解，再传经，谵语，脉沉疾，调胃承气汤。

## 不可下

食谷欲呕，属阳明也，呕多虽有阳明证，不可攻，予吴茱萸汤。得汤反剧者，属上焦也，不可攻，面赤不可攻，攻之必发黄。小便不利，自汗，更汗之，小便自利者，此津液内竭，虽便硬不可攻，小便数少，津液当还入胃中，不久自便，用蜜导或土瓜及猪胆汁通之，不可下。脉尚浮洪，全未入腑也，虽便硬，止可用大柴胡汤通表里治之。汗多，微发热恶寒者，外未解也，其热不潮，腹大满不通，脉沉疾者，只可与承气汤，微和胃气，勿大下之。若服承气汤后，腹中转矢气者，更服；若不转矢气，勿与之。明日又不大便，脉反微涩者，里虚也，为难治，不可复与承气汤。

## 可温

阳明病，若能食，名中风；不能食，名中寒。若中寒，不能食，小便不利，手足濈濈然汗出，能作痼瘕，必大便初硬后溏，以其胃中冷，水谷不别故也。若脉浮迟，表热里寒，下利清谷，四逆汤证也。不能食，攻其热，与饮水则哕，所以然者，胃中虚冷故也。以其人本虚，故攻其热则哕。若脉迟，食难用饱，饱则微烦，头眩，必小便难，此欲作谷疸。虽下之，腹满如故也，所以然者，脉迟故也。若脉迟而至于汗多恶寒者，黄芪建中汤、柴胡桂枝汤。若阳明病应汗多，今反无汗，其身如虫行皮中状者，以其久虚故也。

## 宜吐

阳明证，脉浮紧，咽燥口苦，腹满喘汗，不恶寒反恶热，身重。汗后则躁，心愦愦，谵语；及下后外有热，手足温，不结胸，心中懊恼，饥不能食，头汗出；烧针，怵惕烦躁，不得眠；及下后胃虚，客气动膈，心中懊恼，舌上生苔，并宜栀子豉汤吐之。

### 发黄

阳明病，发热汗出，为热越，此不发黄之兆。但头汗出，齐颈而还，遍身无汗，小便涩，渴饮水浆，懊恼者，此瘀热在内，必发黄也。被火[1]，头上微汗，小便涩者，亦发黄也。若六七日，身[2]黄如橘，小便涩，少腹微满者，俱用茵陈汤、五苓散。其中风，脉弦洪大短气，腹满，胁下及心痛，按之气不通，鼻干不眠，身面目悉黄，小便虽有，潮热者，栀子柏皮汤，若加嗜卧，时时哕，耳前后肿，刺之小瘥。外不解，病十日，脉续浮者，小柴胡汤。

### 下血

阳明病，下血谵语，为热入血室，以小柴胡汤加当归、红花为治之；但头汗者，刺期门以泻之，濈濈汗出则愈；谵语，脉沉数者，大承气汤。但勿下早，致使语言乱而神不守，反有他变也。

### 和解

阳明病，发潮，大便溏，小便自可，胸满不去，又或胁下硬满，不大便而呕，舌上白苔者，邪热初入里而未实，尚属半表里证，俱小柴胡汤。有汗而渴，本汤去半夏加天花粉。上焦得通，津液乃下，胃气自和，濈濈然汗出而解。

---

① 火：此后原衍“被”字，据《伤寒论·辨太阳病脉证并治》改。

② 身：原作“升”，据文意改。

## 杂证

阳明，吐下后不解，加以大热呻吟，错语燥渴，不得眠者，宜直取之，黄连解毒汤。若汗多热甚，销烁津液，大渴饮水，唇焦口燥，干呕，舌上黑苔，或赤斑，或背上时时恶寒，脉洪大而长者，此阳明在经燥证，不可利小便，俱白虎汤或加人参。若脉浮，发热无汗，及渴欲饮水，小便不利者，宜猪苓汤，不可服白虎。汗多而渴燥，不可用五苓，宜竹叶汤。虚烦少气者，栀子甘草汤。汗下后，胸满，小便涩而渴，往来寒热，心烦，小柴胡加枳壳、瓜蒌、知母、天花粉。已汗复下，胸满，小便不利而渴，寒热往来，心烦，柴胡桂枝汤。脉弦，小便难，潮热，咳逆，小柴胡加茯苓汤。潮热，脉沉，大便难，咳逆者，调胃承气汤。发热，咳逆，小便难，猪苓汤。若二三日，脉弱，无少阳柴胡证而烦，心下硬，至四五日，虽便实，与小承气汤。若不大便而小便少者，得太阳本也。若脉浮，身热头疼，烦渴，饮水不欲咽，表证见者，必衄。若邪热在经，迫血妄行，血蓄于上则喜忘，俱犀角地黄汤或茅花汤。若四五日，脉沉而喘满，沉为在里，而反发其津液，大便为难，此为表虚里实，久则谵语。

## 生死候

直视谵语，喘满者死，下利者死。既吐既下不解，不大便五六日至十余日，日晡潮热，不恶寒，独语如见鬼状，不识人，循衣摸床，惕而不安，微喘直视，脉涩者死，弦者生，微者但发热谵语，下之即安。汗后再发，谓之亡阳，谵语，脉短者死，脉自和者生。脉浮无余证者，冬月麻黄汤；若不尿，腹满加哕者死。若心下硬满，攻之利不止者死。

## 自愈

阳明证，欲饮食，小便反不利，大便自调，骨节疼，翕翕然如有热伏，奄然发狂，濈濈汗出而解者，此水不能胜谷气，与汗俱并，脉紧则愈。

# 少阳经第三十六

邪传足少阳胆经，其脉起于目锐眦，上抵头角，下耳后，循颈行手少阳之前，至肩上，却交出手少阳之后，入缺盆；其支者，从耳后入耳中，出走耳前，至目锐眦之后；其支者，别锐眦，下大迎，合于手少阳，抵于䪼①，下加颊车，下颈合缺盆，以下胸中，贯膈络肝属胆，循胁里，出气街，绕毛际，横入髀厌中；其直者，从缺盆下腋，循胸过季胁，下合髀厌中，以下循髀少阳，出膝外廉，下外辅骨之前，直下抵绝骨之端，下出外踝之前，循足跗上，入小指次指之间；其支者，别跗上，入大指之间，循大指歧骨内出其端，还贯爪甲，出三毛。次注足厥阴。其脉弦，其证胸满，胁痛，耳聋，咽干，口苦，呕哕，寒热往来，此经不从标本，从乎中。止胆无出入，药惟和解。按《活人书》云：非少阳证不可和，非往来寒热不可和，非耳聋胁痛，胸满口苦而呕哕不可和，非脉缓不可和。但见少阳一二证，不必悉具，便可和之。

## 禁忌

少阳证不可汗、吐、下、利小便，犯之者变证不一。少阳病，口苦，咽干，目眩。若中风则两耳无闻，目赤，胸中满而

① 䪼（zhuō 拙）：指目下之框骨，相当于上颌骨与颧骨构成眼眶的下侧部分。

烦，吐下则惊悸。脉弦细，头疼发热，属少阳，发汗则谵语。

### 杂证①

妇人先病恶寒，手足冷，全不发热，脉八至，两胁微痛，当作少阳治之。盖脉八至乃相火，亦少阳也，兼之从内而外，不必论胁痛与不痛，脉弦与不弦也。

### 欲愈

伤寒六七日，无大热，其人烦躁，此谓阳去入阴。患者能食不呕，乃三阴不受邪也，当自愈。若脉小，此欲解也。欲解时，从寅至辰。





## 太阴经第三十七

邪传太阴脾经，其脉起于大指之端，循指内侧白肉际，过窍骨后，上内踝前廉，上腨内，循胫骨后，交出厥阴之前，上膝股内前廉，入腹，属脾，络胃，上膈，夹咽，连舌本，散舌下；其支者，复从胃，别上膈，注心中。次注手少阴。其脉沉细，其证腹满咽干，手足自温，或身目黄。若自利不渴，或呕吐者，脏寒也。或腹满时痛，小便自利，大便硬，脉实，邪入里。

### 禁忌

太阴证，腹满吐，食不下，自利益甚，腹时自痛。若下之，则胸下结硬。病人脉弱，又自便利，设或宜用大黄、芍药，应减其分两。

### 可汗

太阴证悉具，而脉浮者，表证未解也，冬月桂枝汤。汗后

---

① 证：原脱，据前后文体例补。

烦渴者，如神白虎汤。

### 可吐

太阴证，脉滑，痰多者，宜吐之，瓜蒂散。

### 可下

太阴病，烦满，腹大痛，脉实，便结，桂枝加大黄汤。若当发黄，小便自利者，则不黄。至七八日，虽暴烦，下利一日十余次，乃脾家腐秽当去也。若便硬满，则邪入于腑，小承气汤。若身黄，脉沉，小腹痛，小便涩，或身虽不黄，但小便涩，乃热结膀胱也，五苓散或猪苓汤分利之。若身目俱黄，小便涩，大便实，发渴，脉沉，身重，茵陈大黄汤。

### 可温

太阴，自利不渴，手足自温，腹痛，脉沉迟，此脏寒也，理中汤温之。若脉弱，厥逆，四逆汤或人参黄芪汤。若腹满呕吐，食不下，枳实理中汤。若汗下后，腹满而呕，时胀时减者，里虚也，理中饮。

### 欲愈

太阴中风，四肢烦疼，阳微阴涩而长者，为欲愈也。表少里和脉长者，为阳渐生也。欲解之时，从亥至丑。

## 少阴经第三十八

太阳六七日，传足少阴肾经，名表里传，固当汗而反下之故也。其脉起于足小指之下，斜趋足心，出于然骨之下，循内踝之后，别入跟中，以上腨内，出腘内廉，上股内后廉，贯脊，属肾，络膀胱；其直者，从肾上贯肝膈，入肺中，循喉咙，夹舌本；其支者，从肺出络心，注胸中。次注于厥阴。其证口燥咽干而渴，为经病也。以伤寒邪热入于脏，流于少阴，销铄真阴，肾汁干涸，此从阳经传来，脉必沉数，当急下以救肾水。若身热而烦躁不宁，大小便自利，脉浮洪而无力，按之全无者，附子泻心汤主之。若口中和而不渴，背上恶寒，时或厥逆，小便清，为本病也。或因阳经汗下过多，邪热虽解，虚寒内生，里气不足，或吐利不止，脉必沉迟，当急温以固元气。若上吐下泻不止，当渴而反不渴，其脉微细而弱，理中汤主之。渴而脉沉有力而疾，五苓散主之。

## 禁忌

少阴，脉细沉数，为在里，不可汗。脉微者，亦不可汗。尺脉微弱涩者，不可下。

## 可温

少阴，厥逆，或见身冷静重，脉沉细而迟，或虽口燥咽干，而脉则沉迟，或下利，脉微涩，或呕而汗出，登厕反少，或膈上有寒饮，作干呕，不可云吐，吐必厥逆，俱用四逆汤。或吐泻不止，脉微细，所下者清冷，与岁火不及，致成骛泄，或脐下寒，脉沉迟，不渴者，俱理中汤。吐利，手足冷，烦躁欲死者，吴茱萸汤或理中汤。身热自利，烦躁不安，附子细辛汤。自利而渴，小便色白，下焦寒不能制水也，甘草干姜汤。凡下利，白通汤主之。下利，脉微者，与白通汤。利不止，厥逆无脉，干呕，烦者，白通加猪胆汁汤主之。下利清谷，里寒反热，手足厥逆，脉微欲绝，身反不恶寒，其人面色赤，或腹痛，或干呕，或咽痛，或利止脉不出者，通脉四逆汤主之。表里无热，烦愦不欲见光明，时常腹痛，脉沉细者，回阳返本汤。病至二三日，身体重痛，手足温，背恶寒，脉沉迟，口中和，小便清者，俱本病也，附子汤、四逆汤，或回阳返本汤，急温以救之。

下利之色不青者，亦宜温。

## 可下

少阴病得三四日，口燥咽干而渴，此胃有实热，脉沉，宜急下。自利纯清水，心下硬痛而渴燥，及所下色青者，宜下，俱大承气汤、六乙顺气汤。六七日，腹胀不大便，即热邪入里，上接于心，与火俱化而克金，恶候也。热邪入胃，脉沉细而疾，俱大承气。未经吐下，咳逆，便难，小承气汤。恶寒蜷卧，时时自烦，不欲合衣，此有热在里，大柴胡汤微下之。

## 可吐

少阴，饮食入口则吐，心中温温欲吐不能，始得之，手足寒，胸次实，脉沉迟而弦，宜吐之，用瓜蒂散。

## 不可下

少阴证，尺脉涩，及证虽可下，脉病而无力，或有热而脉细小，俱不可下。

## 杂病

少阴证，二三日至四五日，腹痛，小便涩，四肢沉痛，自便者，为有水气。小便涩，或咳，或呕者，真武汤。如咳者，加五味子、干姜、细辛；小便利者，去茯苓；下利者，去芍药，加干姜；呕者，去附子，加生姜。若下利清谷，里寒外热，手足厥，脉微欲绝，身反不恶寒，面赤，或腹痛，或呕，或咽痛，或利止脉不出，通脉四逆汤。面赤，加葱白九茎；腹痛，去葱白，加芍药；呕加生姜；利止，脉不出，加人参；咽痛，去芍药，加桔梗。至八九日，一身手足尽热者，以热在膀胱，必便血也。若下利脓血，与二三日至四五日，腹痛，小便涩，以少阴本受湿，俱桃花汤。自利不止，里寒而下脱者，桃花汤、赤石脂、禹余粮汤。若二三日以上经病日去，心烦不得眠，本病热也，黄连阿胶汤。下利六七日，咳而呕渴，心烦不得眠者，猪苓汤。汗多不可多服。若脉浮，小便涩，微热消渴，与五苓散则小便通而愈。下利烦渴者，白虎汤。表未解，心下有水气而渴者，小青龙汤去半夏加天花粉。肾虚客热，下利咽痛，胸满而烦者，猪肤汤。咽痛，半夏散及半夏汤。二三日，咽痛，甘草汤；不瘥，桔梗汤。咽中生疮，不能言语，声不出者，苦酒汤。腹痛，脉沉细，犹有热者，必咽痛，黄连龙骨汤。咽喉不利，吐逆脓血，升麻六物汤。若脉微，下利者，白通汤。服之利不止，厥逆无脉，干呕而烦，下利清谷，不渴，白通加猪胆汁。服之，脉暴出者死，微续者生。

## 生候

少阴脉紧，至七八日自利，脉暴微，手足反温，为欲解。下利止，恶寒蜷卧，手足温，时自烦，欲去衣被者生。吐利，手足不逆，反发热者生。少阴中风之脉，阳微阴浮，为欲愈。欲解从子至寅。

## 死候

少阴，恶寒蜷卧，下利，手足逆冷者死。吐利，烦躁，四逆者死。四逆，恶寒蜷卧，脉不至，不烦而躁者死。脉沉微细，但汗出，不烦，欲吐，至五六日自利，复烦躁，不得卧者死。汗下后，复大热，脉躁乱者死。阴阳俱虚，热不止者死。下利热不止者死。下利止而头眩，时时自冒者死。六七日，息高者死。发热头疼，脉沉细者死。

## 刺法

少阴脉不至，肾气微，精血少，气促胸膈，宗气反聚，血结心下，阳气退下，热归阴股，与阴相动，令身体不仁，此为尸厥，当刺期门、巨阙。

### 灸法

少阴，脉不至，灸少阴六七壮。

## 厥阴经第三十九

伤寒六七日，传至足厥阴肝经，名循经得度传。为三阴不至于头，惟厥阴与督脉上与太阳接故也。其脉起于足大指丛毛之际，上循足跗上廉，去内踝一寸，上踝八寸，交出太阴之后，上腘内廉，循股阴入毛中，过阴器，抵小腹，夹胃，属肝，络胆，上贯膈，布胁肋，循喉咙之后，上入颃颡，连目系，上出额，与督脉会于颠；其支者，从目系下颊里，环唇内；其支者，复从肝别贯膈，上注肺。次注乎太阴。其证唇青，舌卷，囊缩，烦满，其脉微缓。盖太阳传至厥阴，六经已尽，病邪亦尽，脉见微缓，则邪去正复，水升火降，寒热作而微汗解矣。仲景云：脉浮缓，病如疟，必囊不缩，欲愈也。其有他证未尽，虽有可温之候，亦有可下之法，须诊脉察证，消息治之。

### 可温

小腹痛结，阴寒之证，脉沉而迟，宜急温之。若误认迟脉作缓脉，以为有余阳证，斯危矣。若手足寒厥，脉细欲绝，及小腹痛，脉沉绝者，当归四逆汤。若其人内有久寒而厥，本汤中加茱萸、生姜。大汗或大下利而厥冷，及大汗后热不退，身拘急，四肢疼，又下利厥逆，恶寒者，俱四逆汤。寒厥甚而咳逆者，羌活附子汤。脉沉迟，手足厥逆，胃中有寒，理中汤或橘皮干姜汤。脉微而厥，至七八日肤冷，发躁，无暂时安者，此脏厥也，回阳返本汤。干呕，呕吐涎沫，头痛者，宜吴茱萸汤。

## 不可温

发厥后，五日即发热烦躁，脉洪数而渴，此阴证回阳也。亦有手足厥冷，脉见洪数，此阴证阳脉也，俱不可温。下利后，腹痛，干呕而渴，脉实数，手足厥而发热者，不可温，俱四逆散清之。六七日，下后，寸脉沉迟，手足厥逆，下部脉不至，咽喉不利，唾脓血，泄利不止者，为难治，温之则咽痛，宜麻黄升麻汤。四肢拘急而呕，脉弱，腹满，服理中饮反剧，与夫呕而发热者，俱不可温，宜小柴胡汤。食不下而呕吐者，宜大半夏汤。

## 可下

尺寸脉沉短者，必囊缩，此邪毒入脏，即入胃腑，宜下之。下利谵语，有燥粪也，小承气汤。哕而腹满，如小便不利，猪苓汤。大便不通，承气汤或六乙顺气汤。

## 不可下

伤寒五六日，无结胸腹满证，脉虚而厥者，不可下，此谓亡血，下之则死。消渴，气上冲，心中热痛，不欲食，食即吐蛔，茯苓甘草白术汤。误下之则利不止。

## 可吐

厥阴，手足厥冷，脉乍紧，心中满而烦，饥不能食，邪在胸中，当吐之，瓜蒂散。

## 本经变证

先厥后热，下利必自止。如利止而反汗出，咽痛，为喉痹。若发热无汗，利必自止；利若不止，必便脓血，亦为喉痹。厥而呕，胸胁烦满，后必便血。始发热六日，后厥九日而利，当不能食，反能食者，恐为除中。若食而不发热，则为胃气无伤，欲愈之兆，第恐暴热来而复去。诊其脉，热续在者，并前热六日，亦为九日，亦属相应，次日夜半愈。若脉数，则其热不罢，此为热气有余，必发痈脓。厥四日，热反三日，复厥五日，其病为进，寒多热少，阳气退，故为进也。手足厥冷，小腹满，按之痛者，此冷结在膀胱关元也。下利，腹满胀，身体痛者，先温其里，乃攻其表。若下利复身体痛，清便自调，又急当救表，温里四逆汤，攻表桂枝汤。脉滑而厥，或烦躁，里有热也，白虎汤主之。下利后更烦，按之心下濡者，为虚烦，栀子豉汤。下利清谷，不可攻表，汗出必胀满，胁热下重及下利欲饮水者，以有热也，俱白头翁汤。

## 生死候

下利后六七日，手足厥冷，脉促及无脉者，宜灸之，卒时脉还，手足温者生；不温，如脉不还，或微喘者死。六七日，不利，便发热而利，其人汗出不止者死，有阴无阳也。发热下利，厥逆，烦躁不得眠者死。发热而厥，七日下利者，为难治。下利一日十余次，脉反实者死。伤寒脉迟，六七日，而反与黄芩汤，复除其热，腹中应冷，当不能食，今反能食，此名除中，必死。

## 欲愈

发热四日，厥三日，复热四日，厥少热多，此病当愈。热少厥微，指头寒，默默不欲食，烦躁数者，小便利而色白者，此热除也，欲得食而愈。脉沉而迟，面少赤，有微热，下利清谷者，必郁冒汗出而解。厥五日，热亦五日，六日再厥，终不过五日，以热五日，阳气复，当自愈也。厥阴下利，脉沉弦者，下重也；脉大者，为未止；脉微弱数者，为欲止，虽发热不死。下利，有微热而渴，脉弱者，当自愈。欲饮水者，稍稍与之。

欲下利，脉数有微热，汗出愈。厥阴中风，脉浮者，为欲愈；不浮，为未愈，小建中汤。厥阴脉浮缓，恶寒发热如疟，囊必不缩，为欲愈，桂枝麻黄各半汤。厥阴病欲解，从丑至卯。

## 发热第四十

凡疾之作也，必先发热，不知热之在表在里，何以分别？陶节庵云：翕翕之热为表，盖风寒客于皮肤，无汗宜发表，有汗则解肌，二法而已。蒸蒸之热为里，是阳邪陷于阴中，脉沉实而渴，宜下。若表热未罢，邪气传里，里未作实，则表里俱热，脉必弦数，宜和解。要之，小便清者为表，渴而小便黄者为里，或渴或不渴，半表半里也。虽三阳经发热，亦自有阴阳表里之分，如太阳以皮肤为表，以膀胱为里。热在皮肤头疼项强为表，宜麻黄汤、桂枝汤、九味羌活汤；热在膀胱口渴尿赤为里，宜五苓散。阳明以肌肉之间为表，肌肉之下为近里，胃腑之内为全入里。热在表则目痛不眠，葛根解肌汤；热近于里则口渴背寒，白虎加参汤；热入里则自汗狂谵，调胃承气汤。少阳则胸胁之间为半表半里，表多小柴胡汤，里多热盛者，黄芩汤。其热在三阳，外候自别。如太阳恶寒、阳明自汗、少阳多呕，太阴、厥阴则不发热，惟少阴有反热二证。一则脉沉发热，表郁重者，麻黄附子细辛汤；轻者，麻黄附子甘草汤。一则脉不出，里寒外热者，白通汤和之。阴阳俱虚，热不止者死；汗下后复大热，脉躁乱者死；热不止者死。

## 下后发热第四十一

凡大下之后，必伤阴血，阴虚则脉涩，血虚则发热。经云：阳微恶寒，阴微发热，寒多易愈，热多难愈。然不可遽用通剂，宜葶苈苦酒汤，酸苦涌泄之义也。身热，心中结痛者，栀子豉汤微汗之。若医以丸药下，致留余热未净者，栀子干姜汤。胸满未消，腹痛未止，脉尚数实者，积垢未净也，小承气汤。体薄者，黄芩汤、小柴胡汤、益元散调之。仲景云：下后热不退，因汗下失宜，如八日以上大发热者，难治。

## 汗后发热第四十二

凡大汗之后，必伤其气，而致阳微发热，悸眩身瞤，脉弱，或兼恶寒，阴阳俱虚者，玄武汤主之。发汗后表证未退者，宜再汗。若身凉半日许，而见半表里证者，宜和。若汗后日晡如疟，脉沉实，便闭，里证已具者，大柴胡汤下之。但热而呕逆，心痞自利者，大柴胡汤去大黄调之。虚烦者，竹叶石膏汤。若热不退而脉静者生；脉盛躁疾者，名阴阳交，必死。《解惑论》[1] 云：汗后寒热交作，若脉尚浮数洪大，犹当微表其汗[2]。或以已表而不敢再汗，邪气何由发泄，宁不误哉！若汗后止恶寒，虚也；汗后只发热，实也。恶寒用温药，发热用凉药，自无不愈。

## 头疼第四十三

凡为风寒所伤，而病在三阳经者，则必头痛。盖足太阳膀胱上额交颠，从颠入络脑，其痛也颠顶连于项。足阳明胃之脉，循发际至额颅，其痛也必在于额。足少阳胆经之脉，起于目锐眦，上抵头角，其痛也必在两额角。传至太阴、少阴则无头痛。

---

① 解惑论：即《伤寒解惑论》，南宋医家汤尹才撰。

② 其汗：原脱，据《医学入门·论伤寒初证》补。

厥阴、督脉上与太阳接会于颠，其痛也亦在顶项。若三阳①受病，胸膈有痰，及气血俱虚，风、寒、暑、湿之气所侵，传于阳经，伏留不去，名曰厥头痛。厥者，逆也，逆壅而冲于头也。痛引脑颠，陷至泥丸宫者，名真头痛，非药能愈，旦发夕死，夕发旦死。若恶风，脉浮紧者，太阳经头痛也，川芎、羌活、独活、麻黄之类为主。若头痛如破者，宜连须葱白汤姑治之。往来寒热，脉弦细者，少阳经头痛也，柴胡、黄芩为主。自汗，发热恶寒，脉浮缓长实者，阳明经头痛也，升麻、葛根、石膏、白芷为主。痛连鼻目齿，葛根葱白汤；里证，晡热汗多头痛，调胃承气汤；汗多烦渴，脉洪头痛，白虎汤加白芷。体重或腹痛，为痰癖，太阴经头痛也，必有痰，苍术、半夏、南星为主。足冷气逆为寒厥，其脉沉细，少阴经头痛也，因三阴三阳经不流行所致，麻黄附子细辛汤为主。吐痰沫，厥冷，其脉浮缓，厥阴头痛也，吴茱萸汤为主。大凡头痛必用川芎，如不愈各加引经药。太阳川芎，阳明白芷，少阳柴胡，太阴苍术，少阴细辛，厥阴吴茱萸，颠顶痛去川芎而用藁本，此一定之法也。至于湿家病鼻塞而头痛者，用瓜蒂散搐鼻，使黄水流出即愈。痰涎，胸满寒热而头痛者，用瓜蒂散吐之。又按风温在少阴，湿温在太阴，而反头痛，阴毒及太阳少阴两感，亦有头痛。若只少阴经病，虽有发热而无头痛，厥阴虽有头痛而无身热，但三阴头痛终不如三阳经者为甚。若身热头痛具者，则属阳证也。

## 项强第四十四

项强者，左右不能回顾之意，太阳经病也。结胸、寒湿痉

① 三阳：原作“大三阳”，“大”字衍。

俱有此证，详见各条。若兼胁下满，身热恶风，手足温而渴者，小柴胡汤去半夏，倍人参，加瓜蒌根主之。太阳与少阴并病，头项强痛，或眩冒，时如结胸，心下痞硬者，当刺大椎第一间、肺俞、肝俞，慎勿发汗；如发汗则谵语，脉弦，五六日，谵语不止，当刺期门，慎勿议下。服桂枝汤，或下，仍头项强痛，翕翕发热，无汗，心下满微痛，小便不利者，桂枝去桂加茯苓白术汤主之。

## 恶寒第四十五

恶寒有二：若发热恶寒，乃风寒伤于足太阳经，脉得之浮紧或浮缓，法当发表与解肌也。无热恶寒，乃阴毒中于足少阴经，脉得之沉迟无力，法当温也。经云：发热恶寒，发于阳。无热恶寒，发于阴。亦有下证悉具而微恶寒者，乃表邪未尽，须先解表候，不恶寒乃可攻下。时时恶之甚者属太阳，乍止乍恶之微者属少阳，阳明则不恶寒反恶热。若阳明与太阴合病，则亦恶寒。至于少阴病，恶寒而蜷，手足厥冷，烦躁，脉不至者，死。

## 汗下后恶寒第四十六

汗后亡阳恶寒者，表虚也，宜芍药附子甘草汤；下后恶寒者，里虚也，宜四逆汤；若表邪未尽，必兼发热，宜柴胡加桂汤；若里实热伏于内，阳微于外而恶寒便坚者，亦必兼热，尤宜下之。《百问》[①] 云汗后恶寒人必虚，下后发热人必实是也。汗下后，厥阴证，大汗出，烦躁体疼，拘急厥逆者，阴阳俱虚

① 百问：即《伤寒百问》，《类证活人书》的别名。

也，宜四逆汤以补阳，加人参、茯苓以益阴。汗下后，脉微恶寒者，小柴胡去芩加芍药；有头汗者，柴胡加桂汤。汗下后，尺寸俱微，阴阳表里俱虚者，小建中汤。然伤寒以真气为主，阳病宜下，真气弱者下之多气脱；阴病宜温，真气弱者客热便生。惟寡欲真气完者，易于用药，故谚云伤寒多死下虚人。若误下气脱，昏倦不食，不渴者，来复丹、灵砂丹暂用之。

## 恶风第四十七

恶风者，不独外至之风，即掀衣举手，嘘咈之气，皆不能禁，居密室则不恶也。三阴无恶风证，惟阳经有之，已载《伤寒》正条各款矣。若发汗太过，卫虚亡阳，遂漏不止，恶风，脉浮者，桂枝汤加术、附。小便难，四肢拘急，难以屈伸者，同治。若里证盛而恶风未罢者，犹当先解其表，而后攻里，桂枝加葛根主之。凡汗不止者，必恶风，烦躁不得卧，先服防术牡蛎汤，次服小建中汤。恶风项强胁满，手足温而渴者，小柴胡汤。恶风壮热者，参苏饮、防风冲和汤。若风湿恶风①，不欲去衣，骨节痛，汗出短气，小便不利，身微肿者，甘草附子汤。身重恶风者，防已黄芪汤。汗后七八日不解，表里俱热，时时恶风，大渴，舌干燥而烦者，人参白虎汤主之。

## 背恶寒第四十八

一身尽恶寒，盖邪客于表也。背独恶寒者，乃阳气不足，阴气过盛也。背为阳，五脏所系，阴气乘之，则内无热而背恶寒。因寒邪在里，无热以消津液，故口中和，此属少阴，宜附

① 恶风：原作“恶寒”，据《金匮要略·痉湿暍病脉证治》改。

子汤。若热邪陷内，消耗津液，则口中干燥，全无滋味，头额有汗，此属三阳合病及阳明病，宜白虎汤。若阳气陷入阴中，表阳新虚，背微恶寒，经所谓伤寒无大热也。因阳邪在内，热烁津液，故口干舌燥，心烦，白虎汤加人参。暑月伤冷，阴气乘阳，亦有背恶寒者。

## 寒热往来第四十九

经曰：阴气上入阳中则恶寒，阳气下陷阴中则发热，此阴阳相乘之病也。又曰邪气分争，则为往来寒热。邪与阳争反发寒，邪与阴争反发热，此半表半里证也。陶节庵云：阳不足，则阴邪出表而与之争，故阴胜而为寒。阴不足，则阳邪入里而与之争，故阳胜而为热。邪居表多，则多寒。邪居里多，则多热。邪在半表半里，则寒热相半，乍往乍来而间作，小柴胡汤专主。心烦喜呕，胸胁满而不欲食者，亦小柴胡汤。若往来寒热，寒多者加桂，热多者加大黄或加柴胡，是大法也。若不呕，清便，脉浮者，犹当解表。热结在里，大渴，大便实，往来寒热，大柴胡汤。若太阳证具在，至八九日，一日二三发，如疟之状，不呕，清便，脉浮缓者，必自愈；不浮缓，为未愈，柴胡桂姜汤。若往来寒热，胸胁满而不痛者，属半表半里，未入于腑，小柴胡加枳、桔。汗下后复柴胡证不除者，柴胡桂姜汤。然半表半里之证亦各不同。譬如少阳之半表里，前有阳明，后有太阳，此身之前后而言也，宜小柴胡汤。近膀胱则寒，近燥金则热，此太阳、阳明之间而言也，宜五苓散。吐泻不定，以身之上、中、下而言，宜理中汤。若妇人中风，七八日，续得寒热往来，发作有时，经水适来，遂然断绝，此必热入血室，其血内结，亦属少阳，证用小柴胡汤。若血虚加芎、归。仲景有热多寒少之条，无寒多热少之证。东垣曰：太阳膀胱水寒也，阳明大肠金燥也，邪在其中。近后膀胱寒水则恶寒，近前阳明燥金则发热，故往来寒热，此少阳半表半里之义也。

## 表里寒热分治第五十

人身之病，固有表里一致者，乃共见共知矣。殊未辨表热而里寒、里热而表寒之异，宁不误哉。譬如病人身热如火，而外遇得衣，微厥下利，脉沉而迟，乃热在皮肤，寒在骨髓也。《活人书》以阴旦汤治寒，次服小柴胡汤加桂清表。所以少阴反热之证，里寒表热，手足厥而下利清谷者，四逆汤主之也。又如病人身冷似水，而外不欲近衣，口燥舌干，脉沉而滑，乃热在骨髓，寒在皮肤也。《活人书》先以阳旦汤合白虎汤除热，次服桂麻各半汤和表。所以少阴传经热证，恶寒而蜷，时时自烦，不欲厚衣者，大柴胡汤下之也。此仲景之余议，寒热一误，死在反掌，医者可不加意乎。

## 潮热第五十一

热而谓之潮者，如江海之潮，消长有时之喻。此三阳入正阳明，乃邪入胃腑，为可下之证，其发当在未申时候。经曰：潮热者，实也，其与寒热往来之证分别亦易。若外欲解则潮而不信，其解必不至于隔宿，须查其脉实，方可议下，大小承气与大柴胡三汤随证择用。汗后，不恶寒，腹满而喘，大小承气汤；腹满，不大便，小承气汤微利；下后，大便复硬，大柴胡汤。设或脉浮而紧，小便难，大便溏，乃热未入腑，犹带表邪，先当和解。若脉虚，则以桂枝汤微汗；脉浮弦，小便难而哕，腹满胁痛，无汗嗜卧，小柴胡加茯苓汤；恶寒，大便溏，咳逆，小柴胡汤；腹满鼻干，心胁痛，身黄，乃阳明中风，栀子柏皮汤、麻黄连翘赤小豆汤；但脉浮，必有盗汗，柴胡桂枝汤。若已吐、已汗、已下之后，如见鬼状，循衣摸床，微喘而直视，服承气汤，脉弦者生，脉涩者死，此皆未申时之真潮热证也。至于潮发寅卯则属少阳，潮发巳午则属太阳，不可不辨。

## 似疟第五十二附温疟

似疟者，寒热作止有时，其状同于疟也，非寒热往来之类。病在太阳，脉浮洪大者，桂枝汤或桂枝二麻黄一汤。清便自可①，不呕，一日或再发三发，桂枝麻黄各半汤。病在阳明，脉浮者，桂枝汤；脉实者，承气汤。病在厥阴，脉浮缓，其囊不缩，为自愈。如脉不浮而面色赤有热者，盖不得小汗，身必发痒，麻黄桂枝各半汤，通用柴陈汤，热多加川芎、前胡，寒多加川芎、草果。若寒多热少，不烦躁而脉浮缓者，乃伤寒见伤风脉也，或面色不泽，两手无脉者，乃麻黄附子细辛汤证也。至于汗吐下后，余热未尽，重感于寒而变疟，或过经旧热未解，新感六淫之气而变疟，俱谓之温疟，因其证先热后寒故也。寒多热少或单寒者，太阳邪变也，柴胡桂姜汤。热多寒少或单热，骨节烦疼者，阳明邪变也，白虎汤加桂；寒热相争或先热者，少阳邪变也，小柴胡汤。渴者，去半夏加天花粉、知母。寒热大作，战栗汗出不散②者，太阳、阳明合病也，桂枝石膏汤。服此后疟愈甚者，三阳合病也，恐传入阴经，急用桂枝黄芩汤。如已传入阴分，从卯至午发而呕吐，大便闭者，大柴胡汤下之；

① 可：原作“汗”，据《伤寒论·辨太阳病脉证并治》改。
② 散：原脱，据《医学入门·论正伤寒名义》补。

从午至酉发而腹满便闭者，大承气汤下之；从酉至寅发而欲狂喜忘便黑者，桃仁承气汤微利之；不敢下者，栀子升麻汤。此伤寒变疟不同于杂证之疟也。间有夹痰与食积，呕吐不食者，二陈汤、对金饮子。尿涩烦渴，或因瘴气不服水土者，五苓散，俱加黄芩、柴胡。此又与杂病疟相去不远也。若日久势缓，酌量截之。痰在膈上，欲吐不吐者，瓜蒂、赤小豆、雄黄等分为末，水调五分服之，以吐为度，或祛邪丸亦可。久不愈者，胜金丹、老疟丸以消之。至于妇人患伤寒七八日，经水适至，脉迟身凉，胸胁痛如结胸状，谵语者，当刺期门，随其实而泻之。若经水适来，昼则明了，暮夜谵语如见鬼状，必自愈。若经水适断，其血必结，小柴胡汤。阳明下血谵语，但头汗出者，亦刺期门。凡妇人遇病而经水适来，热气必乘虚而入，经血止则热亦去矣，不可用汗下药犯其胃气。若胸满谵语，此则内实也，宜刺期门。

## 无汗第五十三

太阳证，伤于寒，邪气客于腠理，恶寒发热，头疼，脉浮紧，无汗，当用麻黄汤以发之。服二三剂而不得者，乃阳气虚弱，津液不足，谓之无阳，必身痒烦躁，宜麻桂各半汤。又热病，脉躁盛而不得汗，均为不治之证。大抵汗为气血所化，故脉弱而涩者，为不可汗。若太阳脉之浮紧者，犹须察及有无兼涩，果有涩脉，或先用黄芪建中汤和其荣卫，俾①元气充盛后，用表剂可也。仲景曰：尺中迟者，荣气不足，血气微少，未可发汗，若强用麻葛等药以促之，恐不免于危矣，故宜先用黄芪

① 俾：使。

建中汤也。至于阳明病，当有汗而反无汗者，宜随证治之。若恶寒，脉浮而喘者，表有邪也，宜麻黄、升麻葛根汤微汗之；若无汗，小便不利，心中懊憹者，乃发黄之兆，宜茵陈汤；小便利，吐而咳，手足厥，若头痛鼻干者，小建中汤。

## 自汗第五十四

夫寒伤于荣，无犯于卫，腠理密津液固而无汗，此理之常也。风伤于卫，不能外护，乃腠理疏、津液泄而有汗，亦理之常也。若不因发表而汗，谓之自汗，有表里虚实之分。若恶风及微恶寒者，太阳表未解也，冬月桂枝汤，三时用羌活汤；若自汗及发汗过多，尺寸脉俱紧，主无汗，而汗反不止，谓之亡阳，属少阴，当咽痛，猪肤汤、甘桔汤；汗后恶寒甚者，谓之表虚；以上非附子、桂枝、黄芪不足以饮，临证须细察之。若太阳中风，自汗，脉浮缓，桂枝汤。若汗出而渴，小便难，五苓散；不渴者，茯苓甘草汤。若汗出，小便难，桂枝汤加芍药、甘草。若汗出，小便不数，心烦，微恶寒，手足挛急，桂枝汤加附子。若汗出，心烦，小便数，不可与桂枝，宜芍药甘草汤。此仲景之遗法也。仲景第七证云：太阳，发汗，遂漏不止，其人恶风，小便难，四肢微急，难以屈伸者，桂枝加附子汤。第十六证云：伤寒，脉浮，自汗出，小便数，心烦，微恶寒，脚挛急，反以桂枝汤攻表，此误也。夫自汗同也：一则曰漏风小便难，一则曰自汗小便数，医法之不同，真毫厘千里也。若阳明多汗而渴，发热谵语，大便硬，调胃承气汤。若小便自利，大便难而汗出，为津液少，不可攻利，以猪胆导之。若身热恶风，手足温，胁满而渴，小柴胡去半夏加瓜蒌。若阳明发渴，胁下硬，不大便而呕，舌上白苔，加减小柴胡汤。若汗少，小便不利，脉浮而渴及饮水，五苓散。若少阳自利，咳而呕，饮水者，猪苓汤。下利，渴欲饮水，白头翁汤。大凡发汗已，身灼热者，名风温，其为病，脉浮汗出，身重多眠，宜葳蕤汤。发汗后，大汗出，胃中干，烦躁不得眠，欲得饮水者，少少与之。汗下后，汗出而喘者，麻黄杏仁甘草石膏汤。下后利不止，脉促，喘而汗出者，葛根黄芩黄连汤。汗出下利，热不去，厥逆恶寒者，四逆汤。下利清谷者，通脉四逆汤。汗出下利有微热者，其脉数自愈，脉紧未愈。六七日后发热而利，其人汗出不止者死。若动气在左，不可发汗，发汗则头眩汗出，筋惕肉瞤，此为逆，难治，宜先服防风白术牡蛎散，次服建中汤。至于太阳中暍，暑邪干于卫，风湿甚者，湿邪干于卫，风寒暑湿之毒，四时之气干于卫，及风温、霍乱、柔痓、伤风，皆能令人自汗，载在各条。少阴证亦不止于亡阳自汗，若吐利汗出，手足厥冷，脉微欲绝者，四逆汤；汗出而呕吐者，甘草干姜汤；但汗出发润，汗出如油如珠，凝而不流者，皆不治之证也。下利，脉数而渴者，自愈；若未愈，必下清血，宜黄芩散。病人脉微细，欲吐不吐，心烦，小便白，下利而渴，四逆汤。

## 手足汗第五十五

手足汗者，谓周身无汗，四肢独有也。太阳传入阳明腑，则邪聚于胃，胃主四肢，津液所系出焉，故旁达而成汗。然证有寒热，治分温下，体认不真，生死反掌。若蕴热在胃，大便必难，口出谵语，此为宜下之证，大柴胡汤、承气汤选用。夹寒在胃，大便先硬后溏，水谷不分，小便不利，此为宜温之证，理中汤，一法猪苓汤。或曰热聚于胃，手足乃汗，安有聚寒而汗者乎？考之经曰：阳明中寒者，不能食，小便不利，手足濈濈然汗出，此欲作痼瘕，即中寒者也。一热一寒见证已分，再诊之以脉，宜无误矣。

## 头汗第五十六

诸阳经络皆循于首，故云头为诸阳之会。三阴经络则至项而还，其病者遍身有汗，乃热气越于四肢，若热邪在里，或寒湿相抟，郁于阳经，不能发越，惟阳气上腾，津液上腠，或邪气在半表半里之间者，头汗乃发，或瘀血在里，与夫热入血室，虚烦水结，皆致头汗。见是证者，不可再汗。盖汗出既多，五内①自枯，不问表里虚实，俱不可下，惟以小柴胡汤主之。若热郁于内，小便不利，渴而饮水，必发黄，茵陈五苓散。若小便利而大便黑，为蓄血，犀角地黄汤，或桃仁汤下之。若谵语，是为血热，属阳明，以承气汤下之。若外有热，手足温，不结胸，惟心中懊恼，饥不能食，栀子豉汤。若伤寒五六日，已汗复下，胸胁满，微结，小便不利，渴而不呕，寒热往来，或微恶寒，手足冷，心下满，口不欲食，大便硬，脉细者，皆邪在半表半里，宜小柴胡汤。若心口怔忡，满而微热则为水结胸，半夏茯苓汤。若湿家病，误下，头汗而喘，大便难，小便利，谓之阳脱；或小便不利而见头汗，此内外关格，亦谓之阳脱。二者皆不治。经②云：关格不通，不得尿，头有汗者死，下利不止者亦死。

---

① 五内：即五脏。

② 经：指《伤寒论》，《伤寒论·平脉法》曰："下微本大者，则为关格不通，不得尿。头无汗者可治，有汗者死。"

## 漏汗第五十七

凡病人不当汗而用火取，或不得汗而用火劫，以致火气熏蒸，精神昏愦，肢体不宁，体虚者，汗漏不止，真阳脱亡，谓之亡阳。如心痞胸烦，面青肤润者难治；色黄，手足温者，可治。因太阳证者，桂枝汤加附子。因少阴证者，四逆汤；便清，干呕者，甘草干姜汤；咽痛者，猪肤、甘桔汤。如少阴呃逆谵语，被火，小便难者，必滋其津液，竹叶石膏汤去半夏加生地。或陡然而起，惕然而惊，起卧不安若狂者，救逆汤。烦躁遗精者，桂甘龙骨牡蛎汤。体实者，虽不至亡阳，然为内外火相并，热发于外身必发黄，热搏于内小便必难，惊狂谵语，烦躁不已，或一身尽痛，甚则手掉足动，寻衣摸床者死。如小便利者可治。通用，柴胡龙骨牡蛎汤、火邪汤。或下清血，或因燥吐血者，犀角地黄汤。发黄疸者，茵陈汤。若太阳，宜发①汗而反用火者，其邪无从而出，病当腰下重痹，麻杏薏甘汤散之。

## 盗汗第五十八

醒时无汗，方睡而得，即觉复止者，谓之盗汗。非杂证阳虚之比，在伤寒门则邪在胆经所致，为半表半里也。若微恶寒，则小柴胡加桂枝汤。阳明病，脉浮紧，潮热，柴胡桂枝汤。脉浮大，欲眠，目瞑即汗，小柴胡汤、柴胡桂枝汤。阳明脉浮，潮热，黄芩汤。

## 头眩第五十九

伤寒未经汗下，表邪暂传入里，表中阳虚，故头作眩。又

① 宜发：原作“发宜”，据《医学入门·论伤寒杂证》乙转。

有汗下后而冒眩者，里虚也。汗漏不止，心悸身摇惕眴，或发热者，玄武汤。或少阴下利已止，虚极而脱，时常眩冒。或太阳病，下而复汗，表里俱虚，其人必冒。曰眩曰晕曰冒，无非阳虚体弱所致也。眩则眼黑生花，运若舟车旋转，冒则昏冒不知。头目俱眩者，太阳并少阳伤风也；时时目眩口苦者，少阳风邪盛也，俱小柴胡汤主之。不恶寒能食而饮头眩者，阳明风邪也，宜茯苓甘草生姜汤。虚烦头眩，心下痞满，腹痛气上冲咽，身战筋惕成痿者，茯苓桂术甘草汤。经[①]曰：下虚则厥，上虚则眩。亦有痰火上冲者，轻则止于昏眩，重则倒仆不起。治见《方论精要》[②]。

## 目盲第六十

《难经》曰：脱阴目盲。乃精血脱而不上荣于目，故目睛了了，或无所见。伤寒发烦目盲，甚者必衄。盖肝血为热气所搏，妄行于上而为衄，得衄则热随血散而解，宜麻黄汤，或麻黄升麻汤、九味羌活汤。盖伤寒衄为积热在表，用麻黄羌活者，非治衄也，以解太阳经之邪耳。但衄家最忌发汗，邪轻者，犀角地黄汤。凡目之近鼻处属太阳，近眉尾属少阳，当面属阳明。若赤脉[③]从上下者，太阳病；从下上者，阳明病；从外走内者，少阳病。热则目赤，风则目眩，寒则目疼。狐惑病，目不能闭；阴证，眼睛痛；阴阳易病，眼中生花。

---

① 经：指《黄帝内经》，《灵枢·卫气》曰："凡候此者，下虚则厥，下盛则热，上虚则眩，上盛则热痛。"

② 方论精要：即《仁斋直指方论精要》，南宋杨士瀛撰于1264年。

③ 赤脉：指血络，《灵枢·寒热》曰："反其目视之，其中有赤脉，上下贯瞳子。"《灵枢·论疾诊尺》曰："诊目痛，赤脉从上下者，太阳病；从下上者，阳明病；从外走内者，少阳病。"

## 拘急第六十一

拘急者乃手足屈伸不便，如蜷卧恶风之状，汗多亡阳，虚弱所致。自汗，脉浮，小便数，心烦，恶寒，手足挛蜷，芍药甘草汤。四肢拘急，厥逆者，理中汤。太阳发汗不止，小便难，恶风拘急者，桂枝加附子汤。吐利后，汗出发热，恶寒拘急，手足厥逆者，四逆汤。若因发汗，腠理空疏，盖覆不周，以致风邪复入筋骨间，挛搐有妨行持，牛蒡根汤主之。如脚挛、啮者，风热也，承气汤下之。阴阳易病，亦有手足搐搦如风状者，宜瓜竹汤。

## 身体痛第六十二

身体疼痛不止一证为然，其在中风、中湿、风湿皆为表实。方脉已著各条矣。然太阳身痛，止是拘急；中湿之痛，转侧俱难；阴毒之痛，宛如被杖，临证易以辨也。若发热恶寒，头痛身体痛，脉浮紧者，乃表邪未解，冬月麻黄汤；有汗，脉浮缓者，桂枝汤；余月俱羌活冲和汤；若兼心下支结者，柴胡桂枝汤。汗后身痛，脉沉迟，桂枝芍药人参汤、黄芪建中汤。若大汗出，热不去，拘急，自利，恶寒者，四逆汤。下利烦满，身疼痛，先以四逆温里，次以桂枝攻表。若少阴身痛，脉沉，肉瞤筋惕，真武汤。身体痛，手足寒，脉沉欲寐者，附子汤。身痛如被杖，面目青，咽痛者，为阴毒，治详本条，宜阴毒升麻鳖甲去雄黄蜀椒汤。若一身尽痛，发热面黄，七八日，热结在里，有瘀血也，桃仁承气汤下之。身重痛者，属阳明，有风，葛根汤主之。身体痛，下利，与夫吐利者，为霍乱。夏月中暑，身体痛，脉虚而渴者，白虎加人参汤。太阳病，关节疼痛而烦，脉沉而细者，此名湿痹，小便不利，大便反快，但当利其小便。若身上疼痛，发热面黄而喘，头痛鼻塞而烦，脉大，自能饮食，腹中和无病，病在头中，故鼻塞，用搐鼻法。风湿相抟，骨节烦疼，掣痛不能屈伸，近之则痛剧，汗出短气，小便不利，恶风不欲去衣，或身微肿者，甘草附子汤。伤寒八九日，风湿相抟，身疼体烦，不能转侧，不呕不渴，脉浮虚或涩者，桂枝附子汤主之。若其人大便硬，小便自利者，去桂加白术汤主之。若一身尽痛，发热，日晡而剧者，多风湿。乃伤于汗后当风，或乍热袒裸取冷故也，宜麻黄杏仁薏苡汤。东垣曰：风湿相抟，一身尽痛者，补中益气汤加羌活、防风、藁本、苍术。病去勿再服，恐风药损人元气。

## 烦热第六十三

寒邪入人，未经汗、吐、下而传于里，则为烦热，与发热虽似而异。盖发热时发时止，烦热无时休歇也。若心下满而烦，则有吐下之别，须查其虚实而为剂之重轻。凡先烦而悸者为实，先悸而烦者为虚。虚烦则心中温温欲吐不吐，愦愦然无措而郁闷，非吐不能已。此已吐、已下、已汗之后，邪气乘虚而入之故。若太阳，自汗，小便数，勿与桂枝汤，宜芍药甘草。汗后已解，半日许复又烦热，脉浮数者，宜再汗。桂枝汤服后，反烦而不解，先刺风池、风府，却与桂枝则愈，此皆在表之证也。若汗后而渴，脉洪大，白虎汤加人参；衄而渴，饮水而吐，五苓散；不愈，竹叶石膏汤；若懊侬，栀子豉汤。阳明病，心烦喜呕，壮热往来，心下悸，小便不利，小柴胡汤加茯苓汤，此皆在经与半表里之证也。下后，六七日不大便，腹满痛，此有燥粪，大承气汤。阳明，不吐不下而烦者，烦之实也；少阳邪入腑，心悸而烦者，此热也，俱宜下。实烦而胸中窒者，栀子豉汤。脉浮上部，填塞心烦满者，轻则栀子豉汤，重则瓜蒂散以吐之，此烦热之实，入里在腑之证也。伤寒二三日，心下悸而烦者，小建中汤。汗、吐、下后，心下悸而烦者，小建中汤。汗、吐、下后，心痞满，气上冲，头眩，身亦为振摇，茯苓桂甘白术汤。汗后，心胸烦闷不安，人参散吐之。汗下后不解而烦，茯苓四逆汤。肾伤寒，表里无热，但烦愦，不欲见光明，有时腹痛，脉沉细者，四逆汤。下后昼烦夜静，不渴不呕，无表证，脉微沉，干姜附子汤，此烦热之虚证也。





## 烦躁第六十四附戴阳

伤寒而至于心不自安谓之烦，身不自安谓之躁，有阴阳虚实表里之别。《六书》云：烦为扰乱，躁为愤怒。心热则烦，阳实阴虚。肾热则躁，阴实阳虚。烦则热之轻，至于躁则热之甚也。东垣曰：火入于肺为烦，火入于肾为躁。烦躁俱在上者，肾子通于肺母也。发润如油，喘而不休，总言肺绝。鼻者肺之外候，肺气通于鼻，鼻中气出粗大，是肺也。发者血之余，肾气主之，发润如油，乃火迫肾水，是水将绝也。盖邪热相接，上下通热，金以之而燥，水以之而亏，所独存者火也。虽曰肺烦肾躁，其实心火为之也。丹溪云：烦主气，躁主血。肺主皮毛，气热则烦；肾主津液，血热则躁。用栀子以治肺，豆豉以润肾。然肺热非心火乘之乎？但亦有先烦而渐至于躁，有先躁而渐至于烦，有邪在表而烦躁，有邪在里而烦躁，有因火劫而烦躁，有阳虚烦躁，有阴盛烦躁。若阴为阳所胜，则脉浮大，必发热而渴，时时自烦，欲去衣被，乃阳证也。阳为阴所胜，则脉沉微，厥而下利，其情怫怫，先作躁扰而后作烦，不得眠，乃阴证也。甚至阴极似阳，面反赤色，辗转不安，坐卧皆喜极冷之处，脉沉不渴，谓之戴阳证。此下虚而浮火上冲，面虽赤而不红活，身微热，脉反沉迟，而不饮水者，阴证也。仲景理中四逆汤、陶氏益元汤主之，或霹雳散。若投凉剂，命斯危矣。果面赤脉洪大，腹满潮热，大便不通者，方以大柴胡汤或承气汤下之。要在因证察脉。若关脉浮大，身热而渴者，多属太阳、阳明，治宜以寒凉；尺寸脉沉，微厥而利者，多属少阴，宜治以温热。若太阳中风，脉浮紧，身热恶寒，身痛不得汗，及伤寒无汗烦躁，冬月，大青龙汤；春、夏、秋，麻黄知母石膏汤。若发汗不彻，太阳证不罢，其人面赤，烦躁短气者，更发汗则愈。汗后不眠，烦躁欲饮水，稍稍与之，五苓散，此皆表邪烦躁也。六七日不大便，绕脐疼痛，有时而渴，此为燥屎，小承气汤。恶寒而蜷，欲去衣被，大便难而自烦，大柴胡汤。若六七日无大热，阳来阴躁，黄连阿胶汤。若下后复发汗，日夜烦躁，不得安眠，或时安静，不呕则渴，无表证，脉沉微，身无大热者，宜干姜附子汤。如被游方医人及师婆之类，以火劫取汗，而致火热入胃，不可便谓之热，妄投凉药，斟酌用之，无如仍用四逆汤，此皆里邪烦躁也。下后复汗，昼则烦躁不得眠，夜则安静，身无大热，表证已无，不呕不渴，宜栀豉汤吐之；脉沉微，干姜附子甘草汤；汗下不解而反烦躁者，茯苓四逆汤；心中悸而烦躁，小建中汤。自汗心烦，小便数，不可与桂枝，宜芍药甘草汤。此皆阳虚烦躁也。少阴，吐利，手足厥逆，烦躁欲死，吴茱萸汤。少阴，烦躁不得眠，黄连鸡子汤、鸡清散。下利，咳而呕，不得眠，猪苓汤。欲坐卧井水中，饮水不得入口，四逆汤。若病人身冷脉沉细，虽烦躁而不欲倾水入口者，乃阴盛格阳，霹雳散，此皆阴盛烦躁也。凡遇此，但脉不出，即为死证；发润如油，亦为死证；烦躁见吐利，厥逆无脉及结胸者死，黄连鸡子汤、甘草干姜汤、芍药甘草汤选用。《此事难知》谓：身热而烦躁不宁，大小便自利，其脉浮洪无力，按之全无者，附子泻心汤主之。并附备考。

## 懊恼第六十五

心中烦乱，郁郁不舒，谓之懊恼，甚于烦闷者也。因表证误下，正气内虚，阳邪内陷，结于心胸之间，尚未成结胸而然，宜吐宜下之证，分别治之。若脉浮紧而咽燥，腹满而喘，汗出恶热，及汗吐下后虚烦不得眠，饥不能食，胸中窒碍，反复颠倒，头汗出而不结胸，皆用栀子豉汤。腹胀，坐卧不安，及下后心中结闷，栀子厚朴汤。阳明证，身上无汗，止发头汗，小便不利，必发黄，茵陈汤。阳明病下之过早，胃中燥屎，大承气汤。若短气哽咽，胸满硬痛，则已成结胸矣，宜大陷胸汤。若未经汗下，谓之实烦，瓜蒂散主之。

## 怫郁第六十六

怫郁者，阳气上蒸于头面肤体之间，聚而不散也。面乃阳明所主，阴盛者，面赤而黯；阳盛者，面赤而明，宜分虚治之。如大便硬而气短燥渴者，实也，大柴胡汤微下之。若汗下不彻，其脉沉紧者，麻黄汤。汗出未透身痒者，桂枝各半汤；恶寒热者，葛根汤；汗太过发黄者，茵陈汤；惊惕者，火邪汤。小便不利，时有微热，大便难，怫郁不得卧，此有燥粪也，承气汤下之。如已汗已下，怫郁，饮水而哕者，属胃虚，桂枝人参汤加茯苓。

## 郁冒第六十七

郁为郁结，冒属昏迷也，乃表里俱虚，气不舒神不清所致，比之眩晕更重。仲景云：太阳病，先下之而不愈，因复汗故，表里俱虚而致郁冒，汗出当自愈。所以然者，以汗出里和也。吐、下之后，体已虚极，复又发汗，饮水得哕而冒，理中汤。太阳少阳病，头痛眩冒，时如结胸痞硬者，人参三白汤加川芎、天麻。吐下虚烦气冲，眩冒身摇者，茯苓桂术甘草汤。少阴证，脉沉迟，面微赤，身微热，下利清谷者，必郁冒汗出，理中、四逆汤，甘草干姜汤选用。血虚者，人参养荣汤加天麻。若少阴下利止而眩，时时自冒，此虚极而脱者，死。若痰饮郁冒厥逆者，三生饮。感湿头重眩晕者，芎术除眩汤。

## 动悸第六十八

动悸者，心神惊惕，怔忡不安之状，筑筑然如人将捕已也。因其有三：一则平素气虚神弱；二则饮水过多乘心；三①则汗下耗液心空。其证有九要，皆不出于三因，惟汗下者为甚。若少阳汗后，心下动悸，及往来寒热，小便不利，心烦喜呕者，俱小柴胡汤。若汗后，其气上冲而致心悸，茯苓桂甘大枣汤。若发汗过多，心下悸，欲以手按者，桂枝甘草汤。若已汗，仍发热，心下悸，身瞤动，振思欲擗地者，真武汤。若汗多，心神不宁，或怔忡不得眠，益荣汤或养心汤、安神丸。若饮水过多，水停心下，不能自安，虽有余邪，必先治悸与水。小便利而悸者，茯苓桂枝白术汤。小便少，必里急，猪苓汤。若兼手

---

① 三：原脱，据文意补。

足厥者，必在后治，理中汤，甚者四逆汤。若脉结代而悸，炙甘草汤。若痰饮停心而悸，导痰汤。大约先烦后悸者为虚，小建中汤、玄武汤。先悸后烦者为热，小柴胡汤；喜呕，谵语，大便难者，小柴胡汤加大黄、或加芒硝少许；谵语，小便不利者，柴胡龙骨牡蛎汤；小便赤者，五苓散。

## 胸胁满第六十九

邪传于里，必自胸以及于心，自肋以及于腹。气郁行迟所至作满，其邪至胸膈也。气塞满闷，要知非心下满也，其邪至胁肋也。气胀填满，要知非腹满也，当细察之。系表入胸为近，故证犹在表，宜汗之，或太阳证未罢，项强者，小柴胡加干葛。系表至胁稍近，故证在半表半里之间，必多耳聋干呕，寒热往来，默默不饮食，宜和之，用小柴胡加枳、桔；如未效，则以本方兑小陷胸汤，一服其效如神。阳明便闭舌苔者，柴梗汤。夹痰热者，柴桔半夏汤。若邪滞胸中，非吐不越，用栀子豉汤。胸中虚烦客热，用瓜蒂散。若胸中结实，燥①渴，大便秘者，大陷胸汤下之，但大陷胸汤峻利，当斟酌而用。若太阳、阳明合病，喘而胸满者，宜麻黄汤。少阴病，下利，咽痛，胸满，心烦者，宜猪肤汤。若下后，胸满，小便不利，谵语，身痛者，柴胡龙骨牡蛎汤。有痰气逆上抢心者，栀豉汤或加甘草、生姜。误下脉促者，桂枝汤去芍药。喘者，麻杏甘石汤。胃虚者，半夏泻心汤。满硬便闭，属脏者，方可议下。寻常胸膈不利，多夹痰气，食积者，柴陈汤、桔梗汤调之。胁满胃家实，或呕而舌上有白苔，或脉弦浮大，身黄，小便难，有热者，俱属阳明

① 燥：原脱，据《伤寒家秘的本·胸胁满》补。

证，宜小柴胡汤。胁满潮热，大便溏利者，小柴胡汤。若因下微利而呕者，先以柴胡汤解外，后以柴胡汤加芒硝主之。太阳病，十日病已去，脉微细而嗜卧者，外已解也。胸满胁痛者，与小柴胡汤。脉浮者，与麻黄汤。

## 腹满第七十

伤寒邪传入里，必属太阴脾经，脾主中央，故腹为之满。又汗、吐、下后，动气伤血，偏而不顺，邪气乘虚内客，亦为胀满，浅深虚实，诚不可忽视。大抵阳热为邪，则腹满而咽干，阴寒为邪，则腹满而自利。曾经汗吐下而腹满，则为虚为寒，各有不同。若太阳证误下，因而腹满作痛，桂枝加芍药汤；痛甚者，桂枝加大黄汤。若腹满下利，身痛，先温其里，四逆汤；后解其表，桂枝汤。若汗后腹满，是外已解而里亦不实，脾胃津液不足，气涩不通，壅而为满，厚朴半夏生姜人参汤。吐下后满者，表邪未尽，乘虚入里，以致上下气不通和，宜大柴胡汤加厚朴量下之，或栀子厚朴汤量吐之。若太阳腹满吐食，枳实理中汤。若汗后亡阳，则胃气虚，不能敷布，诸气壅滞，而为胀满，亦当温散，酌量用药。若阳明，发热腹满，微喘口干，不大便，小柴胡汤；哕而小便难，加茯苓。若三阳合病，腹满，身重难以转侧，谵语，口中不仁，小柴胡汤。合病，腹胀身重痛，口顽麻，白虎汤加减。若少阴经，咽干，腹满，不大便，急下之，大承气汤。若吐后腹满，少与调胃承气汤。若未传入腑，而误下之，邪气自表乘虚而入，郁于胸中，而为虚损，气上下不得通利，腹为之胀，栀子豉汤，通用柴梗汤、柴梗半夏汤。腹满时痛，吐利者，为太阴。霍乱吐利，头痛发热，身痛不渴而腹满者，理中汤加附子主之。下利腹胀满身痛者，四逆温里，后用桂枝攻表。少阴腹满胀，不大便者，宜大承气汤。腹满时减，复如故，此虚寒从下而上也，当以温药和之。太阴病，腹满时痛，脉浮者，宜桂枝汤。阳明脉弦浮大，胁痛，身黄而腹满者，小柴胡汤。腹满谵语，寸口脉浮而紧，此肝乘脾也，名曰纵，宜刺期门。阳明病，腹满，脉浮紧，口苦咽干而痛，其人发热恶寒者，芍药汤主之；大便实者，桂枝加大黄汤主之。阳明病，腹满脉迟，若头眩，小便难者，不可下；若潮热汗出，不恶寒者，大承气汤主之。大凡腹满吐利者，忌下。腹满，脉浮紧，口苦咽干者，忌汗、下、针。腹满脉迟者亦忌下。腹满，脉弱，自利，设用大黄、芍药，宜减。胀满，忌用白术，因闭气也。如腹胀，喘而不小便，脉涩者死。



## 小腹满第七十一

脐下胀满，谓之小腹满。邪气自上而下，结于下焦，气血不行，故因而胀满。小便利者，乃蓄血，小便不利者，为溺涩。非比胸满、心满、腹满，为邪气而无物也。若太阳病不解，热结膀胱，其人如狂，小腹急满而痛，小便自利者，乃是瘀血结聚，桃仁承气汤，下尽黑物则愈。太阴身黄，脉沉，小腹满，小便不通，此亦热结膀胱，五苓散或猪苓汤利之，小便清白为愈。若妇人伤寒六七日，经水来而断绝，乃热入血室，其血必结，小腹满，小便利，喜忘，抵当汤下之。若小便赤涩，手足厥而胸不满，乃冷结膀胱，宜灸关元穴，内服玄武汤。

## 胁痛第七十二

伤寒表里有水，或热邪偏注，多令人胁痛。若干呕，微利，发热而咳者，表有水也，小青龙加芫花。若表证已罢，身凉干呕，为里有水也，十枣汤。若往来寒热，身凉，两胁俱刺痛，此热邪攻注于胁也，肷气散局方。或结而成块，或走入胁间作痛，五磨饮子。

## 腰痛第七十三

太阳证而头疼脊强，病之常也，其有腰疼者，若麻黄汤证，宜人参顺气散；桂枝汤证，宜败毒散或通气防风汤，刺委中穴甚妙。太阳合阳明，葛根汤；少阳，柴胡桂枝汤；三阴通用五积散加杜仲、附子，或于黄芪建中汤、当归四逆汤内加之。

## 腹痛第七十四

邪传太阴，与正气相抟，滞而不通，则为腹痛。所谓通则不痛，痛则不通也，有阴阳温下之别。若阳邪传里，其痛不常，当以辛温之剂和之，小建中汤。或阴寒在内，其痛无休，常欲作利，当以热剂温之，附子理中汤。若少阴下利清谷，脉欲绝，腹痛者，通脉四逆汤；兼小便不利者，真武汤。若腹实而痛，脉沉有力者，桂枝大黄汤。若有宿食，或因燥屎而痛，烦渴而不大便，腹满且硬者，大承气汤下之。表证误下，表里俱病者，桂枝加芍药汤，甚者加大黄。半表里证者，小柴胡去芩加白芍药。表里俱热者，大柴胡汤。热厥泄泻者，四逆散。上热下寒欲吐者，黄连汤。虚烦者，栀豉汤加厚朴、枳实。肠鸣而大便利者为冷，太阴理中汤、黄芪建中汤，少阴四逆汤、玄武汤；厥阴正阳散、当归四逆汤；太阴连小腹痛甚，自利不止者难治。痛在大腹，属太阴也，脐腹属少阴也，脐下属厥阴也，宜有以分别焉。

## 结胸第七十五心下痞硬而痛，与痞满不相类

结胸者，乃太阳证有汗，脉浮缓，当服桂枝汤实表散邪，而反下之。经曰：病发于阳，下之太早，乃成结胸。盖表邪未除，乘虚客于胸中。又云：伤寒太阳证，下之早而表邪乘虚客于上焦少阳之分，名曰结胸。心下坚实，水浆不入，但能仰而不能俯，按之则痛，项强如柔痉状，其脉寸部必浮，关尺沉紧，此小结胸也。若表证尚在，脉浮大者，下之必死，先宜用小陷中汤或枳实理中丸分理中焦，极为稳当；或用五积散，甚者三物白散治之，太峻则伤上焦元气。若不按而痛连脐腹，手不可近，五六日不大便，舌上燥渴，日晡潮热，此结之深者，大结胸也，宜用大陷胸汤。若因下气逆于胸中，气毒相搏，而致心膈高起，手不得近，用大陷胸汤皆不应，先服枳实理中丸以理其气，次疗诸疾，用之如神，增损理中丸亦甚效。至于懊恼烦渴，身有热，心下痛热，结胸也，宜三黄泻心汤、柴陷汤，甚者亦大陷胸汤。若烦渴呕哕，小柴胡汤。若身无热，而懊恼满闷者，寒食结胸也，枳实理中丸、三物白散。若心下短气，怔忡，头汗出，无大热，水结胸也。因饮水过多，停结心下，宜小半夏茯苓汤、小柴胡去枣加牡蛎汤。但头汗出，用大陷胸汤。若结胸，药不效者，理中汤。烦躁甚者必死，见阴脉阴证及喘急呃逆者亦死。或热除身凉，脉迟，胸满如结胸状者，当刺期门，随其实而治之。

## 痞满第七十六心下痞满不痛，与结胸不相类

痞满者乃太阳证，无汗，脉浮紧，当服麻黄汤发表，而反下之。经曰：病发于阴，下之太早，乃成痞气。盖表邪因下，

乘虚入于中焦。又云：伤寒半表证，下早而邪入于中焦太阴之分，乃成痞气。心下满闷，按之不痛，治之之法，宜先用桔梗枳壳汤疏通其气。若心下痞而恶寒者，表未解也，未可攻痞，当先解表，以桂枝汤或小柴胡加枳桔汤。若恶寒汗出而痞满者，附子泻心汤。服后小便不利者，五苓散。若表未解，心下妨闷者，乃饮水过多，名曰支结①，小柴胡加桂汤、柴胡桔梗汤、小半夏茯苓汤。若表未解而数下之，遂挟热而利，心下痞硬，乃表里俱病，桂枝人参汤。表证俱无，脉皆沉实，心下痞硬，引胁干呕，气短者，十枣汤。胸满而软，半夏泻心汤、旋覆代赭汤、小柴胡加干姜牡蛎汤。若下之，心下仍痞，甘草泻心汤、生姜泻心汤。若下利，心下痞，服泻心汤利不止，当治下焦，赤石脂、禹余粮汤。若下后肠鸣，心下仍硬，再下之益甚，此虚气上逆也，甘草泻心汤。凡痞气服诸泻心汤，而热不除者，亦须大陷胸汤、丸下之。此二证，但脉浮恶寒有表者，须柴胡桂枝汤，或柴陷汤解表，必表证悉罢，关尺沉滑紧实，方可下之。下后病犹不退者，乃下虚气逆上攻，枳实理中丸和其胃气。胃冷厥逆者，俱宜理中四逆，久而邪尚不退，然后议下。东垣曰：先用桔梗枳壳汤者，非以治痞也，乃审之错下必成痞证，是气相陷而过于胸中，故先用此，使不至于痞也。若已成痞而用之，失之晚矣，用者不可不知。又按：二证有因宿食在胃，胀痛而认作结胸，邪初入里，胸胁满而认作痞气，误之多矣。殊不知未经攻下者，非结胸也，非痞满也。结胸、痞满又当以痛与不痛别之，仍考初发时有汗无汗、曾下未下，则知证之确

① 支结：痞满梗塞不适。《伤寒论》曰："伤寒六七日，发热，微恶寒，支节烦疼，微呕，心下支结，外证未去者，柴胡加桂枝汤主之。"

矣。经文谓病发于阳，病发于阴。陶节庵以伤风为阳，伤寒为阴分之。或有议其非者，但不下则不成二证，但当随证施治。阴阳之分，须历试的确，而后可以定论也。

## 水气第七十七

水气者，饮水过多，停蓄于胸中之谓也。伤寒表热与水气相合，则发热怔忡，干呕喘嗽，小腹满，小便不利，宜小青龙汤。若半表半里证，但头汗出，身无大热，心下满，揉之汩汩有声者，即水结胸也，宜小半夏汤；甚者大陷胸丸下之。若伤寒厥而心下悸，干呕恶逆者，茯苓桂甘汤、赤茯苓汤。里寒与水气相合者，必四肢痛，腹痛呕泄，小便不利，玄武汤；甚者则成癖胁硬者，十枣汤。表里俱见，渴欲饮水，水入即吐者，名曰水逆，五苓散渗之。若病在阳宜汗，反以水噀，以致闭遏其热，肉上粟起，饮水而不渴者，文蛤散，沸汤调服二匙。流入皮肤，浮肿者，牡蛎泽泻汤、五苓散、防己黄芪汤、术附汤选用。

# 伤寒集验卷之三

## 脏结第七十八

脏结者，乃脏气闭结而不流布也。其状如结胸，饮食如故，时时自利，舌上白苔，脐痛引阴筋而不寒热。又云寒而不热，其人反静，谓之脏结。盖结胸者与阳相结，故在胸；脏结者与阴相结，故在脏。乃丹田有热，胸中有寒，所以难治。仲景谓病人胁下素有痞疾，连在脐旁，痛引小腹，连及阴筋。缘宿昔之积结于胁下为痞，今因伤寒邪气入里，与痞相合，使真脏之气结而不通，致连脐旁，痛引小腹入阴筋而死。仲景亦无治法，但云舌上白苔者，不可攻，可刺关元，仍与小柴胡汤，或灸关元可以回阳而解。盖阴结之气，其证甚危，司命者亦留心焉。

## 口燥咽干第七十九

邪热内聚，消耗津液，故口为之燥，咽为之干也，宜分别经络治之。若证属阳明，其邪在经而口燥咽干，热邪迫血妄行，得衄亦解，宜犀角地黄汤。若已入腑，胸腹满如狂，口燥咽干，漱水不欲咽，此为蓄血，宜桃仁承气汤下之。若阳明无大热，背微恶寒，人参白虎汤；少阳，口苦咽干，小柴胡汤或双解散；少阴，口燥咽干而渴，水将竭，宜大承气汤急下之；若默默欲眠，声哑咽干，则系狐惑矣。凡口干燥忌汗，汗之则重亡津液。

## 渴第八十附漱水不咽

伤寒，若在表则不渴，逮至传里，热耗津液，或汗利过多而气血枯涸，皆足以致渴。但脉浮而渴者，属太阳；有汗而渴者，属阳明；自利而渴，属少阴。若太阳无汗而渴，宜小青龙去半夏，加天花粉，或小柴胡加瓜蒌。仲景云：伤寒脉浮，发热无汗，其表不解，不可与白虎。若汗后脉洪而渴者，宜与之。阳明多汗而渴，宜竹叶石膏汤。若小便不利，汗少，脉浮而渴者，宜五苓散，便实者下之。若先呕后渴，此为欲解，宜与水饮；先渴后呕，为水停心下，赤茯苓汤。若太阳证，服桂枝汤，大汗出而渴者，人参白虎汤。小水不利而渴者，五苓散。脉浮发热，小便不利而渴者，猪苓汤。太阳已汗复下，胸满，小便不利而渴，往来寒热，心烦，柴胡桂枝干姜汤。若脉弦而渴，小柴胡加天花粉。若阳明有汗，不大便而呕，舌上白苔而渴，及胁下满，手足温而渴者，小柴胡去半夏加人参瓜蒌汤。若汗后脉洪大而渴，白虎汤；阳明，脉长有汗，发热而渴，及汗下后，表里俱热，兼之燥渴，俱白虎加人参汤。若少阴，舌干口燥而渴，尺寸脉俱沉迟，四逆汤；沉疾则大承气汤。若身表凉，脉沉细而虚者，泻心汤。自利而渴，小便清白，下焦寒也，甘草干姜汤。咳而呕，不眠而渴，小便不白者，猪苓汤，汗多不可服。自利纯清水者，大承气汤。下利，饮水，有热者，白头翁汤。若厥阴病渴，热气上冲，心痛，茯苓白术甘草四物汤。消渴，不食，食则吐蛔者，乌梅丸。汗吐下后，津枯者，白虎加参汤。中暍，手足冷，汗出心烦而渴，口干舌燥，四肢不收者，人参白虎汤。温病而渴者，瓜蒌根汤。阳毒消渴倍常者，陷胸丸、黑奴丸。中暑伏热，累治不瘥，发渴不已，酒蒸黄连丸。凡饮水而安睡者，实热也；饮水而少顷即吐者，火邪假渴耳，皆不可恣饮，须少饮之以润胃气，恐变水结也。亦有水入即吐者，证名水逆，又有发汗动右气①，肺伤而致吐水者，俱宜五苓散。若脉热而病在肾，故渴而欲饮，口干舌焦黄赤，昼夜饮而不止，虽至腹胀，尚无休歇，目无精光者，死。又有水入口而不咽者，盖经热则口燥而烦，欲水漱里，经寒则水入而不敢咽。若阳明证漱水不咽，身热或微而恶寒，乃热在经而不在里也，必逼血上行为衄，宜黄芩汤。蓄血证漱水不咽，外无寒热，喜忘如狂者，宜犀角地黄汤。少阴证，脉沉厥冷，烦躁，或干呕无脉，好漱水而不咽者，四逆汤、白通汤主之。蛔厥证，烦躁欲吐蛔，好以水浸舌而不欲咽者，理中汤加乌梅。

## 咽痛第八十一附肾伤寒

太阴络咽，少阴络喉，凡咽喉不利，或痛或痒，不能纳食，皆毒气上冲所致，然有阴阳之别。太阳病下之，脉紧，必咽痛，以太阳之邪搏于少阴也。咽中生疮，不能言语，声不出者，苦酒汤。阳厥宜下反发汗，则咽痛，口疮赤烂，升麻六物汤。咽中闭塞，不可下，乌扇汤。阳毒发斑，吐血咽痛者，玄参升麻汤。此俱属阳也，阴阳脉俱紧，主无汗。若有汗，曰亡阳，法当咽痛，少阴证也，桔梗汤、猪肤汤。二便难者，甘桔汤加玄参、枳壳，顺导黑臭之物，续以甘草、生姜煎汤频与之，以解其毒，或陶氏芩连汤。至于非时暴寒伏于少阴经，头痛腰痛，脉微弱而咽痛，次必下利，古方书谓之肾伤寒。此病名人所罕知，乃阴寒所致，不可以寒药攻，惟宜半夏桂枝汤，下利者四逆汤。下利不止，手足冷，咽痛，无热证者，四顺丸。少阴腹

① 动右气：扰动脐右侧痞气，后文“动气第八十四”曰：“若动在脐右者，肺之外证也。”

痛，脉沉细，犹有热者，必咽痛，黄连龙骨汤。厥逆，吐脓血者，升麻六物汤。若脉浮迟，厥冷，或下利，亦属少阴，并不可汗下，用桔梗汤、猪肤汤；甚者，半夏散、通脉四逆汤去芍药加桔梗；汗不止，藁本、粉①扑之。若寸脉沉迟，尺脉不至，唾脓血而手足厥，利不止者，难治，宜麻黄升麻汤。

## 气逆第八十二

气逆者，一则太阳误下，表邪传里，里不受邪，则气逆上行，邪在表当汗之，以桂枝汤。一则厥阴客热，逆而上冲，其邪在里，当下之，以大柴胡汤。胸满实者，吐之。汗下后，气逆眩晕者，茯苓桂术甘草汤。若病人虚羸少气，脉缓而气逆上冲，欲吐者，竹叶石膏汤。又有动气，因发汗而气上者，李根汤。此二者，乃正气虚而邪气逆。临证者，须伺以得之。

## 短气第八十三

短气者，呼吸不相接续，似喘非喘也。经曰：微虚相搏，则为短气。短气不足以息者实，少气不足以息者危。心腹胀满而短气者，邪在里而为实，宜以承气汤下之。若心腹濡满而短气者，邪在表而为虚，宜以桂枝汤解之。若食少饮多，水停心下，短气者，小半夏汤。风湿相搏，汗出短气，小便不利，恶风不欲去衣，邪气在表，甘草附子汤。太阳误下，短气懊憹，烦躁，则为结胸矣。治在本条。

## 动气第八十四

动气者，乃病人先有痞气而不明言，误用汗、吐、下之法，

---

① 粉：即温粉。

致动其气。陶节庵谓脏气不调，不在脉之可见，必在问证之可得也。其状似痛非痛，按之则痛在脐之左右上下，肌肉之间筑筑然跳动。以手探之，方得其真。大忌汗下，旧法以行气散热为主，用保命四气汤。陶节庵通用理中汤去白术，加桂。缘术能燥翳闭气，桂可泻肾之积云耳。若动在脐左者，肝之外证也，误汗之则头眩，汗不止，筋惕肉瞤，为逆，已近于危矣，宜用防风白术牡蛎汤；汗止，小建中汤。误下之则腹里拘急，食不能下，其病反剧，虽热欲蜷，先甘草干姜汤，后小建中汤。若动在脐右者，肺之外证也，误汗之则衄而渴，心苦烦，饮水即吐，先五苓散，后竹叶汤。误下之，津液内竭，咽燥鼻干，头眩心悸，竹叶石膏汤。若动在脐上，心之外证也，误汗之则上冲于心，宜李根汤；误下之则掌心烦热，汗泄欲水，竹叶石膏汤。若动在脐下者，肾之外证也，误汗之则心中大烦，骨结苦疼，恶寒目晕，食下即吐，大橘皮汤、小建中汤；误下之，腹满，下利清谷，心痞，甘草泻心汤。当脐而动者，脾之外证也，酌量用药，自无不当矣。

## 奔豚气第八十五

奔豚气者，病人素有肾积，值热邪并注下焦，以致发动上冲于心，如豚奔走之状。或因烧针致伤肾，气逆而上冲，其脉沉紧，其气逆满。仲景所谓动气在下，不可汗，汗之则动经。若身振动摇者，茯苓桂甘白术汤。若汗后，脐下悸，气上逆者，茯苓桂甘大枣汤。若烧针伤肾，气上冲者，桂枝加桂汤。若太阳下后，肾气上冲者，桂枝汤。此证多用桂枝，以桂能泄肾积，茯苓能伐肾邪也。

## 咳嗽第八十六

肺居清虚之位，主持诸气，若为风寒湿热之侵，痰饮浊气所侮，逆而不下，咳嗽乃生，其所因当分风、寒、热、湿、燥、火。故或为胸中停饮，或为痰气冲逆，或感非时风寒。其在伤寒，有太阳表未解，复夹水气以嗽；有阳明汗后，伤水而嗽；有少阳寒热往来，胸满呕逆而嗽；有少阴下利，厥逆而嗽；治之有宜温、宜清、宜汗、宜下以别之。陶节庵用小青龙汤治水饮与表寒相合而嗽，用十枣汤治太阳之里水有癖而嗽，用真武汤治水饮与里寒相合而嗽，用小青龙汤治阳邪传里动肺而咳，用四逆散治阴邪传里动肺而咳。盖表寒里寒夹水饮则必动肺，阳邪阴邪传至里亦必动肺，固当以发散为可，然又有不可发汗者。仲景曰：渴而小便利者，不可汗，汗则四肢厥。又曰：咳而发汗，蜷而苦满，腹中复坚，脉散者，为心火刑肺金，其势必危矣。若太阳表未解，心下有水气，干呕，发热而嗽，小青龙汤。若汗后，复伤水，嗽而喘者，小青龙去麻黄加杏仁汤。若发热，呕逆而嗽者，小柴胡汤。若阳明腹满，脉浮弦，潮热嗜卧，胁痛鼻干，小便难而咳嗽，此谓之阳明中风，小柴胡汤。若少阳寒热往来，胸胁满或泻利而咳嗽，小柴胡去人参、大枣，加五味子、干姜汤主之。若呕渴而嗽，心烦不得眠，猪苓汤；但有痰而嗽，大半夏汤。若少阴或咳或悸，小便不利，四逆散；四肢厥逆，腹溏泄而咳，四逆散加五味子、干姜。四肢沉重疼痛，小便不利或自利，此为有水气，其人或咳，真武汤加五味子、干姜、细辛。

## 咳逆第八十七

咳逆者，仲景谓之噎，世俗谓之呃，又名吃忒。其声发于喉而无余音，头亦少动是也。无病人及小儿常有此声。有因汗下过多，胃气成虚，或与水饮水寒相搏而成，其脉沉迟，其证厥逆[①]。泻利乃寒气郁塞，胃气不伸之故，法当温之，更灸期门即止，脉散者不治。亦有因火热内郁，冲逆而上，不得伸越而成，其脉必洪数，乃下焦相火挟胁热而升，当开导其火则已。若专以为寒而无分别，岂不误哉。凡属寒者，若脉细则胃有寒而咳逆，橘皮半夏生姜汤；若胸满虚烦不安而咳逆，大橘皮汤；若脉沉迟，手足厥逆，胃寒咳逆，理中汤或橘皮干姜汤；寒厥甚者，羌活附子汤；若水寒相搏而咳逆，小青龙去麻黄加附子汤；手足厥冷者，小橘皮汤；胸满虚烦者，大橘皮汤。凡属热者，少阳脉弦急，发热，胸满咳逆，小柴胡加竹茹汤；若潮热，小便难，咳逆，小柴胡加茯苓汤；若发热咳逆，小便不利，猪苓汤；若潮热，脉实沉，大便难，咳逆，调胃承气汤；若脉浮洪，或有热证，热邪炎上，肺不得纳而咳逆，甘草泻心汤。阳明身热口渴，胸满烦躁，脉洪数，咳逆者，火冲肺也，亦甘草泻心汤。少阴失下，大便难，咳逆，小承气汤。大凡咳逆，药中陈皮、竹茹、姜汁为必用。有欲作正汗，阴阳升降而然者，即愈。若咳逆而有头汗谵语，腹满微喘，此为死证。惟有灸期门之法，及以硫黄、乳香各等分为末，在病榻前以酒煎熬，令病人闻之，然亦十死七八也。有因食积而致咳逆，小便闭涩及痰火上冲，或腹满不得小便，及脉见沉微散者死。

## 干呕第八十八

呕之无物为干呕。因邪在胃脘，里气不和，既不能纳，又

---

① 厥逆：据文意，当为"咳逆"之误。

不能出，或热或寒，与谷气相并，上熏于心而致呕焉。食不能纳者，黄连解毒汤。若太阳自汗，头疼身热，干呕，风邪上壅也，桂枝汤；若太阳表不解，心下有水似，身热干呕，微喘或自利，小青龙汤。太阳、阳明合病，不下利而但呕或干呕者，里实气逆，上而不下也，葛根汤。身凉恶寒，胁痛而利，干呕及胃热干呕，俱是十枣汤。胃寒津枯，干呕渴者，理中汤。若少阴下利，干呕，姜附汤；脉微者，白通汤；若少阴下利，里寒外热，脉微欲绝，干呕，通脉四逆汤；若下利不止，厥逆无脉，干呕，白通加猪胆汁汤。若厥阴呕而有涎沫，头痛者，吴茱萸汤；得药反剧者，小柴胡汤；通用五苓散。若少阴证，膈上有寒饮，干咳者，四逆汤；胸中似喘不喘，似呕不呕，似哕不哕，愦愦无奈何者，生姜汁半夏汤、大小橘皮汤。《千金》曰：呕家多服生姜，取其散逆气也。《金匮要略》多用半夏，取其散结气也，亦治干呕之大法。

## 哕第八十九

哕即呕之甚者，皆为无物，但其声恶浊而长。经[①]曰：湿家，下早成哕。阳明病，不能食，攻其热则哕。盖胃气本虚，若汗下太过，或恣饮冷水，水寒相搏，或热气壅郁，上下不通，皆能成哕，宜理中汤加肉桂、丁香以散寒下气，茯苓、半夏以消水。若有潮热，时时哕者，小柴胡汤。若腹满，大便不利而哕，先用半夏生姜汤，次用小承气汤；小便不利，猪苓汤。哕不止者，橘皮竹茹汤，或橘皮干姜汤，或半夏生姜汤。若胸满

① 经：指《金匮要略》。《金匮要略·痉湿暍病脉证治》曰：“湿家，其人但头汗出，背强，欲得被覆向火，若下之早则哕。”

虚烦而哕，大橘皮汤。若胃寒者，温中汤。若因饮冷水而哕，茅根干葛汤。至于不小便，则其证危矣。

## 呕吐第九十

有声有物名为呕，有物无声则为吐。王海藏云：吐属太阳，有物无声，血病也。故有食入即吐，食已方吐，食久乃吐之别。呕属阳明，有声无物，气病也。经曰：伤寒呕家，有热有寒。至于吐家，则悉言虚冷。又曰：太阴为病，腹满而吐，食不能下，自利益甚，腹时自痛。又曰：胃中虚冷故吐也。大抵表邪传里，里气上逆则作呕。此少阳半表半里证也。邪热上冲，不能纳食，入口即吐，此热呕也。及三阳发热而呕吐，与少阳证热渴而呕，胸满而呕，俱用小柴胡汤。如潮热便难，本汤中加芒硝。经云：呕多，虽有阳明证，不可攻，攻之为逆，宜甘桔汤。若太阳、阳明合病，呕者，葛根半夏汤。若阳明证，发热汗出，心烦痞硬，下利呕吐，大柴胡汤。若吐逆，大小便不通，厥逆无脉，必系实热内结，大承气汤。若虚热少气，气逆欲吐，竹叶石膏汤。虚烦咳者，竹叶石膏汤加姜汁或栀豉汤。或先呕而后渴，为欲愈，猪苓汤。先渴而后呕，为停水，赤茯苓汤。饮水即呕者，五苓散。若汗下后，关脉迟，胃冷呕吐，干姜芩连人参汤；上热下寒呕者，黄连汤；胃寒，下利，厥冷，不渴而呕者，理中汤去术加姜汁，或正气汤加姜汁。若少阴证，呕吐不止，真武汤去附加生姜。如厥阴冷，仍用附子；膈上有寒饮，或呕不渴，干姜附子汤；不欲饮水而吐，理中汤去白术加生姜。但三阴证，膈上有寒饮，呕吐涎沫，或吐利而渴呕者，四逆汤加生姜。脉沉，或咳或悸，夹水气者，亦真武汤去附子加生姜汁。若胃冷，脉迟，不食，小便利者，半夏理中汤加姜汁。利而厥逆者，难治，以其虚寒之甚也。手足温温，欲吐不吐，愦愦无奈何者，生姜汁半夏汤。已经汗下，虚而呕者，干姜芩连人参汤。汗后，水药及谷食俱不下者危，小半夏汤救之。若温毒呕者，心闷发斑。水证呕者，必怔忡而有脓血，乃腥臊气逆上冲所致，呕尽自愈。若有物无声，谓之曰吐。腥臊者为寒，酸臭者为热，治与呕哕同。若呕吐而脚软痛者，脚气也。呕吐，脉弱，小便自利，身微热而厥者，虚极难治。东垣曰：呕、吐、哕者，俱属于胃。胃者，总司也，以其气血多少为异耳。呕者，阳明也，阳明多血多气，故有声无物，血气俱病也，以生姜为主。吐者，太阳也，太阳多血少气，故有物无声，乃血病也，以橘皮去白为主。哕者，少阳也，少阳多阳少血，故有声无物，乃气病也，以姜制半夏为主。此治杂证之枢要，并附于此。

## 喘第九十一

喘者，气上逆，但出而不纳也。人遇跑急，或负重远行则喘，其大意可知矣。至于伤寒之喘，惟太阳、阳明与水停心下者有之，其法不过发表、攻下、行水而已。若伤寒吐下后，不大便，潮热，若剧则不识人，循衣摸床，微喘直视，脉弦者生，涩者死。若喘而脉浮洪，汗出如油，汗出发润则为肺绝。若邪气内盛，正气欲绝，气壅上逆而喘，兼之直视谵语，脉促或伏，手足厥逆，此阴阳相背，皆死证。《指掌图》[1] 姑以五味子汤和之，亦未言其能挽回也。无已[2]则反阴丹、理中汤可也。大率

① 指掌图：《伤寒活人指掌图》，又名《伤寒图歌活人指掌》，元代吴恕撰于1338年。

② 无已：即金代医家成无已。

脉浮而恶寒者，乃邪热内郁，上迫于肺心，腹满而不坚，此当汗也。若太阳病，头疼恶风，无汗而喘者，麻黄汤。阳明病，脉浮，无汗而喘，亦麻黄汤，但有汗而喘者，桂枝汤加厚朴、杏仁。若桂枝汤证误下之，脉促而喘，表未解也，葛根黄芩汤主之。太阳证下之，表未解，微喘者，桂枝汤加厚朴、杏仁。若太阳、阳明合病，胸满而喘，或脉促有汗者，不可下，宜麻黄汤。若太阳汗后，汗出无大热而喘者，不可再服桂枝，宜麻黄杏仁甘草石膏汤。太阳下之，微喘者，表未解也，桂枝加厚朴杏仁汤主之。下后利不止，脉促而喘汗者，葛根黄芩黄连汤。若似喘非喘，心愦愦者，生姜汁半夏汤。若脉沉实而腹胀坚满，内热壅盛，此当下也。若阳明病，汗出，潮热，不恶寒，腹胀满，大便不通，脉沉实而喘，胃实也，调胃承气汤下之。盖喘而腹不满，其病在表，喘而腹满，其病在里也。小便不利，大便乍难乍易，微热，喘冒不能卧者，大承气汤。脉沉喘满，反发汗，大便难者，亦里实也，宜下之。若太阳汗后，饮水过多，水停心下，咳而微喘，小青龙去麻黄加杏仁汤。若表未解，干呕发热咳喘者，亦如之。若病人小渴，而与水剧饮，以致水停心下，小便不利，腹满而喘者，其死甚众，小青龙去麻黄，加茯苓汤。若水停心下，肾气乘心，为悸为喘，五苓散。寒邪下陷，喘而咳者，灸肺愈；灸之不还，反微喘者，死。阴证喘促者，返阴丹主之。若湿家下后，额汗，微喘，大小便利者，死。

## 发黄第九十二

凡伤寒脉浮而缓，手足自温，病属太阴，当发身黄，若小便自利，则不发黄矣。至于阳明内实，当下而不下，当汗而不汗，当分利而不分利，则湿热怫郁，或内热而误用温药，或太阳病，脉浮数，为表未解，医反下之，不成结胸，但头汗，齐颈而还，小便不利，身必发黄。阳明病，面赤，攻之必发热，小便不利，发黄。阳明病，被火，额上微汗出，小便不利，身必发黄。风温，脉浮，汗出身重，多眠。若被火则微发黄色，剧则如惊痫，时亦瘛疭。太阳病中风，以火劫取汗而致血气流溢，失其常度，两阳熏灼，其身发黄，此皆发黄之所因也。故治黄者，其法不一。如头汗作渴，小便不利，色黄而明者，乃阳明经中血热，故真色见于肌肤，谓之瘀热发黄，宜茵陈汤、茵陈三物汤、陶氏茵陈汤。若身痛发热，色黄而晦，谓之湿热郁而发黄，宜茵陈五苓散。太阳病，寒湿在里，过发汗则寒去而湿在，谓之寒湿发黄，宜麻黄连翘赤小豆汤；若身痛鼻塞，用瓜蒂搐鼻法，仍内服茵陈五苓散；头痛甚者，神术散加茵陈。若身黄，脉沉结，少腹硬而小便自利，大便色黑者，谓之蓄血发黄，轻则犀角地黄汤，重则桃仁承气汤、抵当汤。一身尽痛，发热，身如熏黄，误汗则眼目俱黄，谓之中湿发黄，宜茵陈五苓散、栀子柏皮汤、防己黄芪汤；身体疼痛者，麻黄汤加苍术。食已易饥，鼻干腹痛，潮热咳嗽，谓之伤风发黄，宜小柴胡汤加茵陈；如哕，加茯苓；甚者用大柴胡汤加之；寒热往来者，小柴胡汤加山栀、茵陈。脾胃素虚，因食冷物停滞不散，或呕逆腹满，或大便自利，谓之内伤中寒发黄，宜理中汤加茵陈、枳实、青皮；腹胀，食不敢饱，欲作谷疸者，五苓散加茵陈。心胸满硬，按之痛不可近，谓之结胸发黄，宜大陷胸汤加茵陈；心下满硬，按之不痛，谓之痞气发黄，宜半夏泻心汤加茵陈。此二者非下早不成，又当与结胸条互考。大凡发黄，小便不利，烦躁而渴，茵陈汤加茯苓、猪苓、滑石、当归、官桂主之。烦躁，喘呕不渴，茵陈汤加陈皮、白术、生姜、半夏、茯苓主之。

四肢遍身冷者，茵陈汤加附子、甘草主之。冷汗不止者，茵陈汤加附子、干姜主之。肢体逆冷，腰上自汗，茵陈汤加附子、干姜、甘草主之。服姜附诸药而黄不退，脉尚迟者，茵陈汤加吴茱萸、附子、干姜、木通、当归主之。大抵发黄，必因湿热、寒湿、瘀热、瘀血，亦有因太阴、太阳司天，一则寒水太过，一则土气不及，医者又下之，往往变成此证，皆小便不利。惟瘀血发黄，小便自利，外证俱头汗作渴，脉浮而数。盖热结下焦，则热耗津液，故小便不利，血结下焦，其热但耗血而不耗津液，故小便自利。初起时，令病人以口含水，用瓜蒂一字①搐末入鼻中，吐出黄水，内服茵陈五苓散，或酒蒸黄连丸，外用生姜同茵陈捣烂，遍身擦之自愈。若寸口无脉，或鼻出冷气，或形体如烟熏，直视摇头者，是为心绝；环口黧黑，柔汗发黄，是为脾绝，俱不治之证也。

## 吐血复齿缝出血第九十三此一条当于太阳经失汗下并识之

仲景云：服桂枝汤吐者，其发后必吐脓血，此不当用而用之故也。若诸阳受邪在表，不用麻黄汤，反以桂枝汤饮之，热毒入于脏，瘀积于内，阳气壅迫，血热妄行，其人必发燥。吐血亦有非服桂枝汤，但因当汗不汗，以致热毒中于三阳吐血者，此实热也。凡病人目红骨热，神昏狂谵，胸腹急满，皆血证之兆。热之浅者，犀角地黄汤加黄芩、山栀、茅根、藕节，或三黄泻心汤，或地血散、芍药地黄汤、柏皮汤。蓄血则桃仁承气汤，甚者抵当汤；阳毒者，升麻汤；作咳者，五苓散，或竹叶

① 一字：古人用来衡量药物剂量的一种方式。将铜钱插入药末中，以药末完全盖住铜钱上的一个字为基准。

石膏汤，俱加川芎调血，炒山栀降火。若大下之后，寸脉沉迟，尺脉不至，咽喉不利，唾脓血者，虚热也，麻黄升麻汤。脉迟无热，吐血紫色，血寒而凝者，理中汤；至有齿缝出血，止宜外敷绿袍散，内服解毒汤合犀角地黄汤，或生地芩连汤；轻者，清胃降火而已。

## 蓄血第九十四

血在下焦，结聚不行，谓之蓄血。盖由太阳随经，瘀热在里，血为热所搏，结而不行。小腹硬满，小便自利，如狂健忘，屎硬而大便反易，其色必黑，方是蓄血。治有重轻，若如狂健忘为甚，宜用抵当汤；若外证已解，止是小腹急结，桃仁承气汤；亦有不如狂健忘，无表里证及小腹硬满之候，但发热七八日，脉见浮数，下后脉仍数，消谷善饥，至六七日不大便，此有瘀血，宜抵当汤下之。盖热客于气则脉浮，热客于血则脉数，因下之后，浮数俱去则已。若数去而脉浮者，荣血虽和，卫气之热尚在，邪气独流于胸中，故饥而潮热发渴也。若脉已不浮而仍数者，卫气已和，荣血之热尚在，惟热客于气则血乃下行，胃虚夹热，消谷善饥。血至下焦得以去，泄则便脓血。若六七日不大便，血不得出，遂成瘀蓄。此病识者甚少，能得此意，斯为上工。

## 衄血第九十五

伤寒脉浮，鼻口俱燥，但欲漱水而不欲咽者，是欲衄也。阳明口干鼻燥，欲食则衄。太阳脉浮紧，身无汗，自衄，或服麻黄汤后衄者，为欲解也，其血成流者不药自愈，点滴而至者必待药痊，宜九味羌活汤加赤芍药，或升麻葛根汤加黄芩，或麻黄升麻汤、双解散；渴者，五苓散；烦者，竹叶石膏汤，以散经中之邪。仲景云伤寒脉浮紧，不发汗因致衄者，麻黄汤主之是也。若脉浮大又发热下利，干呕，黄芩芍药汤。自利而衄，麻黄升麻汤。衄后，渴欲饮水，水入即吐，先用五苓散，次用竹叶石膏汤。脉浮缓，太阳证仍在者，有汗桂枝汤；脉浮紧，无汗者，再与麻黄汤。如无表证，衄血成流，及因汗而得衄，或下后见血者，病当自愈。不止者，犀角地黄汤、生地芩连汤、黄芩汤、茅花汤。若少阴证，热行于里，先热后厥无汗，有似乎阳而用麻黄汤，恶寒必动血而衄，从耳目口鼻中并出，名曰阴血，上厥下竭者死；轻者，黄芩汤加生地，或用当归四逆汤，或黑锡丹，庶全一二。若衄而头有汗，身无汗，及汗出不至足者死。夫血属阴也，主于心，藏于肝，因气变则为汗。病者经络热盛，迫血妄行，随气上从于鼻者为衄。其热在表，故太阳表邪未解者，得衄而解。仲景云：太阳病，未得汗，其人发烦目瞑，剧者必衄。盖阳盛之甚，故目瞑而烦，剧得衄乃解，谚云红汗[①]是也，非杂病之衄，热在里之类，衄后不解，再行麻桂二汤，亦须审酌停妥而用。经云：夺血者无汗。若再汗之，是重虚也。若汗不得宜，则发额汗，脉紧急，直视不得眠，变在斯须矣。可不慎哉。

## 下血第九十六附热入血室

伤寒，热邪侵入血室，女人适值经至，为热所迫，妄行不止，男子则大便下甚，俱谓之下血。血室者，荣血停止之所，经脉交汇之处，即冲脉也，起于胞中，上循脊里，为经络之海。

① 红汗：鼻衄或血汗的别称，此处指前者。

又云起于气街，并足少阴经，夹脐上行，至胸中而散，男子则运行百络，女人上为乳汁，下为月水，为邪所侵则迫血下行，男子从谷道而出，其证寒热如疟，谵语，或挟热自利，其脉乍涩乍数，或沉或伏，血热交并则洪盛，俱于左手见之。若太阳不解，其人如狂，热结于膀胱，血自下者愈；不瘥，用桂枝汤；如表虚自汗，身凉拘急，脉沉而迟，桂枝加附子红花汤。阳明病，下血谵语，胸胁满如结胸状，夜则见鬼，寒热往来，此为热入血室，小柴胡和之。妇人月经适来，夜则谵语，寒热如疟，昼则明了①，宜柴物汤；发热恶寒，经水凝滞，桂枝加红花汤；无表证，下利清谷，不解，桃仁承气汤。若下焦蓄血，其人如狂，小腹急结，小便自利，大便黑，与夫下利无表里证，脉数不解，消谷易饥，多日不大便，此为瘀血，宜用桃仁承气汤。

## 下利脓血第九十七

下利脓血，当分阴阳寒热与湿热瘀积之别。所谓阳热者，其证先热后厥，厥后复传，至七日厥阴传经尽，必自愈。若七日不解，复热不退者，必下脓血。或先厥而后下利，寒极变热，利当自止，忽然咽痛者，必为喉痹，乃热邪上行也，不为喉痹，必便脓血，因热邪下行也。若腹满身热，脉洪数而乍涩，所下如鱼脑色，宜黄连汤、阿胶汤、地榆汤；所谓阴寒者，乃下焦虚寒，肠胃不固，清浊不分而便脓血，宜用桃花汤；亦有湿热瘀积于肠胃间，蓄滞日久，因热邪相搏，所下红白相杂，其脉必芤涩，宜下之；三者不同，治亦迥异。若夫小腹急结而痛，其人如狂，所下红白相杂，小便利者为蓄血，又当以抵当汤下

---

① 明了：原作“了明”，据《医学纲目·妇人伤寒》乙转。

之。少阴病，下利脓血，或腹满，下如鱼脑者，桃仁汤主之。

## 自利第九十八

已下而泻者，谓之下利，未下而泻者，谓之自利，凡此杂病，悉由于寒，伤寒则有寒热之别，大端由里虚所成。盖表邪传里，里虚夹热，则为自利；下失其宜，内虚夹热，遂成下利；三阳合病，夹热乃利。惟阳明少阳合病，其势为重，阳明土胜，脉长利止，胃实斯愈。少阳木胜，脉弦侮土，其名曰负，十有九死。若所下稠黏，谓之肠垢，外证有热而渴，脐下亦然，小便赤色，脉得实数，或发谵语，后重，泻下黄赤，或下清水，腹满而痛，必有宿食，此属阳实夹热，因表邪入里，夹风则所下必暴，法宜下之。若状如鸭粪，谓之鹜泄，外证不热不渴，脉得沉迟，小便清白，太阴手足温，少阴、厥阴手足厥冷，其下亦冷，完谷清水，此属阴寒直中阴经，法宜温之。二者之别如水火冰炭，误之则死。然见证易以见也。大发热宜和解，或攻泄，或利小便，寒宜温中或固下焦。若上吐下泻不止，当渴而反不渴，其脉微细而弱，理中汤为主；渴而脉沉有力而疾者，五苓散主之。凡下利虽有表证，不可发表，因邪气内攻泄其津液，若再发表，胃气愈虚，必成胀满。若邪气太盛或至上壅，正气下脱必死，身热脉反实者必死，厥不止者死，谵语直视者死，厥冷无脉，灸之不温，脉不还者死，少阴证，烦躁不得卧寝者死，汗不止者死。《金匮要略》曰：六腑气绝于外，故手足寒；五脏气绝于内，故下利不禁。气既已脱矣，治之何及。夫伤寒自利，俗呼漏底，寒热之分，已昭昭可辨。用药之法，以夹热言之，凡下利黄赤者，黄芩汤最妙；带表口渴下利者，柴芩汤；脐下窘迫痛，黄芩汤、白头翁汤。太阳、阳明合病，自利，葛根汤；呕者，加半夏，或升麻葛根汤。太阳、少阳合病，自利，黄芩汤。脉浮大而长，千金葛根黄芩黄连汤。下清水，心下痛，口燥渴，腹满者，有宿食，小承气汤。脉数而滑，谵语，腹满痛，有宿食，大柴胡汤或陶氏黄龙汤。下利，脉滑或浮大，按之反涩，不欲食者，有宿食，并宜下之。少阴热证，燥渴者，白虎汤；咳而呕，心烦不得眠，猪苓汤；肾虚客热，下利咽痛，胸满心烦者，猪肤汤。若太阳初伤风，下利不恶寒，头痛干呕，心[①]痞腹痛者，桂枝汤加芫花，或十枣汤。胃不和，肠鸣下利者，生姜泻心汤。小便涩而大便利者，赤石脂丸。下利频而溺如常者自止，橘皮竹茹汤调之。以阴寒言之，所下澄澈清冷如鸭粪，脐下寒，脉沉迟，不渴，理中汤。太阴下利不渴，手足寒，脏寒也，理中汤或四逆汤。寒毒入胃者，四逆汤加韭白。少阴自利、少阴下利，虚渴脉微者，白通汤。少阴下利，咽痛者，甘桔汤。少阴下利十余日，手足微冷，无热证，四顺丸。岁火不及，成鹜溏，理中汤。少阴下利清谷，不渴而厥，白通加猪胆汁汤。自利不止，里寒而下脱，桃仁汤、赤石脂禹余粮汤。下利不止，脉微，手足厥，灸气海。少阴吐利，手足不冷，反发热，脉不至，灸太溪穴。厥阴下利，先厥而后发热者，下利必自止，若再厥者，必复利也，小建中汤、当归四逆汤。利不止者，赤石脂禹余粮汤。又下利身痛者，先以四逆汤救里，利止但身痛者，急服桂枝汤救表，此皆寒热自利者也。至于湿毒下痢脓血，腹满肠内刮痛，所下如鱼脑烂桃，或如黑豆汁者，除湿汤、猪苓汤、地榆散。湿夹热者，败毒散、黄芩汤、白头翁汤。如无湿但热毒，日晡壮热，腹痛便下脓血

① 心：此后原衍“痛”字，据《医学入门·论伤寒杂证》删。

稠黏者，黄连阿胶汤。湿夹风者，胃风汤加木香；湿夹寒者，不换金正气散加干姜、木香。阳证便脓血者，亦名血热肠垢，当清其肠，宜犀角地黄汤。阳明热入血室下血者，小柴胡汤加生地、枳壳、山栀。少阴下利脓血者，亦名夹寒鸭溏，当固下焦，桃花散、赤石脂丸。若少壮人，实热下利，不宜止涩，止之则加热闷而死，名曰壮热断下。





## 小便难第九十九

小便难，谓其赤涩而不能流利也，由于阴虚阳凑，膀胱受热。经曰：阳入阴分，则膀胱热而小便难，盖缘阴分虚而阳热得以乘之，不可强利，必小便黄赤，宜用万全木通汤或导赤散。若膀胱与肾皆虚，津液衰少，小便频数不多，乃肾虚夹热，宜滋阴降火。若六七日不大便而小便少者，乃胃中水谷不别，猪苓汤。若太阳病，汗后漏不止，恶风，四肢拘急，难以屈伸，桂枝加附子汤。若阳明中风，脉弦浮大短气，腹满，心胁痛，鼻干无汗，嗜卧身黄，潮热而哕，小便难者，小柴胡加茯苓汤。

## 小便不利第一百

小便不利，各有所因，或热在上焦，烦渴喜饮，小便不通，此太阳本病也，脉浮，五苓散；脉沉，猪苓汤；或肿满中湿，或引饮过多，聚而不散，邪结下焦，小腹坚硬而痛，即宜行之，取其渗泄。经云：治湿不利小便，非其治宜也，宜牡蛎泽泻汤。若身黄脉沉，阳明无汗，小便不利，茵陈五苓散。或大汗之后，内亡津液，胃汁干涸，内热消铄，小便自利，脉虚大，宜清利，则自然生津益水。若妄行渗利，重亡津液，则危矣。若脉实，大便结，小承气汤。或阳明汗多，小便不利，又以利小便为戒。

若热渴，脉洪大，白虎汤。若太阳病，身黄，脉沉，小腹硬，小水不利者，乃无血也。与阳明无汗，小便不利，心中懊恼者，必发黄，茵陈五苓散。汗下后，发热项强，头顶心痛，无汗，小便不利者，三白姜枣汤。半表证，小柴胡去芩加茯苓。谵语身重者，柴胡龙骨牡蛎汤。少阴脉沉，小便不利者，玄武汤，或四逆汤加茯苓。少阴腹满痛，便脓血，小便不利者，桃花散。又阴毒下利，小便不利，囊缩小腹痛欲死者，急与返阴丹服之。若用寒凉药，阴气伏蓄小腹有至死者。若小便不利，俗法以炒盐熨脐下，阴气不散，因熨冲心，亦有至死者。大凡小便闭而致厥逆，头汗出者，乃阳脱关格，不治。

## 小便自利第一百一

小便自利者，乃津液偏渗，大便必硬，以宜酌重清下之。若太阴当发身黄，而小便自利，则湿热内泄，不能发黄矣。若蓄血证，小腹急如狂，肾与膀胱不能约制水液，小便自利，宜桃仁承气汤下之。若自汗而小便数者，虽有表证，忌服桂枝，谓其亡走津液也。误服之则厥，宜用甘草干姜汤；心烦[①]脚蜷者，血不足也，甘草芍药汤。若太阳病，小便自利，因饮水过多而兼心悸，茯苓桂枝汤、茯苓甘草汤。若脉浮自汗，小便数，胃不和，谵语者，少与调胃承气汤。若阳明脉浮而涩，浮则为胃气强，涩则小便数，浮涩相搏，大便则难，其脾为约，宜麻仁汤。若少阴厥逆，小便自利，色白者为虚寒，四逆汤，或真武汤去茯苓。若吐而下利清谷，大汗而小便复利，内寒外热，脉浮欲绝者，四逆汤。汗吐下后，小便数大便硬者，大柴胡汤。

① 烦：原作“胀”，据《伤寒论·辨太阳病脉证并治》改。

若夫膀胱移热于小肠则尿血，与赤浊相似，宜导赤散，或延胡索、朴硝二味等分，水煎服，或加川芎渗利之剂尤妙。此亦瘀血中之一证也。

## 不大便第一百二

伤寒至于不大便，孰不曰下证也，然当察其证候，量其缓急，庶几其应如响，否则未有不频于危者。今夫少阴证悉具，腹胀不大便，则用大承气汤下之。正阳明，里证悉具，发渴谵语，脉实，狂妄，潮热自汗，小便赤，或心腹胀满痛，亦三承气汤选用。若脉浮带呕，舌上白苔者，全未入腑也，犹属半表里，所谓呕多，虽有阳明证，不可攻，舌上白苔不可攻，止宜小柴胡汤和其荣卫，通其津液，得微汗而自解。不大便六七日，头痛身热，尚有表证，止宜小承气汤。不大便六七日，绕脐痛，烦躁，发作有时，此为屎硬不得大便，小承气汤。脉浮而数，能食，不大便，此为实，名曰阳结，大柴胡汤。若不了了，得屎而解。脉沉而迟，不能食，身体重，大便反硬，名曰阴结，金液丹、《难知》厚朴汤。若大便实则不得不下，当用大柴胡汤。阳明证，胁下硬满，不大便而呕，舌上白苔，小柴胡汤。但脉浮脉虚，小便清，俱邪不在里，不可攻下。若因发汗过多，曾利小便，则为津液耗竭，或小便自利，则为津液偏胜，以致不大便者，俱以蜜导猪胆通之。概从攻下，不亦危乎？凡大便坚、小便少者，津液未充，不可攻也。候小便自如，乃可用攻。若大便闭而小便如常，大便不久自出。若欲用大承气汤，必先一日用小承气汤。若腹中响而放屁，知其有燥粪，臭者则为宿食，宜攻也。若腹中不转气，必先硬后溏，且不可攻。《金匮要略》云：六七日无所苦，不可攻，下之太早，热气乘虚入胃，重者必死。若便秘而屡下不通者，须吐以提之。

## 阳毒第一百三

仲景①云：阳毒者，乃受天地恶毒之气，入于阳经。初病大热，或以当汗失汗，当下失下，或吐下后，邪热乘虚入，或误服热药，致热毒漫散，其脉两手俱洪大，其证咽喉肿痛，舌卷焦黑，鼻中如烟煤，面如锦纹，狂躁不止，逾垣上屋，登高而歌，弃衣而走，用阳毒升麻汤；斑盛者，青黛一物汤，或人参白虎汤；咽喉痛，玄参升麻汤，或活龙散亦可。甚则时狂时昏，口噤咬牙，用水浸法，候牙宽，狂稍定，或陶节庵醋炭法，然后用药。大抵此证六日内可治，七日者不治。面赤眼红，身黄发斑，下利黄赤，六脉散者，三黄石膏汤，今阴气复而大汗解；如大便不通，三黄巨胜汤下之。若皮肤斑烂，面若涂朱，身如凝血，两目如火，十指皮俱脱，烦渴，躁急不宁，昏不知人，脉洪大而有力，以三黄石膏汤主之。

## 温毒第一百四

冬感于寒，脏毒在内，至春而发斑烂，谓之温毒。经②曰：阳脉洪数，阴脉实大，遇温热之时变为温毒。待温病已经汗、吐、下而表尚未解，积热在中，发为斑烂，状如锦纹，或如瘾疹，解肌自已，黄连橘皮汤或葛根橘皮汤，热甚者黑膏。

---

① 仲景：系作者误引，李中梓《伤寒括要》曰："仲景所谓阳毒者，感天地恶毒之异气，入于阳经，则为阳毒。"此为最早出处。

② 经：指《伤寒论》，《伤寒论·伤寒例》曰："阳脉洪数，阴脉实大者，更遇温热，变为温毒。"

## 发狂第一百五附如狂

《素问》云：重阳者狂，重阴者癫。脱阳者见鬼，脱阴者目盲。兹病而发狂者，一则中于阳毒，一则因于蓄血，一则劫于火邪，须分别治之。阳毒者，乃伤寒热毒在胃，并入于心，遂使神不宁而志不定，胡言妄语，上屋逾垣，歌笑骂詈，皆独阳亢极，热之所致。其脉数实，其证烦躁干呕，面赤咽痛，潮热发狂，或下利黄赤，用阳毒升麻汤、黄芩汤、栀子仁汤、桔梗大黄汤、黑奴丸。若三阳热急，脉大身热，渴而狂者，黄连解毒汤，不已则承气汤。若伤寒四五日，身热烦躁，不得汗，发狂者，表里俱热，三黄石膏汤、双解散。若六七日，壮热，胸满，便闭，脉实数，发狂者，大承气汤加黄连。若热病六七日不得汗，阳极阴衰，脉洪而盛，用酸苦药收阴益阳，令阴气复则大汗解矣，葶苈苦酒汤。若吐下后，虚甚而热，狂未解者，人参白虎汤加辰砂清其浮火。《直指方》[1] 用寒水石、黄连末各一钱，冷水调服。咽痛，吐脓血者，阳毒升麻汤。潮热甚者，栀子仁汤。潮热大便闭者，升麻葛根汤加大黄或三黄汤。狂走者，瓜蒂散吐痰。时行热毒发狂者，黑奴丸，通用水浸法、火劫法、王氏玄明粉。但发狂，阳证见阳脉者顺，阴证见阴脉及舌卷囊缩者死。至于太阳病不解，热结膀胱，其人如狂，实未狂也，血下者愈；外不解，与桂枝汤；外已解，但小腹急结，脉沉，身黄，唇燥漱水，小便自利者，乃是血证，轻则犀角地黄汤，重则桃仁承气汤下之；夹血瘀传心脾者，当归活血汤；若大便黑，脐下痛，身黄，喜忘，如狂，抵当丸。此皆因于蓄

---

① 直指方：即《仁斋直指方》，南宋杨士瀛撰于1264年。

血也。若因病人服药不汗，乃津液内竭，妄以火迫之则炎气熏灼，邪热交并，变为惊狂等证，实则烦躁不已，虚则真阳脱亡，当量其虚实而解散之。若脉浮，迫之以火，亡阳惊狂，居卧不安，桂枝救逆汤、柴胡龙骨牡蛎汤。若火逆下之，因烧针烦躁，桂枝甘草龙骨牡蛎汤。若太阳证，以火熏之，不得汗，发燥不解，必下清血，名为火邪，犀角地黄汤。若脉浮，宜以汗解，用火灸之，邪无从出，腰下必重而痹，名曰火逆，麻杏薏甘汤。若太阳汗下后，心下痞，表里俱虚，复加烧针，胸烦，面青，肤瞤者，难治；色黄，手足温者，可治。若太阳中风，以火劫之，身必发黄，热搏于内，则小便难。火热太甚，则手足躁，寻衣摸床，为难治。小便利者，火气未剧，为可治。




## 谵语第一百六附狂言、错语、郑声、独语

胃热乘心，神无所主，故出言失常，然有重轻之别。若语所未见之事，词俱妄诞，谓之谵语。呼喝叫嚷，状厉不逊，谓之狂言。语多无伦，忘前失后，谓之错语，三者皆邪气实也。声音不正，忽改乡音，或语句重叠，谓之郑声。睡中自言，若对人谈，谓之独语。二者皆正气虚也。经云：邪气盛则实，精气夺则虚。大抵谵语之发，多因胃实便秘，里证热剧居多。亦有被火劫取汗者，有燥屎在胃者，有三阳合病者，有下血、有亡阳、有过经者，有妇人经水适来，热入血室者，亦有风温病发汗而致者。惟下利清谷，不渴为虚。若气上逆而喘满，气下夺而自利，均之为逆。经[1]曰：直视谵语者死，下利者亦死。

---

[1] 经：指《伤寒论》，“直视谵语者死，下利者亦死”语出《伤寒论·辨阳明病脉证并治》。

谓其正气脱也。逆冷，脉沉细者，不过一日死。若身微热，而脉浮大者生，宜下、宜温、宜和解。临证自宜熟察。若潮热汗多，大便硬，大承气汤。阳明病喜忘，必有瘀血，抵当丸。脉洪数，大便闭，小便赤，手足温，调胃承气汤。吐下后不解十余日，日晡潮热，不恶寒，如见鬼状者，大承气汤。汗后十三日不解，再传经而谵语，脉沉疾者，调胃承气汤。下后胸烦，身重不可转侧，谵语者，柴胡龙骨牡蛎汤。少阳病，咳而下利，谵语，必被火劫，小便决难，为强发少阳汗也，便实宜下。厥阴，下利谵语者，有燥粪也，小承气汤。大便黑而溲利，大腹满而脉芤，此为当汗不汗，蓄血在里，桃仁承气汤、抵当汤。若三阳合病而谵语，脉滑实，身重难以转侧，口中不仁，面垢遗尿，不可汗下。或又恶热，或腹满微喘，口干咽燥，或不大便，久则谵语，是因火劫所致，俱白虎汤。烦躁不得眠，白虎加栀子汤。多汗亡阳，谵语，身和无大热，柴胡桂枝汤，脉短者死。小结胸，脉浮滑，发汗则谵语，五六日不止，刺期门。瘥后谵语者，邪留心包络也，知母麻黄汤。阳明病下血，热入血室，谵语，小柴胡汤加当归、红花。妇人热入血室，夜则谵语，如见鬼状，柴物汤。至于阳虚阴盛，脉沉细弱而谵语者，又当温经助阳。此证不多见，有则多危。若夫错语则大热呻吟，干呕不得眠，犀角解毒汤、单泻心汤或白虎汤和之。得病无[1]热，但狂躁不安，精采稍失，五苓散二钱，以新汲水取吐。一法用猪苓汤。郑声而脉微，自利厥逆，白通汤或单人参汤。独语而脉洪大者生，短者死。

① 无：原作“而”，据《伤寒明理续论·谵语》改。

## 霍乱第一百七

霍乱者，夏秋之证也。《六书》内载之，无乃以热证及三秋非时感冒，复触暑气而然与。盖暑湿相搏，阴阳交争，吐利并作，甚则转筋。若不吐不利，谓之干霍乱，其证十死四五。在伤寒条内，恐以不吐不利，认作腹痛别证，误人多矣。大率邪在上焦，吐多利少；邪在下焦，利多吐少；邪在中焦，既吐且利。节庵谓：在上不利，在下不吐。何以知其为霍乱，且其吐而不利，利而不吐，又有伤寒正条矣。必外证发热恶寒，头疼身痛，因邪入脾胃，发为吐利。邪居阳分者，则多热而渴，五苓散分利之；邪居阴分者，则多寒不渴，理中汤以温之。风寒湿胜者，藿香正气散、除湿汤、五积散。如吐利不止者，理中汤。若上下不通，腹痛甚而头疼发热者，桂枝大黄汤。若吐利，大渴，烦躁，冷汗自出，两腿转筋，手足微厥，尺脉沉强，此暑证霍乱也，白虎加人参汤、香薷汤、五苓散。若霍乱吐利止，汗出而厥，不欲饮水，四肢拘急，脉微欲绝，通脉四逆加猪胆汁汤，或四逆汤加吴茱萸、生姜救之。少阴吐利，烦躁欲死者，三味参萸汤。吐利止，身痛不休者，桂枝加参汤。汗后霍乱，身体痛重者，桂枝汤。若霍乱转筋，理中加石膏汤。

## 多眠第一百八

卫气融合则及时寤寐，阳虚阴盛则目瞑多眠。盖邪传在阴而不在阳，故昏昏闭目者，阴主阖也；默默不言者，阴主静也。凡太阳病，脉浮细，嗜卧，乃外解神复也，小柴胡汤。若胸满胁痛，鼻干，不眠，风热内攻，邪伏于里则喜睡，不得汗者，亦小柴胡汤；脉浮者，羌活冲和汤；冬月，用麻黄汤。阳明热伏于里而嗜卧者，小柴胡汤。若少阳病欲寐，尺寸俱沉细，及欲吐不吐，欲呕不呕，心烦多寐，五六日自利而渴，小便白者，俱四逆汤加人参、茯苓以益阴回阳。若复烦热不得卧者，不治。若三阳合病，欲眠，目合则汗，谵语者，则有热也，小柴胡汤。若胃热亦嗜卧，犀角解毒汤。热病得汗后，脉沉细身冷，初觉安静，渐次昏沉，喜卧不醒，急与四逆汤，令四肢温，否则有熟睡而死者。若阳脉浮滑，阴脉濡弱，多汗或发汗后身犹热，喘息多眠，风温也，葳蕤汤。若汗下后酣睡者，为正气已复，不必药也。若状如伤寒，四肢沉重，忽忽喜睡，上下唇有疮，乃是狐惑，方脉俱在本条。

## 不得眠第一百九

阳盛阴虚，则终夜烦扰不宁，谓之不得眠。盖汗为之心液，汗多则液涸，心脏专主血，大下则血伤，故津液干而热盛阴虚，胃不和而不得眠也。或瘥后阴气未复，俱能令人不眠。若太阳大汗出，胃中干，不得眠，欲引水者，少与之，则胃和而愈。若脉浮而渴，小便难者，五苓散。若瘥后不得眠，乃脾不足，栀子乌梅汤，或温胆汤加竹茹；虚者，十味温胆汤。精神恍惚者，朱雀丸。若汗出鼻干，不得卧者，邪在表，干葛解肌汤。若胃实，大热错语，大汗，不得卧，胃中干，邪在里也，解毒汤或小承气汤。若吐下后，昼夜不得眠，及阳气胜阴，乱梦狂言，心烦乏气，俱酸枣仁汤。若下后复汗，不得眠，无表者，脉沉，干姜附子汤。下利而渴，不得眠；与咳呕烦闷，不得眠，俱猪苓汤。若汗吐下后，虚烦不得眠，及心中懊憹，俱栀子豉汤。下后复热，昼烦夜静，及表证已罢，脉沉微，不得眠者，俱干姜附子汤。若汗下后不解，而至烦热，茯苓四逆汤。若阴气盛阳，惊悸昏沉，大热干呕，错语呻吟，不得眠者，犀角地黄汤。汗出脉虚，不得眠者，小建中汤。少阴证二三日，心烦不得眠者，本病热也，黄连阿胶汤。谵语，小便淋涩，烦躁少睡，白虎汤加山栀。夹瘀血者，犀角地黄汤。少阴下利而渴，或因下后不得眠者，猪苓汤。少阴二三日，心烦不得眠者，黄连鸡子汤。大凡不得眠者，熟酸枣散；多眠者，生酸枣散，是亦一法也。

## 厥分阴阳第一百十

厥有阴阳寒热，不能分别，则立见死亡矣。何谓阴厥？初起时无头疼，无身热，亦无吐利、口渴、静蜷等症。惟手足尽冷，乃阴厥也，阴邪独胜而然，非传经四逆之渐冷也。太阴厥，手足指头微冷者，理中汤；少阴厥，胫寒足冷，甚者手至臂、足至膝者，四逆汤、通脉四逆汤。厥阴厥，一身尽冷者，当归四逆汤。厥逆烦躁者不治。凡冷厥初得病，四肢逆冷，脉沉细，卧多挛足，或恶寒，指甲青色，或引衣覆身，或下利清谷，或清便自调，小便数，外证惺惺，四逆汤、三味参萸汤选用。何谓阳厥？乃热邪自三阳经传入太阴，则手足自温；至少阴，则四肢厥而不温，虽未至于冷，亦非温之比矣；传至厥阴，里证已深，则手足逆冷，所谓热深厥亦深也。其病手足乍冷乍温，大便燥实，谵语发渴，扬手掷足，不恶寒而怕热，脉沉有力。若阳气胜阴，热多厥少而愈；阴气反盛，阳不得复，则热少厥多，其病为逆，甚至下利。若厥而复热，为阳气得复，利必自止，热而复厥，是阴气还胜，必复下利。此由大便结实失下，血气不通所致，轻则四逆散，重则大承气汤，自无不愈也。若手足厥，脉细欲绝者，当归四逆汤。少阴病，身痛，手足寒，脉沉者，宜附子汤。少阴病，四逆或悸者，四逆散加桂枝主之。若厥而心下悸者，宜先治水，当服茯苓甘草汤，却治其厥；不尔，水浸入胃，必作利也。少阴病，食入则吐，复不能吐，手足寒，脉弦迟者，宜吐之。下利而厥，重者，四逆加薤白；微者，通脉四逆汤、白通汤。温后无脉者，白通加猪胆汁汤。汗后拘急者，四逆汤。下后咽不利者，麻黄升麻汤。吐利，发热恶寒，汗出而厥者，属霍乱，宜四逆汤。吐利，烦躁，厥而欲死者，属少阴，宜吴茱萸汤。吐利止，脉微欲绝而厥者，通脉四逆加猪胆汁汤。若伤寒，脉浮，自汗，小便数，心烦，微恶寒，脚挛急，误与桂枝汤而致发厥，咽中干，烦躁，吐逆者，与干姜甘草汤，以复其阳；厥愈足温，又与芍药甘草汤，其脚即伸；若胃气不和，谵语者，少与调胃承气汤；若重发汗，复加烧针者，四逆汤主之。若下证悉具，而见四逆者，乃因失下而致血气不通，四肢作厥。若误为阴厥而进热药，祸如反掌矣。以大抵四肢厥逆直至臂胫以上，则为真寒，其他必当质诸脉证。若腹痛腹满，泻利清白，口中不渴，小便亦清，为寒何疑。腹痛后重，泻利黏稠，口渴好饮水，小便赤色者，为热何疑。医者无辨于阴阳，是犹抱薪救焚，故曰立见死亡也。若厥，脉反浮大而短者，死。又有所谓晕厥者，乃夹痰与浮火。伤寒则热结胸满，痰盛口噤，不省人事，先用绢帛裹指，牙龈上频频擦之，候牙宽，用大承气汤。又有所谓脏厥者，发热七八日，脉微，肤冷而躁，或吐或泻，无时暂安，乃厥阴真脏气尽，故曰脏厥。仲景亦无治法，四逆汤冷饮救之。若少阴厥而吐利发躁者，亦不治，三味参萸汤救之。

## 舌苔第一百十一

寒邪入里，则丹田热而胸中寒，津液结搏，舌上生苔，色白而滑，邪在半表半里之间，尚不宜攻，攻用小柴胡汤去半夏加人参。若腹中痛，欲利，察果为寒，用理中汤。若阳明病，脉紧而浮，咽干口苦，腹满而喘，发热汗出，身重，不恶寒而反恶热，客热熏膈，心下懊恼而有白苔者，不可下，宜用栀子豉汤。若阳明病，心下硬满，不大便而呕，白苔者，小柴胡汤，此皆苔之轻也。若热气渐深，则苔燥而涩。经曰：伤寒七八日不解，热结在里，表里俱热，时时恶风，大渴，舌上干燥而烦，欲饮水数升者，白虎加人参汤主之。是热耗精液，而滑者已干也。至于热聚于胃，其苔则黄，是热已深矣。《金匮要略》曰：舌黄未下者，下之黄自去。若苔色变黑，则又热之极也，病势危笃。经曰：热病口中干舌黑者，乃肾水刑于心火也。但舌黑亦有数种，有四边红而中灰黑成路者，失下也；有黑圈者，过经未解也；有黑尖者，虚烦也；有舌见黄而中有黑至尖或黑乱点者，热毒深也；有弦红心黑，或白苔中见黑点者，表未解也；有根黑尖黄者，脉滑可下，脉浮可汗；有尖黑而有乱纹者，脉滑实急下之，脉数无力，必发渴而死。但舌黑不论多少，俱系危证。惟冷而滑如淡黑然者，乃无根虚火，可以化痰降火药治之。手足腋下汗出，谵语便闭，苔紫带黑，或生芒刺，虫碎燥裂者，承气汤下之。阴证苔白，腹痛自利者，理中汤。中湿湿痹，舌上如苔，非真苔也，丹田有热，胃中有寒，以五苓散。然证变无穷，苔非一种。元清碧杜学士[①]有三十六舌色证，附

① 元清碧杜学士：元代医家杜清碧，撰《敖氏伤寒金镜录》。

之于后。若舌燥涩如杨梅刺者，用生姜切厚片，蘸蜜于舌上擦之，其刺立消。舌上白苔，干涩，语话不真，先以生姜厚片蘸蜜水擦洗，然后用薄荷自然汁和蜜调匀，敷之自退。若苔黄苔赤燥涩者，用真青布裹指头蘸冷水，频频擦之。热轻者，其苔易脱；热重，擦亦不去，必须大下，然后津液还而苔退。若下后依然唇口燥极，身发大热，苔结不减，或变黑者死。夫病而至于舌苔，已至危矣。医家非素有定见，鲜不促其死也。慎之慎之。

**三十六舌形图**

**第一白苔舌**

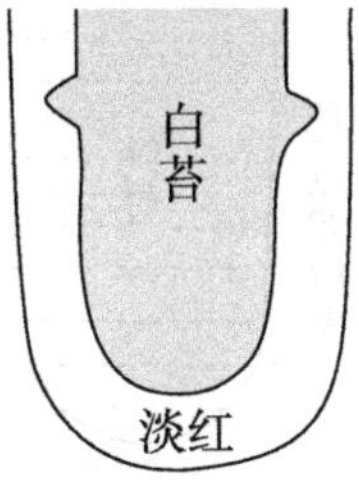


舌见白苔滑者，邪初入里也，丹田有热，胸中有寒，乃少阳半表半里之证。宜用小柴胡、栀子豉汤治之。

**第二将瘟舌**

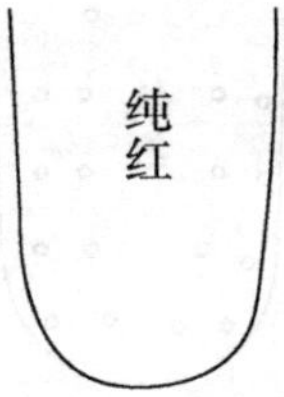


舌见红色者，热蓄于内也，不问何经。宜用猪牙皂角、细辛、白芷、当归等分共为末，病人含水一口，以前药末吹入鼻内，吐水取嚏。若未嚏，再如前法。凡遇瘟疫，不拘已未患，此法咸宜。

**第三中焙舌**

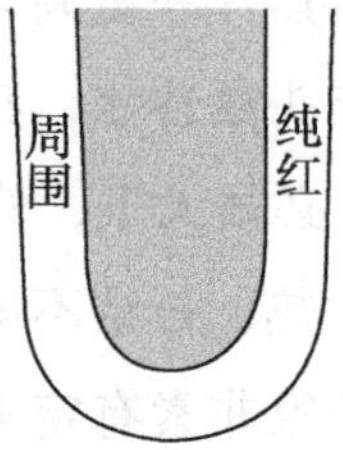


舌见纯红，内有黑形如小舌者，乃邪热结于里也。君火炽盛，反兼水化。宜凉膈散、大柴胡汤下之。

**第四生斑舌**

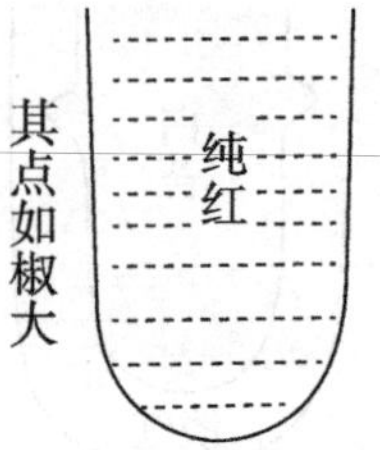


舌见红色，而有小黑点者，热毒乘虚入胃，蓄热则发斑矣。宜用玄参升麻葛根汤、化斑汤解之。

**第五红星舌**

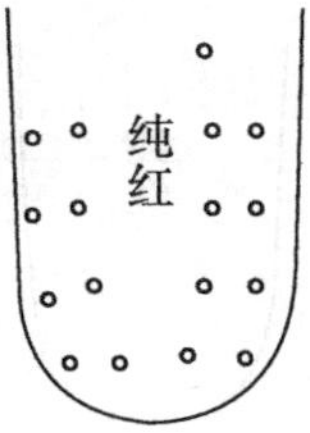


舌见红色而有小黑点者，热毒乘虚入胃，蓄热则发斑矣。宜用玄参升麻葛根汤、化斑汤解之。

**第六黑尖舌**

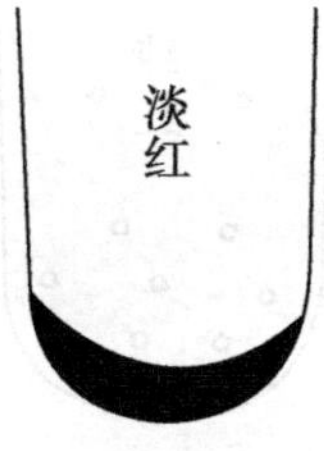


舌见红色，尖青黑者，水虚火实，肾热所致。宜用竹叶石膏汤治之。如大热，调胃承气汤下之。

**第七里圈舌**

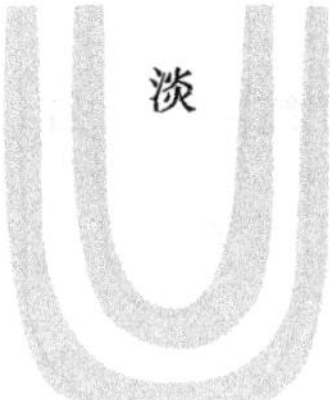


舌见淡红色，而中有一红晕，沿皆纯黑。乃余毒遗于心包络之间，与邪火郁结，二火亢极，故有是证。以承气汤下之。

**第八人裂舌**

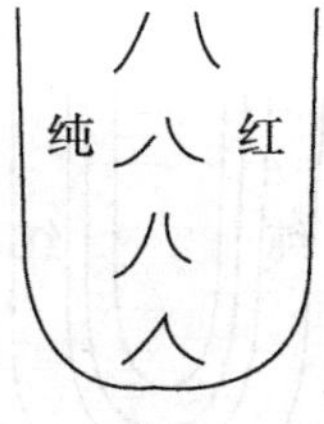


舌见红色，更有裂纹如人字形者，乃君火燔灼，热毒炎上，故发裂也。宜用凉膈散、黄连解毒汤。

第九虫碎舌

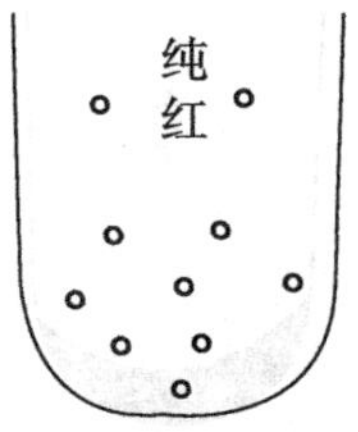


舌见红色，更有红点如虫蚀之状者，乃热毒炽甚，火在上，水在下，不能相济故也。宜用小承气汤下之。

第十里黑舌

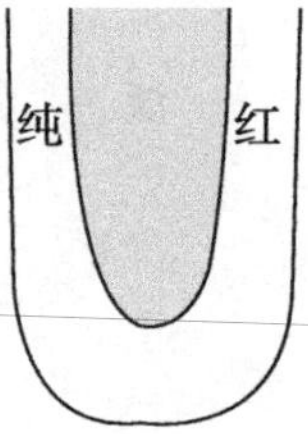


舌见红色，内有干硬黑色，形如小长舌，有刺者。此热毒炽盛，坚结大肠，金受火制，不能平木故也。急用调胃承气汤下之。

第十一厥阴舌

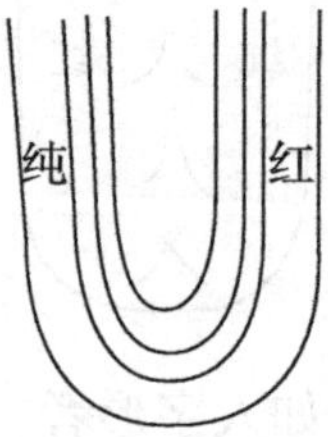


舌见红色，内有黑纹者，乃阴毒厥于肝经。肝主筋，故舌见如丝形也。用理中合四逆汤温之。

**第十二死现舌**

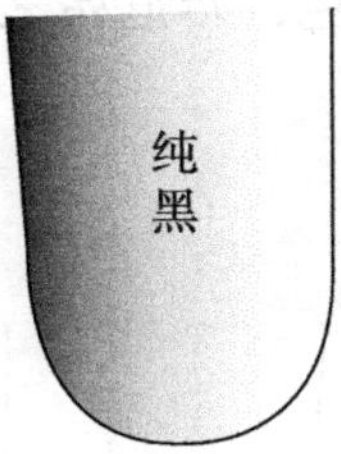


舌见黑色，水克火明矣。患此者，百无一治。此证火极似水，杜学士治以凉膈散。若水来克火，曾有以附子理中得效者。先以老生姜擦舌，若色稍退可治，盖亦死中求生。只恐病家不知，因以归咎耳。

**第十三黄苔舌**

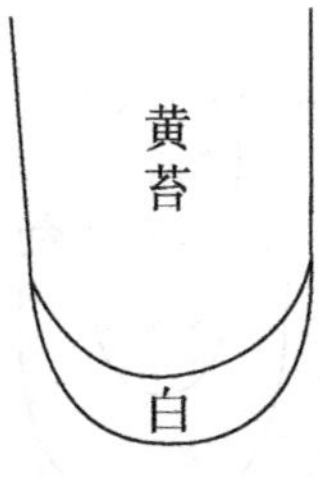


舌见尖白根黄，表证未罢也，宜解表后攻。大便秘者，用凉膈散加硝黄泡服。小便涩者，用五苓散加木通，合益元散加姜汁少许，以白滚汤调服。

**第十四黑心舌**

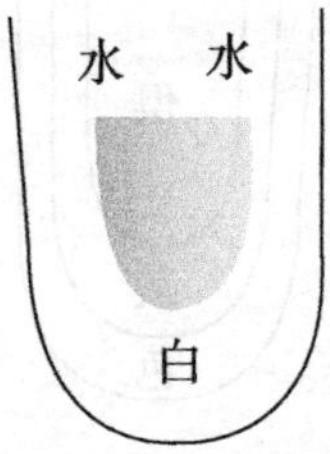

舌见弦白心黑，而脉沉微者，难治。脉浮滑者，可汗。实者，可下。初病若发此色，乃危殆之甚也。速用调胃承气汤下之。

**第十五舌**

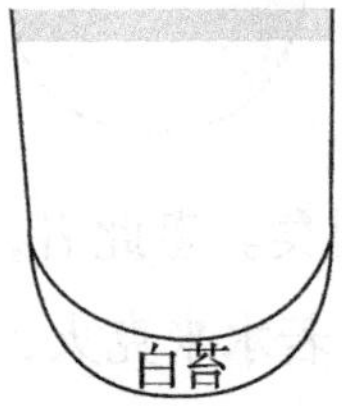


舌尖白苔二分，根黑一分，必身痛恶寒。如饮水不至甚者，五苓散。自汗、渴者，白虎汤。下利者，解毒汤。此亦危证也。

**第十六舌**

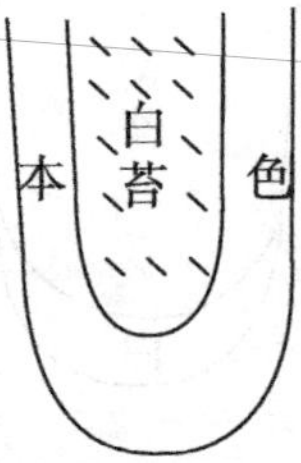


舌见白苔，中有黑小点乱生者，尚有表证。其病来之虽恶，宜凉膈散微表之。表退，即用调胃承气汤下之。

**第十七舌**

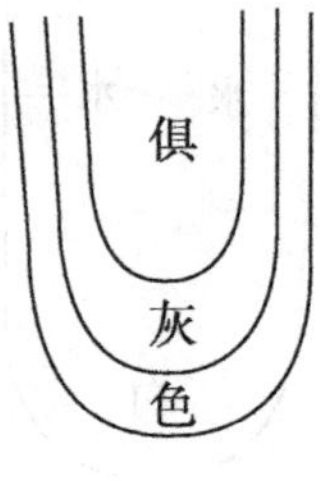

舌见如灰色，中间更有黑晕二条，此热乘肾与命门也。宜急下之，服解毒汤。下三五次，迟则难治。如初服量加酒浸大黄末。

**第十八舌**

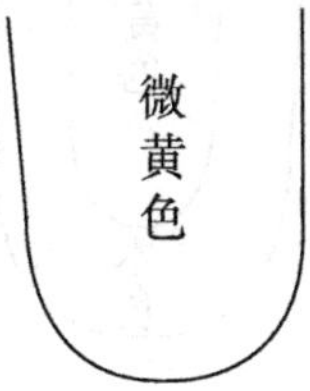


舌见微黄色者，非先白苔而后变之，初病得此。即发谵语，由于失汗，表邪入里也。必用汗下兼行，以双解散倍加解毒汤主之。

**第十九舌**

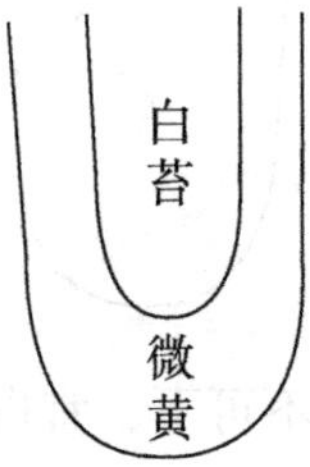


舌中间白苔，外则微黄者，必作泻，宜服解毒汤。恶寒者，五苓散。

**第二十舌**

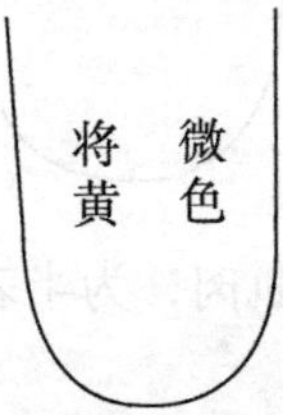

舌见微黄色者，表证未罢，宜用小柴胡汤合天水散主之。可下者，用大柴胡汤表里兼治。临证审用。

**第二十一舌**

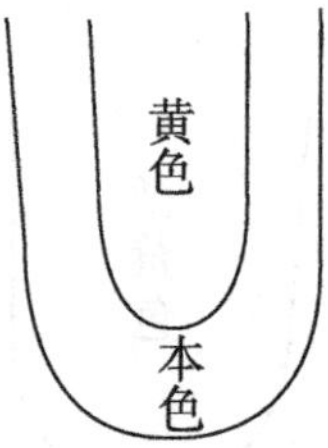


舌苔黄色者，必其先白而变也。热已入胃，急用调胃承气汤下之。若迟，恐变黑色，为不治。

**第二十二舌**

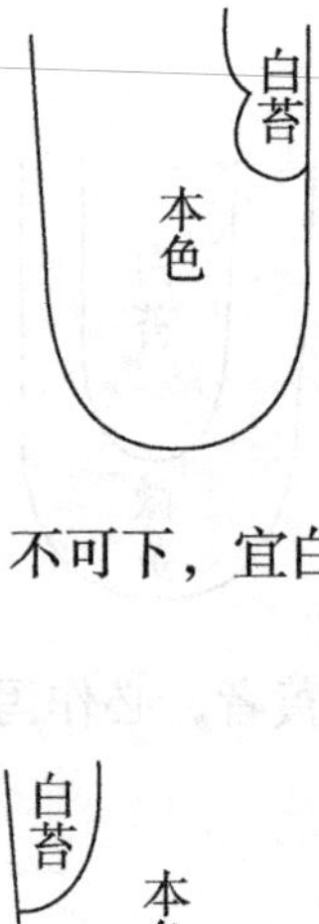


舌左白苔而自汗者，不可下，宜白虎汤加人参三钱。

**第二十三舌**

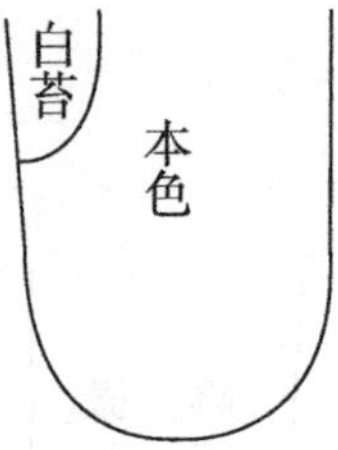


舌右白苔滑者，病在肌肉，为半表半里，宜小柴胡和解。

第二十四舌

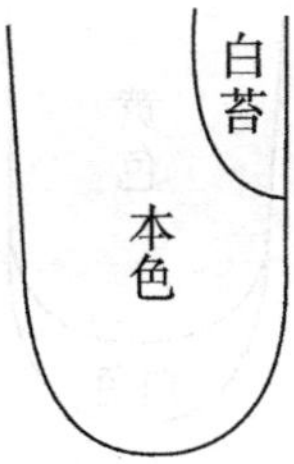


舌左见白苔滑，此脏结之证，难治。与二十二舌自汗者不同。

第二十五舌

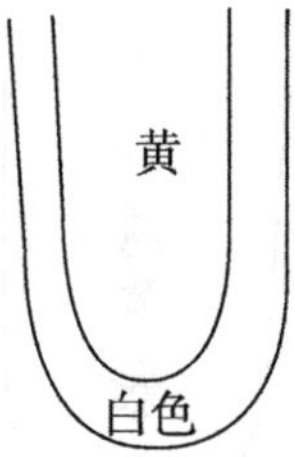


舌见周围白而中黄者，必烦渴呕吐。兼有表者，五苓散与益元散兼服。黄尽，方可言下。

第二十六舌

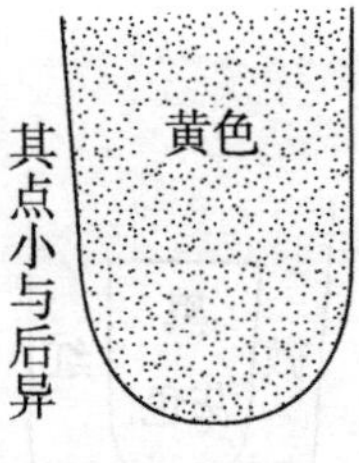


舌见黄而有小黑点者，邪遍六腑，将入五脏。急服调胃承气汤，下后进和解散。十救四五。

第二十七舌

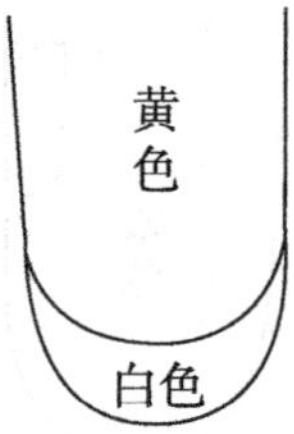


舌见黄而尖白者，表少里多，宜天水散一服、凉膈散二服合进之。脉弦者，宜防风通圣散。表解，便秘，凉膈散泡大黄热服。小便涩者，五苓散。

第二十八舌

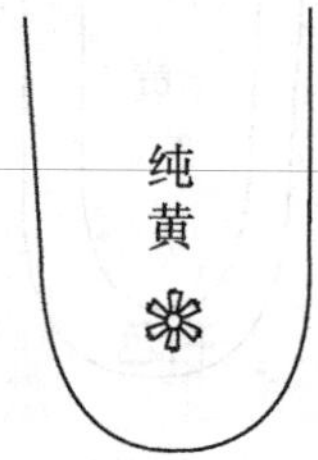


舌见黄而涩，有隔瓣者，热已入胃，邪毒深矣。心火烦渴，急宜大承气汤下之。若身热黄者，用茵陈汤。血证，用抵当汤。水在胁下，十枣汤。结胸甚者，大陷胸汤。痞，用大黄泻心汤。

第二十九舌

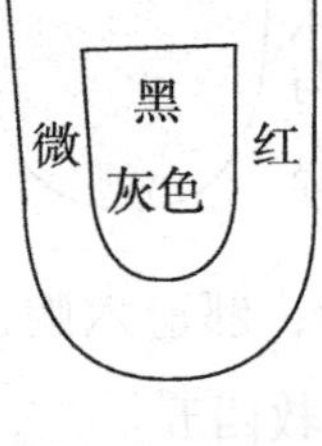


舌见四边微红，中央灰黑色者，此由失下而致。用大承气汤下之，热退可愈。必三四下方退，五下不退者死。

第三十舌

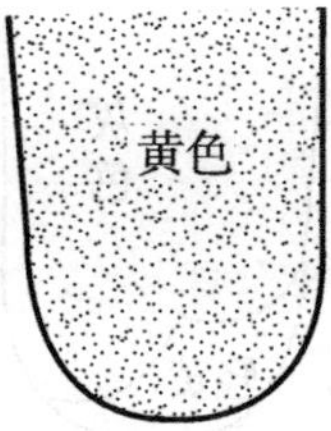


舌见黄而黑点乱生者，证必发渴、谵语。脉实者生，脉涩者死。循衣摸床及下黑粪，俱不治。下宜大承气汤。此与第二十六舌相似，但点有大小多寡，外证亦有重轻之别。

第三十一舌

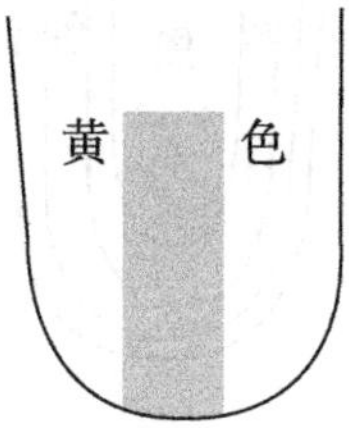


舌见黄，中黑至尖者，热气已深，两感见之，十当九死。恶寒甚者亦死。不恶寒而下利者可治，宜用调胃承气汤主之。

第三十二舌

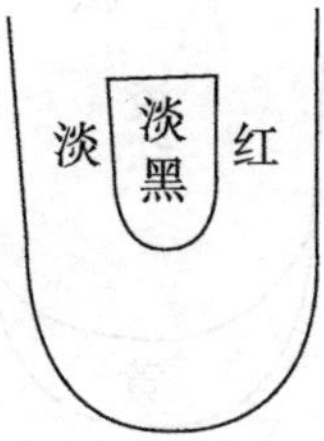


舌见外淡红、心淡黑者，如恶风，表未罢，用双解散加解毒汤相半，微汗之，汗罢，仍急下。如结胸、烦躁、目直视者，不治。

第三十三舌

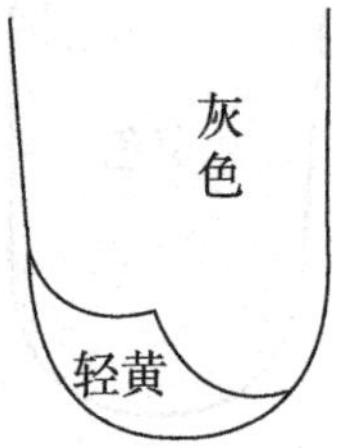


舌见灰色，尖黄，不恶风寒，脉浮，可下。若恶风寒，用双解散加解毒汤主之。三四下而见粪黑，不治。

第三十四舌

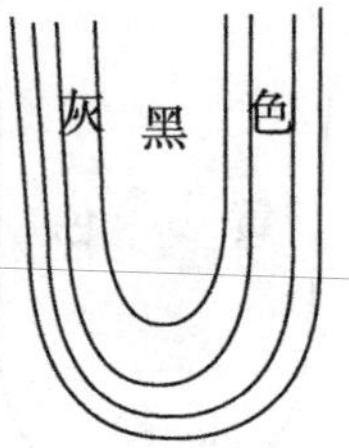


舌见灰黑色而有黑纹者，脉实，急用大承气汤下之。脉浮，渴饮水者，用凉膈散解之，十可救其二三。

第三十五舌

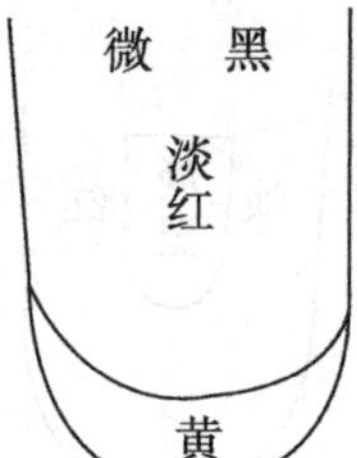


舌根微黑，尖黄，脉滑者，可下之。脉浮者，当养阴退阳。若恶风寒者，微汗之，用双解散。若下利，用解毒汤，十生七八。

第三十六舌

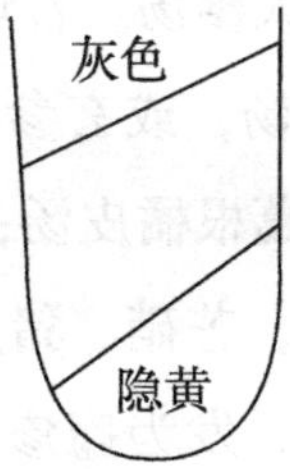


舌根灰色，尖黄隐见，或有一纹者，脉实，急用大承气汤下之。脉浮，渴饮水者，用凉膈散解之，十救二三。

## 发斑第一百十二

病至发斑，皆因当汗不汗，及已汗而热气不散，表虚里热而发，或当下不下，热蓄于胃而发，或下早，热邪乘虚入胃，伤血不散而发，或误服温药，胃热焦烂而发。凡发于伤寒，阳证者，谓之阳毒；发于春温者，谓之温毒；发于夏热者，谓之热毒；发于时疫者，谓之时毒。名虽不同，总而言之，皆心火乘肺，故红点见于皮毛之间。轻若疹子，重如锦纹，但足冷耳聋，烦闷咳呕，便是发斑之候。斑之初萌，有类蚊迹。然发斑多见于胸腹，蚊迹惟见于手足。阳脉大，病人昏愦，先红后赤者，斑也。脉不洪大，病人自静，先红后黄者，蚊迹也。慎勿发汗以致开泄腠理，更增斑烂。若阳毒具而红润稀疏，起发五六日即愈。若阴脉见而黑斑稠密成片，身凉，六七日死。先红后黯，如果实者亦死。故治法各有异焉。凡阳毒发斑则舌焦，鼻如烟煤。温毒发斑，咳而心闷，下利呕吐，下部并口有疮者，黄连橘皮汤。其阳毒，斑状如锦纹，面赤咽痛，脉洪大，不知人，三黄石膏汤；若身无大热，便实腹满燥渴，遍身赤疹者，调胃承气汤。通用则升麻犀角汤。若伤寒六七日斑出，猪胆汁鸡子汤。热多或咽痛者，玄参升麻汤、黄连一物汤，或紫雪咽之。热渴赤斑者，白虎加人参汤。若炽热乘于胃，发为赤斑者，大青四物汤，或消斑青黛汤，或玄参升麻汤；呃逆下利者，黄连橘皮汤；心烦呕吐者，葛根橘皮汤；血热内结者，小柴胡汤、犀角地黄汤；斑盛破烂者，芒硝、猪胆汁法。温毒之斑，因冬暖感温气，至春风气相搏，发为瘾疹，其候多痒，初起升麻葛根汤加玄参，或败毒散加紫草、赤芍。日久发渴，腹满便硬者，调胃承气汤加黄连、赤芍、生地、牡丹皮。已经汗下而毒不解者，黑膏主之。热病发斑，时行发斑，身如火色者，大青四物汤、猪胆鸡子汤。诸斑药皆可通用，惟温毒夹稍殊耳。若气虚，小便如常，变为阴黄，理中茵陈汤，其或大便自利，或短气，燥屎不通，黑斑如果实靥者，虽卢扁不能术矣。经云：赤斑出者，五死五生。黑斑者，十无一生，盖毒气入于胃也。阴证亦有发斑者，乃相火乘肺，故但出于胸背，手足稀少，脉沉，身无大热为异，宜理中汤或加附子、玄参。

## 不仁第一百十三

不仁者，身不柔和，痛痒、寒热、针火，俱不知觉，盖诸邪乘虚郁冒，气血不能周流，于是正气为邪气所伏，故肢体顽麻不仁，厥如死尸。经曰：荣气虚则不仁。又曰：少阴脉不至，肾气微，精血少，寒气上奔，血结心下，阳气退下，热归阴股，与阴相动，令身不仁，此为尸厥。《针经》[1]曰：卫气不行，则为不仁。又曰：荣卫不能相将，三焦无所仰，身体痹不仁。陶

① 针经：即《灵枢》，“卫气不行，则为不仁”语出《灵枢·刺节真邪》。

节庵用桂麻各半汤；不愈者，补中益气汤入姜汁。设或汗出如油，喘而直视，水浆不入者死。

## 坏证第一百十四

伤寒病邪未退，或重感于寒，变为温疟；或重感于风，变为风温；或再感于湿热，变为温毒；或重感于疫气，变为瘟疫。又太阳病三日，已汗吐下及温针不解者，谓之坏病。若正气已虚，邪气留滞，及过经不解，瘥后虚羸少气，皆名坏证。疾候变异不常，必视其所犯何逆以治之。表证多者，知母麻黄汤；半表半里者，小柴胡汤、温胆汤；余热不解者，参胡芍药汤；大渴者，黑奴丸；虚烦者，竹叶石膏汤；诸药不效者，鳖甲散。

## 瘛疭第一百十五

瘛疭者，手足动摇，伸缩挛搐不定，乃风疾也。病机云：手足瘛疭，属于心火。伤寒瘛疭，病多至危。经曰：伤寒瘛疭，绝汗乃出，如贯珠不流。若四肢动而不止，似瘛而无力，不得伸缩者，此为肝绝也。大端此证，或因于湿热，其脉缓大，则大筋软短，小筋弛长，或伸或缩，动而靡定，宜服如圣饮。因于风热者，则脉弦数；因于火盛者，则脉洪数；皆实邪有余之证，宜服防风通圣散。或因汗多亡阳失血，不能荣筋，腠理空虚，风邪入于经络，此虚邪不足之证，其脉必弦细，宜大秦艽汤加减而用。结胸失下有此证者，大承气汤。风温被火瘛疭者，葳蕤汤、火邪汤。至于汗出不流本为死证，或汗出之时覆盖不周，故腰背手足搐搦，宜用牛蒡根汤。观陶节庵云：间有可治者，而不明脉，立方则其危可知矣。

## 痉第一百十六

凡太阳病，或伤风或伤寒而无复感，则不成痉。太阳中风，重感于寒，无汗为刚痉；重感于湿，有汗谓柔痉，皆过汗所致也。大发湿家汗，与夫新产血虚，汗出当风，及伤风头疼，自汗出而呕，若汗之亦成痉，其脉各异，大端俱发热恶寒，项强，足寒，头面红，露眼而有赤脉，头摇口噤，腰背反张，手足挛搐，终日不醒。若刚痉，则脉弦急而长，胸满口噤，卧不着席，筋挛急，目睛不瞑，搐搦反张者，葛根汤加羌、独活，或麻黄独活防风汤。有表无汗，脉紧，麻黄葛根汤。大便闭，身热盛，口噤咬牙，大承气汤。烦躁搐溺，不省人事，续命汤。若柔痉，脉沉迟而弦，四肢不收，时忽搐搦，闭目合面，背项反张，手足瘛疭，口噤，不知人事，桂枝瓜蒌葛根汤、桂枝川芎防风汤，甚则续命汤去麻黄。阴痉厥逆，筋脉拘急，汗出不止，桂枝白术散旧方。二痉通用小续命汤，刚痉去附子，柔痉去麻黄。项强，小腹满，小便不利，五苓散。若痰塞气盛，则南星、半夏、白茯苓以消痰，枳实、陈皮、紫苏以顺气，痰消气顺，然后分刚、柔治之。刚痉二三日，仰面壮热，胸满如结胸状，便闭脚蜷，卧不着席者，大承气汤下之。轻者，败毒散、小柴胡汤。柔痉二三日不瘥，汗多厥冷，筋脉拘急者，附子防风汤。时发时止，危者，附术散。又有刚柔不分之痉，身热谵语似刚，微厥便滑似柔，宜小续命汤加生附子。有汗下后，乍静乍燥，偏左眼[①]、左手足牵搐者，少阳痉也，宜小柴胡汤加防风。血虚，产后过汗，破伤风之痉，不可纯作风治，惟四物汤加防风，或

① 左眼：原脱，据《医学入门·论正伤寒名义》补。

八物汤去茯苓，加黄芪、羌活、防风救之。若脉沉而迟，或紧或散于指外者，死；瘛疭汗出如珠者，死；反张离席一掌许，若小儿痉反张离席二指许者，皆死。考《金匮要略》曰：太阳病，发热无汗，反恶寒者，名刚痉。太阳病，发热汗出而不恶寒，名柔痉。病者身热足冷，颈项强及恶寒，时头热，面赤目赤，头摇口噤，腰背反张，其脉紧如弦，直上下行。若发其汗，寒湿相搏，其表益虚，即恶寒甚，发其汗已，其脉如蛇。若其脉沉而细者，为难治。有灸疮，难治。若其证已备，身体强几几，然脉反沉迟，瓜蒌桂枝汤。若无汗而小便反少，气上冲胸，口噤不语，欲做刚痉，葛根汤。若胸满口噤，卧不着席，脚挛急，必龂齿，可与大承气汤。此仲景之遗方也。医者宜遵此而恭以上文，自是无失矣。

## 筋惕肉瞤第一百十七

胃中水谷之精，谓之阳气，所以养神者也。肝家所藏之血，谓之柔，所以养筋者也。设或汗吐下太过，津液枯耗，表里俱虚，神无以养，筋无以荣，则其筋与肉惕然而跳，瞤然而动，此逆之甚者，法当温经助阳。经曰：伤寒吐下后，复又发汗，以致虚烦，脉微甚，七八日，心下痞，胁下满，逆气上冲咽喉，头目眩冒，经脉动惕者，久而成痿，治惟温经养荣益胃。若太阳病，发热不解，心悸头眩，身瞤欲擗地者，真武汤。若发汗太过，或虚弱人微发汗，或伤风自汗，误用青龙汤，便有厥逆，筋惕肉瞤之证，俱用真武汤；羸者，去芍药；有热者，去附子。汗下后，头眩身摇者，茯苓桂枝甘草汤。心下痞满者，暂与枳梗汤加茯苓；但腹中左右有动气者，不可汗，汗则筋惕肉瞤，或头眩，汗出不止，其候最逆，先用防风白术牡蛎汤，次服小建中汤，十救一二。若太阳，既汗复下，表里俱虚，复加烧针，因而胸烦，面黄，肤瞤者，不治；喘促，汗出如油者，死。

## 战栗振第一百十八

战、栗、振三者，形体仅似，证则有别也。战在外而周身俱动，栗在于心但止鼓颔，乃阴阳内外相争之意，振则略似于战耳。盖因邪气外越，与正气相争，斯谓之战。战属阳，故一战之间真阳鼓动，邪不胜正，得汗而解。邪气内扰，与正气相争，斯谓之栗。栗属阴，阴无胜阳之理，故恐惧不战而承乎阳。正不胜邪，于是心寒足蜷，鼓颔厥冷，便溺妄出，不知人事，纯乎阴而阳败，遂成寒逆。邪气欲出，其人本虚不至于争，微微而振，正能胜邪，亦可自愈。仲景云：脉浮而紧，按之反芤，其人本虚，是以发战也。邪气外与正争，战而愈也，邪气内与正争，栗而重也。经曰：阴中于邪，必内栗也。又云：邪中下焦，阴气为栗，足膝逆冷，便溺妄出，皆此类也。至于振者，乃素有虚寒，下后复汗，表里俱虚，所得或亡血而致。若欲汗之时，亦蒸蒸而振。惟汗多亡阳，正气不能主持，故身为之振摇也。治法：栗而不战者，四逆汤、甘草干姜汤、桂苓白术甘草汤，甚者养正丹并灸关元穴。若复躁而不得卧者，不治。若吐下后，里虚，气逆头眩，脉沉紧，若发汗则动经，身为振摇，桂苓白术甘草汤、小建中汤。若系传经热证，口燥咬牙，虽厥冷有时温和，脉大而数，表证栗者，羌活冲和汤，里证栗者，宜大柴胡汤。

## 循衣摸床第一百十九

循衣摸床者，病人以手或捻衣或摸床或空捻，必其大便五六日不解，谵语发热，宜大承气汤下之。热退，脉弦者生；仍发热，脉涩者死。此证许学士作热，风摇末疾，故手为之寻衣撮空。东垣谓肺之体，肝之用。肝主血，血者阴物也，体静何以自动？肺主气，血为气所鼓舞，故静而得动。一说肝用肺体，二者俱当。盖肝藏血，自寅至申，行阳二十五度，诸阳用事，气为肝所使。肺主气，自申至寅，行阴二十五度，诸阴用事，血为肺所使，是天地互为其用也。此说虽未能明证之属何脏，亦阳阴气之理，故附之。

## 摆头直视第一百二十

病至于摆头，荣卫已绝，阴阳俱竭矣。有因里痛欲言，则头为之摆，此痛使之然也；有因口噤反张摆头，此已成痉，风使之然也；有阳反独留，形体如烟熏摆头者，心肾已绝，俱不可治之证。姑以如圣饼子、芎术汤、芎辛汤、二陈汤选用。直视者乃邪热壅盛，遏其正气，荣卫不充，以致自不转动，为邪已极，亦不可治。若衄后发汗则肝血受伤，阴阳俱虚，犹可大补真元，十生一二。至于目精不了了者，身有微热，大便不通，又非直视矣，用承气汤下之，二者当审焉。衄血发汗则直视，血虚发汗亦直视，脉弦者可救；若脉涩，狂言谵语，喘满直视必死。

## 遗尿第一百二十一

伤寒而小便自遗，恶证也。阳邪神昏，自遗而知觉者，清热可愈。合病遗尿者，白虎汤；里热，承气汤；瘀血，桃仁承气汤。阴邪气脱，自遗若不知者，温补可救一二。余热气虚有火者，补中益气汤加知母、黄柏、五味子、麦门冬；下虚者，四逆汤加益智仁；囊缩者，三味参萸汤加附子，大剂急救之。狂言直视，冷汗遗尿者，肾绝即死，风温直视遗尿亦死。

## 百合第一百二十二

百合者，乃病后余证，汗下相反，遂至成逆，举身俱病，无复经络传次。所谓百脉一宗，似寒无寒，似热无热，欲食不食，欲卧不卧，欲行不行，时时默默，不知所以，口苦溲赤，药入吐利，目常见鬼。其脉微数，每尿则头痛者，六十日愈；淅淅然然恶寒，尿时头不痛者，四十日愈；小便快而头眩者，二十日愈。发汗而得者，百合知母汤。不经汗、吐、下而得者，百合地黄汤。下后而得者，百合鸡子汤。一月不解，变成渴者，以百合煎汤洗之。洗已，食煮饼，忌用盐豉。渴不瘥者，瓜蒌牡蛎散。变为发热者，百合滑石散。此病见于阴邪，以阳法救之；若见阳攻阴，复发其汗，此为逆；见阴攻阳，乃复下之，亦为逆。俱仲景之方论也。

## 狐惑第一百二十三

狐惑者，进退犹豫不定，如狐之惑，故即其名。其候四肢沉重，恶闻食气，默默欲眠，目不能闭，齿啮色晦，面目或赤、或白、或黑，变异无常，盖因当汗不汗，变为此证。腹中有热无食，三虫不得自安。虫食其肛，下唇有疮，谓之狐，又谓之恶。虫食其喉，或食其脏，上唇生疮，其声哑，谓之惑，通用桃仁汤、黄连犀角汤、雄黄蜕散。若咽喉干甚者，乃虫食其脏也，死之甚速。按仲景方，惟以甘草泻心汤为主，连用三服。虫蚀下部，则以苦参汤洗之。虫蚀于肛，则以雄黄熏之。

## 蛔厥第一百二十四

蛔厥者，乃病人素寒，妄发其汗，或汗后身热，又复汗之，故致胃中虚冷，饥不欲食，食即吐蛔，蛔上则烦，蛔下则静，手足厥逆，故名蛔厥。凡治此证者，不问有热无热，虽消渴便硬，忌用凉药，犯之必死。盖胃中有寒，虫方入膈，大凶之兆，急用炮干姜理中汤，加乌梅二个煎服，虫安却以小柴胡退热。有热而不厥者，理中汤加黄柏、乌梅。若热甚便闭，或蛔不得安，从大便而出者，大柴胡汤。若有消渴证，则上焦热而中焦寒；大便难者，并用理中汤加大黄，入蜜少许，以微利之。

## 瘥后发热第一百二十五

瘥后发热者，谓下后邪退而又发热。盖下则伤血，其脉必涩，阳气亦惫，不能生阴，故致发热，葶苈苦酒汤。若瘥后复热，小柴胡汤。脉实，大便难，大柴胡汤。脉浮有表证，柴胡桂枝汤。渴而小水不利，五苓散。下利肠鸣，胸中痞满，生姜泻心汤，虚而麦门冬汤。

## 劳复食复附饮酒复剧第一百二十六

病愈因劳再发，谓之劳复，因食再发，谓之食复。缘初愈之后，气血未平，余热未尽也，勉强行走，多言多怒，皆谓之劳因。至发热者，宜清热解劳，小柴胡汤、麦门冬汤和之。有表证者，柴胡桂枝汤；热气浮者，栀豉枳实汤、鼠屎豉汤；里证多者，大柴胡汤下之汗之。若夫元气不胜谷气，多食发热，若用调和脾胃药，胃热未免转增。盖伤寒无和胃之理，治须清热消食。轻者胸中微满谓之遗热，重者胸高喘满腹胀，必须吐下，栀豉枳黄汤主之。烦热甚者，竹叶石膏汤。胸痞者，生姜泻心汤。如关脉实，大热燥渴，谵语，腹痛大便实，急下无缓。若饮酒复发，烦闷干呕，口燥呻吟，错语不得卧，黄连解毒汤，或草龙胆一味，水煎服，汗出自解。凡复证，先病七日汗解，后发亦必七日；先病十四日汗解，复发亦必十四日；虽三四次亦如是复之。再复，调理无法，恐成劳瘵也。

## 瘥后昏沉第一百二十七

大病既愈，神思昏沉，错语呻吟，十日半月不能苏醒，盖由热邪不尽，客于心包络之间，或无寒热，或寒热似疟，或潮热，俱用知母麻黄汤，得微汗即解。或其汗出之时，盖覆不周，汗出不匀，其邪留于经络，以致寒热及手足搐搦者，牛蒡根汤，或千金麦门冬汤。或腰以下有水停滞，而致肿满重痛，小便不利，牡蛎泽泻汤分导之。若无表邪者，陶氏导赤各半汤极妙。喜唾痰者，理中汤。胃热虚烦而呕者，竹叶石膏汤加姜汁。遗精者，桂枝龙骨牡蛎汤加鹿茸一钱，或十味温胆汤。不食者，参苓白术散、枳术丸。狂言者，益元散加辰砂。失神及干呕者，柴胡百合汤。血迷者，当归活血汤。腰痛者，独活寄生汤，声沉者，补中益气汤。体瘦肌热，或咳嗽者，用柴胡二钱、甘草五分，水煎服。阴虚盗汗，补阴丸。疟疾等证，俱照常治法。

## 余毒发颐第一百二十八

伤寒外邪已解，余毒未除，乃食热物或饮酒食肉夙蕴发，见肿于两颐之间，或项后耳旁连颊腮有结核硬肿，均谓之发颐。此阳明蕴热也，当审其脉证，轻则清胃汤，重则调胃承气汤。若下之不尽，热气流于大肠或肛门，小腹肿痛，谓之脏毒，俱宜清热凉血，消毒去风。其大头瘟之发，亦有自两颐而起，次传面目者，治者察之。

## 阴阳易第一百二十九

陶节庵云：阴阳易者，如换易之易，以其邪毒之气而交相易换也。男妇①病新瘥，而与之交感，无病人触其气而成病之谓，其候身重气乏，小腹绞痛，头不能举，足不能移，四肢拘急，百节解散，眼中生花，热气冲胸。在男子则阴肿，入腹小便攻刺；在妇人则里急连腰，胯重引腹内痛。若手足挛蜷，吐舌数寸，而脉离经者，皆不治也。仲景有烧裈、赤衣散、豭鼠粪汤可救。若囊缩腹引阴痛欲绝者，单青竹皮水煎服之。阴火上冲，面赤如烘热，心胸烦闷者，八物汤、竹皮逍遥散。四肢拘急不任者，当归白术汤，或单干姜四两，水煎，温服。汗出手足自伸，夹痰恶寒呕逆者，橘皮竹茹汤。若因病后不慎而病者，谓之女劳复。《伤寒论》② 云：余劳尚可，女劳即死。其证憎寒发热，用豭鼠粪、竹皮、烧裈之类。虚弱者，兼用人参逍遥散。小腹急痛厥冷者，当归四逆汤加吴茱萸、附子。

## 妇人伤寒第一百三十

女人性情多郁多愤，既与男子不同，而经血常脱，又多淋带之疾，是以元气常亏。若感风寒，邪热方盛，而经水适绝，必至热入血室，轻则热不速退，重则瘀积成蓄，用药恐犯胃气，用针恐妨中焦元气，此其所以难也。凡医内人伤寒者，宜先问

---

① 男妇：男子、妇人的统称。

② 伤寒论：系作者误引，“余劳尚可，女劳即死”最早出自《诸病源候论·卷五·伤寒病诸候》。

其妊，不则问其经，然后依法斟酌。如表证宜用桂枝汤倍加芍药。若病至七八日，经来适断，其血必结，寒热发作，其状如疟，与小柴胡汤。若白昼谵语，乃邪客于腑而与阳争也；昼则明了，暮则谵语，如见鬼之状，乃邪不入腑而入血室，且不可汗下；亦有自愈者，但以柴物汤主之。若血结而寒热，与小柴胡汤。若太阳汗解表除后，积热内攻，热入血室，用甘草、芍药、生地、山栀、黄连，渴加天花粉。若热入血室，而脉沉身凉，胁下满，如结胸状而谵语，但头汗出者，宜刺期门，随其实而泄之，仍服小柴胡汤。如无结胸状者，刺则犯中焦，为难愈。若夜躁昼静，大便实满者，桃仁承气汤；不实满，用小柴胡汤加青皮。若伤寒，头痛脉浮紧而反下之，以致邪气乘虚入里，经水闭绝，心中结硬，口燥舌干，寒热往来，狂言见鬼，脉沉而数，小柴胡汤加大黄、芒硝下之；脉无力，小柴胡加枳壳、桔梗。若大便闭，躁烦妄语，揭去衣被，扬手掷足，头疼怕热，乃热传里也，脉沉实无力，大柴胡汤加当归下之。若伤寒三五日，先发热而四肢厥冷，口渴谵语，便闭怕寒，此为热厥，宜用大柴胡加当归。若六七日，谵语发黄，心满口渴，茵陈汤加当归。如口渴，饮水欲吐，小腹满痛，小水自利，便黑身黄，脉实，乃血证也，桃仁承气汤加当归。若表虚自汗，身凉，四肢拘急，脉沉迟，与夫太阳标、少阳本病，经水适断，桂枝加附子红花汤。至于直中阴经，宜附子理中汤亦加当归，必兼治血为主也。其他杂变，宜与各条参酌焉。

## 孕妇伤寒第一百三十一

女人怀孕而感伤寒，宜汗宜下，法不可废一，皆以安胎为主。苟至差谬，岂但胎不可保，气血因而倾败，其不至于危亡者几希矣。安胎之剂，无如白术、黄芪二味，加以姜、枣，煎服甚宜。或紫苏安胎饮，或阿胶散可也。若时气身发大热，以伏龙肝为末，水调涂脐下方四寸许，干则再易，或以酒调，令子不堕，是亦一法也。若伤风无汗，头痛身热，恶寒，脉浮紧，四物汤加麻黄、升麻。若伤风自汗，头痛项强，身热恶寒，脉浮而缓，四物汤加桂枝、龙骨。不拘何经，俱以四物汤为主。若寻常外感，小柴胡去半夏加白术，合四物汤，或合四君子汤，最能保胎除热。太阳证合九味羌活汤；阳明证合升麻葛根汤；少阳证合小柴胡汤；太阴证合平胃散加白术、枳实；热者合大柴胡汤加厚朴、当归；少阴证合人参三白汤加当归，热者合凉膈散；厥阴证合理中汤，热者合六乙顺气汤。但表证具者，芎苏散、芩术汤、前胡七物汤、黄龙汤；伤暑，柴胡石膏汤；呕逆不食，胎动者，麦门冬汤；呕吐不食，心烦者，芦根汤。若头疼恶寒，身热烦闷，四肢疼痛，背项拘急，口燥，柴胡石膏汤。若身热大渴，蒸蒸而烦，脉洪大，四物汤加石膏、知母。若小水不利，太阳本病也，四物汤加茯苓、琥珀、山栀。若自利腹痛，食不下，脉洪者，亦太阳本病也，芍药汤加黄芩、白术、甘草、茯苓、枳、梗。若传阳明，本口渴便闭，谵妄气满，恶热，脉沉数有力，无头疼恶寒证，当急下之，四物汤加大黄、芒硝。若心下虚，胀满者，四物汤加厚朴、枳实；但脉浮头痛，自利腹痛，用桂枝倍芍药加当归。若胸胁满痛，脉弦属少阳也，四物汤加柴胡、黄芩、白术。若头痛寒热，默默不欲饮食，胁下痛，呕逆痰气，小柴胡汤去半夏。若壮热呕逆，头疼，不思饮食，胎气不安，麦门冬汤。若汗下后，虚烦不眠，四物汤加山栀、香豉。若发热烦闷，用家园葛根浓煎汁一小盏，服过约人行五里许，又用一小盏，如无生者，用干葛亦可。甚至汗后，过经不愈，温毒发斑，四物汤加升麻、连翘、石膏。赤斑发紫及尿血者，栀子大青汤。若汗下后，咳嗽不止者，四物汤加人参、五味。饮食减少，气虚者，八物汤。血不止者，胎气损也，四物汤加阿胶、艾叶、黄芩、白术、香附、延胡索。若其三时感冒，或加减芎苏散，或香苏散，或以葱白十茎、生姜二两，水煎，热服，疏利其风寒亦可也。若感时气，口中干渴，呕逆狂言，大秦艽汤。若淅淅作寒，振栗而悸，苏木汤。若患热病，骨节烦疼，头痛壮热，治之稍迟，热必损胎矣，用柴胡汤。若壮热头疼，呕吐不止，心烦不食者，葛根汤。此皆方法准绳也。大抵发热恶寒，不离桂枝、芍药。往来寒热，不离柴胡、前胡。大渴者，不离知母、石膏、五味子、麦门冬。大便泄者，不离桂、附、干姜、白术。大便燥结者，不离大黄、黄芩。胎不安者，不离人参、阿胶、白术、黄芩。头痛者，不离石膏、山栀、前胡。若欲发汗，不离葱、豉、生姜、麻黄、旋覆。若伤暑头痛，不离柴胡、甘草、石膏。满闷者，不离枳实、陈皮。斑发黑者，不离黄芩、栀子、升麻。然胎前产后，麻、桂、芒、黄皆所当忌。临时活泼，慎勿轻忽。《百问》云：妇人大病药有序，产前安胎产后补；然后用药疗伤寒，病稍退时药即去。又云：气口紧盛下为宜，人迎紧盛汗乃是；左手关脉若浮紧，当救血室和荣卫；只宜发散不宜下，汗则液通病去矣。并附以识之。

## 产后伤寒第一百三十二

大产之后，气血两虚矣，而得伤寒证者，当以调养为主。辟如劳伤，房劳全用补剂，谓之曰温能除大热也，岂若壮健之人，而可直施汗吐下之法哉。果因感冒寒邪，憎寒壮热，头疼身痛，无汗者，用五积散。若因伤风感寒，伤暑中湿，以致咳嗽气喘，痰涎涌盛，发热不安，旋覆花汤。若伤风，发热面赤，喘而头疼，竹叶防风汤。六经见证仿佛。胎前若伤风，十数日不解，头微痛，恶寒，时时发热，心下坚，干呕汗出者，阳旦汤。若血虚多寒，变为痉证，身强，项背反强，如中风状者，仍分刚柔二痉。刚痉用麻黄葛根汤、瓜蒌桂枝汤、小续命汤；柔痉用补中益气汤、八物汤、四物汤之类。若虚羸发热，食少腹胀，或往来寒热，柴胡汤。若亡血汗多，以致郁冒，脉微弱，不食，头汗出，大便坚，小柴胡汤。若寒热往来，心胸烦闷，骨节疼痛，身发壮热，日晡加甚，如疟之状者，蜀漆汤。若四肢烦热，头疼，与小柴胡汤；头不疼但烦者，黄芩汤加当归、川芎，虚加人参。若身热气冲，胸满胁痛，小柴胡汤加枳壳、生姜；大发热者，加茯苓、白术、干姜、四物汤。若虚烦不眠，四物汤加人参、当归、陈皮、川芎。若发热口渴，大便燥结，恶露不去，四物汤加桃仁、红花、乌梅。若是者，岂足以尽治气血大虚之法，或要之随证加减，毋大汗大下已也。

## 婴儿伤寒第一百三十三

婴儿之证，口不能言，脉不能诊，惟察色听音，岂足以尽神、圣、工、巧之妙也。况其变蒸杂病，痘疹将发，身热头疼，俱有似乎感冒。投剂一差，生死反掌，比之妇人更为难矣。王节斋[①]云：小儿八岁以下无伤寒，虽有感冒伤风，鼻塞、流涕、发热、咳嗽，以降痰为主。或用轻和之剂，微与解肌，轻者不

① 王节斋：即明代医家王纶，慈溪（今浙江省慈溪市）人，撰有《本草集要》《明医杂著》等。

必用药，二三日，多有自愈者。必欲用药，不过橘皮、半夏、桔梗、川芎、白茯苓、桑皮、甘草、防风、薄荷、黄芩、白术之类而已。但小儿多肝脾二经之证，须熟察细审，求之于本。虽化痰利气之剂，吾恐中气愈虚，则痰热愈甚矣，可不慎诸。

# 伤寒集验卷之四

## 桂枝汤一①

酒客不可服，服之则呕，因不喜甘故也。若脉紧无汗者，误用之，则有斑黄之变。若阳脉浮，阴脉弱，而误发其汗，遂漏不止，其阳欲亡，用黄芪建中汤调荣养卫，稍用桂枝扶阳敛汗，以助黄芪功。中病即止，勿多用。

桂枝三钱，去皮　赤芍药　甘草炙。各一钱　生姜三片　大枣二枚

上用水二盅，煎至一盅，温服。须臾啜粥一盏，以助药力。得漐漐微汗为佳。若遍体淋漓者，病必不除。若一服不汗，再如前法，又不汗，无妨二三剂。但禁生冷、肉、面、五辛及难消化之物。陶节庵加防风、羌活、川芎、白术，名疏邪实表汤，又加胶饴二匙。

评曰：《内经》云辛甘发散为阳。桂枝汤辛甘之剂也，所以发散风邪。又云风淫所胜，平以甘辛，佐以苦甘，以甘缓之，以酸收之，是以以桂枝为主，芍药、甘草为佐。又云风淫于内，以甘缓之，以辛散之，故以生姜、大枣为使。

## 桂枝二越婢一汤二

发热恶寒，热多寒少，因脉微弱，不可发汗，宜服之。

桂枝二钱五分　芍药二钱五分　甘草二钱　生姜三片　麻黄二钱五分　石膏三钱　大枣二枚

① 一：方序号。本书共列四百九十四首方，均标有序号。下同。

上用温水二盅，先煮麻黄二三沸，去沫，入诸药，煎至一盅，温服。

## 桂枝麻黄各半汤三

太阳病，八九日，其状如疟，热多寒少，其人不呕，清便自调，一日二三发。脉微缓者，为欲愈；脉微恶寒者，阴阳俱虚，不可更汗下；然面赤反有热，故未欲解，以其不得小汗，身必发痒，宜服之。

桂枝三钱　芍药二钱　甘草一钱五分　麻黄二钱　生姜三片　大枣二枚

上用水二盅，先煮麻黄二三沸，去沫，入诸药，煎至八分，温服。

## 桂枝二麻黄一汤四

服桂枝汤，大汗出，脉洪大者，再与桂枝如前法。若至形如疟状，日再发者，得汗必解，宜服此。

即桂枝汤，加麻黄二钱、杏仁二钱。煎法如前。

## 桂枝加附子汤五

太阳发汗过多，遂漏不止，阳虚腠理不密，因而恶风，膀胱为津液之府，故小便难，四肢微急，难以屈伸。又风温误汗，身痛，脉浮，虚弱者，亦宜服之。若妇人伤寒，表虚自汗，脉沉迟，四肢急，乃太阳标少阴本病，经水适断，恐至血结，本方加红花。

即桂枝汤加附子二钱。煎法如前。

## 桂枝加芍药汤六

太阳病下后，脉促胸满，宜服。若太阳病，为医者误下之，因而腹满时痛者，属太阴，宜服此。若微恶寒，脉迟弱，阳气已虚，再加附子二钱。

即桂枝汤加芍药三钱。煎法如前。

## 桂枝加茯苓白术汤七

服桂枝后，头项强痛，发热无汗，心下满，小水不利，宜服之。

即桂枝汤，加白术一钱五分、茯苓一钱五分。煎法如前。

## 桂枝加厚朴杏仁汤八

太阳病，下之微喘，表未解也，宜服之。

即本方，加杏仁十枚、厚朴二钱。煎法如前。

## 桂枝新加汤九

发汗后，身痛者，邪未尽也，脉沉迟者，荣血不足也。此汤仍与后厚朴生姜甘草人参汤参治。

即桂枝汤，加芍药二钱、生姜二片、人参二钱。煎法如前。

## 桂枝茯苓白术甘草汤十

吐下后，心下逆满，气上冲胸，头眩，脉沉紧，发汗则动经，身为振振摇者，服此。仍与后赤茯苓参治。

桂枝去皮，辛热，三钱　茯苓甘平，四钱　白术苦甘温，二钱　甘草一钱五分煎法如前。

## 桂枝茯苓甘草大枣汤十一

治大汗后，脐下悸，欲作奔豚。

茯苓四钱　甘草二钱　桂枝四钱　大枣十个

上用甘澜水四升，先煎茯苓，减二升，入诸药，煎取一升，去渣服。

## 桂枝救逆汤十二

伤寒脉浮，医以火迫之，遂至汗大出，必亡阳。汗为心液，亡阳则心气虚，心恶热，火邪内迫，则心神浮越，故惊狂，起卧不安，宜服此。

即桂枝汤去芍药，加牡蛎三钱，龙骨二钱五分，洗去腥，蜀漆二钱。

上用水三盅，煎煮蜀漆，减一盅，入诸药，煎至一盅，分二次温服。

评曰：与桂枝汤，表未尽解者，缘芍药益阴，非阳所宜，故去之。火气错逆，宜加蜀漆之辛以散之。阳气脱而以龙骨、牡蛎固之。

## 桂枝加桂汤十三

烧针劫汗，针处核起而赤，必发奔豚，气从小腹上冲心，灸其核处，宜服此。

即桂枝汤加桂一钱五分。如桂枝汤法煎服。

## 桂枝甘草龙骨牡蛎汤十四

先火逆，复下之，里气虚，又加烧针，虚而火劫，故生烦躁。

桂枝二钱　甘草二钱　牡蛎煅，一钱五分　龙骨一钱五分

如桂枝汤法煎服。

评曰：桂枝、甘草之辛甘，发散经中火邪；龙骨、牡蛎之涩，以收浮越之正气。

## 柴胡加桂枝汤十五

伤寒六七日，发热，微恶寒，肢节烦疼，微呕，心下支结，余证未去，或风温汗后，身热，心下妨闷，或有动气，烧针取汗，针处被寒，核起而赤者，灸患处各一壮，宜服此。

即桂枝汤加柴胡三钱、黄芩二钱、半夏二钱。

如桂枝汤法煎服。

## 柴胡桂枝干姜汤十六

伤寒五六日，已发汗而复下之，胸胁满，微结，小便不利，渴而不呕，头汗出，往来寒热，心烦，宜服此。

柴胡四钱五分　桂枝二钱，去皮　干姜一钱五分　瓜蒌根二钱　黄芩三钱　牡蛎煅，二钱　甘草一钱五分

如桂枝汤法煎服。

评曰：热淫[1]于内，以苦发之。柴胡、黄芩之苦，以解传表之邪；辛甘发散为阳，桂枝、甘草辛甘，以散在表之邪；咸以软之，牡蛎之咸寒，以消胸胁之满；干姜之辛以润之，固阳虚之汗；津液不足而为渴，苦以坚之，瓜蒌根之苦，以生津液。

---

① 淫：原作“复”，据《注解伤寒论》改。

## 桂枝人参汤十七

太阳证，外候未除，而数下之，遂挟热下利，利不止，心下痞硬，表里不解，宜服。

桂枝二钱五分　甘草一钱　白术二钱　人参一钱五分　干姜一钱

如桂枝汤煎服。

评曰：表未解者，辛以散之，里不足者，甘以缓之。此以里气大虚，故加人参、甘草于理中汤也。

## 桂枝附子汤十八

伤寒八九日，风湿相搏，身体烦疼，不能转侧，不呕不渴，脉浮虚而涩者，宜服。

即本方加附子。

如桂枝汤法煎服。

评曰：风①在表者，散以桂枝、甘草之辛甘；湿在经者，逐以附子之辛热；姜、枣辛甘，行荣卫，通津液，以和表也。

## 桂枝加大黄汤十九

关脉沉实，腹中大实而痛，大便硬者，此属太阴证。

即桂枝汤减甘草，加大黄三钱、芍药一钱五分。

如桂枝汤法煎服。

## 桂枝大黄汤二十

足太阴脾经受证，腹满而痛，咽干而渴，手足温，脉来沉

① 风：原作“湿”，据《注解伤寒论》改。

而有力，此因邪热从阳经传入阴经也。若本经腹满，不恶寒而喘者，加腹皮，去甘草。

桂枝　芍药　甘草　大黄　枳实　柴胡

上用水二盅，姜一斤，枣一枚，煎至八分。临服，入槟榔磨水三匙，热服。

## 桂枝葛根汤二十一

太阳，项背强几几，汗出恶风。柔痓，有汗，不恶寒①者。

即桂枝汤加葛根三钱。

如桂枝汤法煎服。

## 桂枝瓜蒌葛根汤二十二

治柔痓。

即桂枝汤加葛根二钱五分、瓜蒌根一钱②。

煎法如前。

## 桂枝甘草汤二十三

太阳病，发汗过多，叉手自冒心，心下悸，欲得按者。

桂枝三钱　甘草二钱

煎法如前。

## 桂枝石膏汤二十四

治太阳、阳明合病，间日作疟，热多寒少。

---

① 寒：原作“风”，据《金匮要略·痓湿暍病脉证治》改。

② 一钱：原作“各一钱”，据文义改。

桂枝一钱　石膏　知母各三钱　黄芩二钱

上，水煎，温服。

## 柴胡桂枝汤二十五

治少阳头额痛，项强，胁痛，胸满，发热恶寒，乍往乍来，及自汗亡阳，谵语作渴；兼治风温汗后身热及动气等证。或小柴胡汤、桂枝汤、麻黄汤选用。

柴胡一钱　桂枝　黄芩　人参　白芍　半夏各一钱　甘草五分

上，姜、枣水煎。

## 柴胡加桂汤二十六

治半表半里证，盗汗，身热不欲去衣，及不满不硬，但心下妨闷，谓之支结。《百证》① 云：但有头疼恶寒者，小柴加桂值千金。

柴胡三钱　黄芩　桂枝各二钱五分　半夏一钱　甘草四分

上，姜、枣水煎。此方与柴胡加桂枝汤少芍药一味，与柴胡桂枝汤少人参、芍药二味。

## 半夏桂甘汤二十七

治中非时暴寒，伏于少阴经，始不觉病，旬月乃发，其脉微弱，其证咽痛不利，此肾伤寒也。即仲景之半夏散，但㕮咀之用不同。

半夏　桂心　甘草炙。各一钱五分

---

① 百证：即《伤寒百证歌》，宋代许叔微著，约成书于1132年。

上，吹咀，水煎，候冷，少少细呷，二日便愈。

## 七味桂附汤二十八

治足少阴伤风，胸满心烦，咽痛自汗，腰连胫骨酸痛，呕吐涎沫，头痛，脉沉而弦。

桂枝　白芍　甘草　干姜　生附　茯苓　桃仁各五分

如咽痛，加桔梗二分半。

上，水煎，温服。

## 桂枝黄芩汤二十九

治太阳、阳明、少阳合病，疟疾，寒热极甚，此方以桂枝治太阳，白虎治阳明，小柴胡治少阳，意甚明显。夹痰合二陈汤，食积合平胃散，溺涩合五苓散，便秘合大柴胡，无汗加干葛、苍术，有汗加黄芪、白术，夜发加桃仁、白芍药，日久加常山、槟榔吐之，其法已大备。

知母　人参　黄芩　半夏各八分　柴胡一钱　石膏二钱　桂枝五分　甘草四分

上，姜、水煎服。

## 茯苓桂甘汤三十

治阳明证但头眩，不恶寒①，能食而咳。兼治水气在半表，乘于心胸，怔忡悸惕，干呕自汗不渴。

茯苓三钱　桂枝二钱　甘草一钱

上，姜、水煎服。

① 寒：原作“食”，据《医学入门·伤寒用药赋》改。

评曰：茯苓、甘草之甘，益津而和卫，桂枝、生姜之辛，助阳而解表。

## 桂枝参苓汤三十一

治汗、吐、下后，胃虚而哕，怫郁面赤。

桂枝　白芍各三钱　人参　茯苓各二钱　甘草一钱

上，姜、枣水煎，温服。

## 桂枝附子红花汤三十二

治妇人伤寒表虚，自汗身凉，四肢拘急，脉沉而迟，太阳标病，少阳本病，经水适断。

桂枝三钱　白芍　生姜各二钱　甘草炙，一钱五分　附子炮　红花各七分

上，水煎服。

## 桂枝芍药当归汤三十三

治妇人有孕伤寒，脉浮头重，腹中切痛。

桂枝　白芍　当归各二钱

上，水煎服。

## 桂枝红花汤三十四

治妇人伤寒，发热恶寒，四肢拘急，口燥舌干，经脉凝滞，不得往来。

桂枝　赤芍　甘草各一钱五分　红花一钱

上，姜、枣水煎，温服，汗出而解。

## 麻黄汤三十五

伤寒太阳证，发热无汗，恶寒①，尺寸脉紧，头疼，腰脊强，此因寒邪伤荣，腠理闭密，况当大寒之令，非此药不能开腠发汗解散。若太阳与阳明合病，喘而恶寒亦可用，如脉不紧，则不可用。春令尚寒亦暂可服用，于夏月必有亡阳之失，衄血之变。若尺中迟，乃荣气不足也；尺中脉微，乃里虚也。虽有表证，不可轻用。

麻黄三钱，去节　桂枝二钱　甘草一钱　杏仁一钱二分，去皮尖

上用水二盅，先将麻黄煎一二沸，去沫，入诸药，煎一盅，温服。

评曰：《内经》云寒淫于内，治以甘热，佐以苦辛。麻黄、甘草开腠理发汗，桂枝、杏仁散寒下气。

陶节庵加升麻、川芎、防风、白芷、羌活、藁本，名升麻发表汤。

### 加减法

本经发热恶寒，头痛，无汗而喘者，加干葛，去升麻。若发热恶寒，身体痛者，加苍术、芍药，去杏仁。若恶寒发热，身痒面赤者，以其不得小汗故也，去白芷、升麻、杏仁，加柴胡、芍药。若头疼，发热恶寒，胸闷者，加枳、桔；若感寒深重，服汤不作汗者，宜再服，至二三剂而无汗者，死。汗后不解，宜再服，量证轻重，用麻黄、升麻，分多寡为当。

上用水二盅，姜三片，葱白二茎，《槌法》② 加江西豆豉一

---

① 恶寒：原作“寒恶”，据《伤寒论·辨太阳病脉证并治》乙转。

② 槌法：即陶节庵《伤寒杀车槌法》。

撮煎之。热服取汗，中病即止。如服多，反加别病矣。

## 麻黄附子细辛汤三十六

少阴病，发热，脉沉，此直中少阴经，不由阳经传者。

麻黄三钱，去节　细辛三钱　附子三钱，炮，去皮

煎法如前。

评曰：《内经》云寒至于内，治之以甘热，佐之以苦辛。故以麻黄之甘温以解寒，细辛、附子之辛以温经。

## 麻黄附子甘草汤三十七

少阴病，发热，脉沉细，邪在表也，以前汤去麻黄，加甘草，微汗以缓散之。

麻黄三钱，去节　甘草三钱　附子一钱，炮

煎法如前。

评曰：《内经》云麻黄、甘草之甘温以散表寒，附子之辛热以温里气。

## 麻黄杏仁薏苡甘草汤三十八

治风湿相搏，一身尽痛。

即麻黄汤去桂枝，加薏苡仁三钱。

煎法如前。

## 麻黄杏仁甘草石膏汤三十九

发汗后，不可更用桂枝汤，汗出而喘，无大热者用此。

即麻黄汤去桂枝，加石膏四钱。

如麻黄汤煎服。

## 麻黄升麻汤四十

伤寒六七日，大下后，寸脉沉迟，手足厥冷，下部脉不至，咽喉不利，唾脓血，泄利不止，为难治。

麻黄二钱，去节　升麻一钱五分　当归二钱　知母一钱　黄芩二钱　葳蕤一钱五分　石膏一钱　白术一钱　干姜二钱　芍药　天门冬　桂枝　茯苓各八分　甘草六分

煎法如前。

评曰：《内经》云大热之气，寒以收之。甚热之气，以汗发之。麻黄、升麻之甘以发浮热；正气虚者，以辛润之，当归、姜桂之辛以散寒；上热者，以苦泄之，知母、黄芩之苦，凉以去热；津液少者，以甘润之，茯苓、白术之甘，缓脾生津；燥热者，以酸收之，以甘缓之，芍药之酸，以敛逆气，葳蕤、天门冬、石膏、甘草之甘，润肺①降热。

## 麻黄杏仁饮四十一

治太阳发热恶寒，头痛无汗，脉浮紧而咳嗽。如夏月去麻黄加苏叶，自汗去麻黄加桂枝、芍药，表热换柴胡，口渴加天花粉，胸满加枳壳，喘急加瓜蒌仁。

麻黄　桔梗　前胡　黄芩　陈皮　半夏各一钱　杏仁　细辛各八分　防风七分　甘草四分

上，姜、水煎服。

## 麻黄连翘赤小豆汤四十二

伤寒，瘀热在里，身必发黄。中湿，痛，身目俱黄。

---

① 肺：原脱，据《注解伤寒论·麻黄升麻汤》补。

麻黄　连翘　生梓　白皮　杏仁各二钱　赤小豆一撮　甘草一钱　生姜三片　大枣二枚

如麻黄汤法煎服。

## 麻黄知母石膏汤四十三

治夏至后，太阳病无汗者。须斟酌用之，斯无咎。

麻黄汤内加知母五钱、石膏一钱。

煎如麻黄汤法。

## 麻黄葛根汤四十四

太阳，发热恶寒，无汗恶风，及刚痉背项反张。与后方如圣汤、小续命汤参治。

麻黄　赤芍药各三钱　葛根一钱五分　豉半合

上用水二盅，葱白一茎，煎至八分，去滓，温服。

## 知母麻黄汤四十五

伤寒初起，失于汗解，致流于心包络中。瘥后常热，昏沉不眠用此。

知母二钱　麻黄　甘草　芍药　黄芩各一钱　桂枝五分，冬月宜用

上用水二盅，如麻黄汤法煎，得微汗后，勿服。

## 麻黄加术汤四十六

湿家为病，一身尽痛，发热而烦，身黄如熏，宜服此汤。

麻黄三钱　桂枝二钱　甘草炙，一钱　杏仁十个，去皮尖　白术四钱

上煎如麻黄汤法，覆取微汗。

## 麻黄复煎汤四十七

治阴室中汗出懒语，四肢困倦乏力，走注疼痛，乃下焦伏火不得伸，浮而燥热汗出，一身疼痛，盖风湿相搏也。服此则风湿去而阳气升，困倦乃退，血气俱得生旺也。

麻黄去节　黄芪各二钱　白术　人参　柴胡根　防风　生地各五分　甘草三分　羌活　黄柏各一钱　杏仁三个，去皮尖

上以水五盅，先煎麻黄数沸去沫，再煎至三盏，然后下群药同煎至一盅，空腹临卧服。

## 麻黄黄芩汤四十八

治小儿伤寒无汗，头痛身热恶寒。

麻黄　赤芍　黄芩各五分　甘草　桂枝各一分五厘

上为粗末，水煎服。

## 六物麻黄汤四十九

病人两手脉浮数，或紧缓，寸脉短，反力小于关尺脉者，此名阴盛阳虚也。若自汗恶风，是邪气在表，阴气有余也。《素问》云：阴气有余，为多汗身寒，即可投消阴助阳表剂。若立春以后，清明以前，宜用此方。清明以后，芒种以前，七物柴胡汤主之；芒种以后，立秋以前，宜发表汤主之。

麻黄一[①]钱，去节　葛根七分五厘　人参　甘草炙。各五分　苍术七分五厘

---

① 一：原脱，据《医学纲目·伤寒拾遗》补。

上加枣二枚，水煎，热服。若三五服后汗未止，恶风者，加荆芥三分，不恶风而犹有汗者，加丁香皮五分。

## 七物柴胡汤五十

方意载六物麻黄汤下。

柴胡一钱　苍术　荆芥　麻黄各五分　甘草炙，三分五厘

上加姜、枣，水煎，热服。如三五服后，汗未止恶风者，入葱白三寸，不恶风而汗犹未止者，加当归五分。

## 发表汤五十一

方意载六物麻黄汤下。

麻黄去节，七分　苍术一钱四分　人参　当归各三分五厘　甘草　丁香皮各一分

上加姜、枣同煎，热服。如三五服后汗未止，犹恶风者，加桂枝三分，不恶风而但汗未止，加细辛三分五厘，以汗止为度。

## 人参汤五十二

病人脉浮数，或紧或缓，其脉上出鱼际，寸脉大于关尺者，名阳盛阴虚。若胃中闷，口燥咽干者，乃是邪气在表，阳气独有余也。《素问》曰阳气有余，为身热无汗是也。可投消阳助阴药以解表。若立春以后，清明以前，宜用此方。清明以后，芒种以前，宜前胡汤主之。芒种以后，立秋以前，宜石膏汤主之。

人参五分　石膏二钱　白芍　柴胡　炙甘草各三分

上，姜、水煎，热服。如三五服后，热不解者，入豉三十粒，同煎。

## 前胡汤五十三

方意载人参汤下。此方出《伤寒便览》①。

石膏一钱　前胡五分　竹茹　黄芩　知母　山栀　大青各三分

上，姜、葱水煎。

## 石膏汤五十四

方意载人参汤下。

石膏一钱五分　白芍　柴胡各五分　升麻　黄芩　甘草炙。各三分

上加豉一合，水煎，热服。如三五服后热未解者，加知母五分，又未解，加大黄五分。

## 解肌汤五十五

病人两手脉浮数，或紧，或缓，三部俱有力，无汗恶风者，此是阴阳气俱有余。《素问》曰阴阳有余，则无汗而寒是也。可用药平之。立春以后，清明以前，宜用此汤。清明以后，芒种以前，宜芍药汤主之。芒种以后，立秋以前，宜知母汤主之。

石膏一钱五分　麻黄去节，四分五厘　炙甘草　升麻各七分五厘

上入豉半合，水煎，热服。三五服后犹恶寒者，加麻黄五分、石膏一钱。

## 芍药汤五十六

方意载解肌汤下。

① 伤寒便览：即《伤寒类证便览》，明代陆彦功撰，成书于1499年。

白芍　荆芥穗各五分　石膏一钱五分　炙甘草

上，姜、水煎，热服。三五服后犹恶风者，加生姜一块。

## 知母汤五十七

方意载解肌汤下。

知母　石膏　麻黄　升麻各八分　炙甘草四分

上，姜、水煎，温服。三五服后犹恶风者，加麻黄、升麻各四分。

## 调脉汤五十八

凡伤寒病，必两手脉浮数而紧，人皆知之也。若平时关前寸脉力小，关后尺脉力大，虽不恶风，不自汗，乃阴气已盛，故先见于脉。若不投药和之，病斯作矣。若遇此脉，立春以后，清明以前，宜用此汤。清明以后，芒种以前，宜葛根柴胡汤主之。芒种以后，立秋以前，宜人参桔梗汤主之。

葛根一钱　防风　前胡去苗。各三分　炙甘草

上，姜、水煎，温服。如服后寸脉仍小者，加枣三个。

## 葛根柴胡汤五十九

方意载调脉汤下。

葛根七分五厘　柴胡五分　白芍　桔梗　炙甘草各三分

上，姜、水煎，热服。服后寸脉仍小者，加葱白三寸。

## 人参桔梗汤六十

方意载调脉汤下。

人参　桔梗　炙甘草各三分　麻黄去节，五分　石膏一钱五分

荆芥五穗

上，水煎，热服。服后寸脉仍小者，加去节麻黄五分。

## 大青龙汤六十一

太阳，发热恶寒，无汗，脉宜浮紧，反至浮缓，手足微厥，烦躁，乃伤寒见风。发热恶寒，自汗，脉宜浮缓，反至浮紧，手足微温，烦躁，乃伤风见寒也，宜用此药。若脉微弱，汗出恶风者，不可服，服之则厥逆，筋惕肉瞤，此为逆。

即麻黄汤减桂一钱加石膏二钱、生姜三片、大枣二枚。

上，如麻黄汤法煎，温服，取微汗。汗出多者，温粉扑之。

评曰：辛甘均为发散。然风宜辛散，寒宜甘以发之，辛甘相合，乃能发散荣卫之风寒。甘草、麻黄、杏仁散荣中之寒，桂枝、姜枣解除卫中之风，石膏甘寒以除烦躁。

## 大青龙加黄芩汤六十二

夏至后，太阳无汗，恶风烦躁。

即大青龙汤加黄芩二钱。

上煎如麻黄汤法。

## 大羌活汤六十三

两感伤寒，必死不治。易老立此，间有生者，十得一二，名曰解立神方。

羌活　独活　防风　防己　黄芩　黄连　白术　苍术　川芎各一钱　细辛三分　知母　地黄各一钱　甘草炙，三分

上用水二盅，煎至一盅，热服。未解再服三四剂，愈则止。若有余证，并依仲景法如证治。

## 冲和灵宝饮六十四

两感，寒起于头，目痛，恶寒发热，口燥舌干，以阳先受病多者，先以此汤探之，中病即止。

羌活　防风　川芎　细辛　干葛　生地　黄芩　甘草　柴胡　白芷　石膏

上用水二盅，煨生姜三片，枣二枚，《槌法》入黑豆一提，煎成温服，取微汗为愈。如不愈，表证多而甚急者，方用麻黄、葛根为解表。如里证多而甚急者，先以调胃承气为攻里也。如以阴经自中病，发热下利，身疼痛，脉沉细无力，不渴，蜷卧昏重者，又当先救其里，回阳救急汤。是分表里寒热而治，此权变之大法也。

## 羌活冲和汤六十五

治春、夏、秋非时感冒暴寒，头疼发热，恶寒脊强，无汗，脉浮紧。此足太阳膀胱经受邪，是表证，宜发散，不与冬时正伤寒同治。此汤非独治三时暴寒，春可治温，夏可治热，秋可治湿，其治杂证并外感俱效。陶节庵立法代桂枝、麻黄、青龙、各半等汤。太阳经之神药也，亦宜参酌用之。

羌活　防风各一钱五分　苍术　黄芩　白芷　生地黄各一钱二分　川芎一钱三分　甘草五分　细辛三分

上用水二盅，姜三片，枣二枚，煎至一盅，《槌法》加葱白捣汁五匙，再煎一二沸。如发汗，用热服；止汗，温服。

评曰：羌活治太阳肢节痛，君主之药也，有拨乱反正之能，大无不通，小无不入。防风治一身尽痛，乃军卒中之下职。苍术有雄壮上行之气，能除湿安太阴，不使邪气得传于其经。细辛治少阴头疼，川芎治厥阴头疼，白芷治阳明头疼，生地黄治少阴心热在内，黄芩治太阴肺热在胸，甘草能缓里急，调和诸药。

**加减法**

太阳证加羌活、藁本；阳明证加升麻、葛根、白芷；少阳证加柴胡、黄芩、半夏；太阴证加苍术、厚朴、枳实；少阴证加桔梗、知母、黄柏；厥阴证加川芎、柴胡，如胸中饱闷，加枳壳、桔梗，去生地。夏月加石膏、知母，名神术汤。服此不作汗，加苏叶。喘而恶寒身热，加杏仁、生地黄。汗后不解，宜汗下兼行，加大黄，此釜底抽薪之法。其三时感冒非时感寒，亦有头疼，恶寒身热脉缓，自汗，宜实表，本方去苍术加白术。汗不止加黄芪，再不止，以小柴胡加芍药一钱。恶风自汗加桂枝，夏月去桂加芍药，呕逆加姜汁，有痰去地黄加半夏，肌热加柴胡、葛根，虚烦加知母、麦门冬、竹茹，中风行经加附子，便闭加大黄，中风兼五痹等证，各随十二经加减。用炼蜜为丸，犹妙。

## 防风冲和汤六十六

治伤风有汗，脉浮缓。

防风　白术　生地黄各一钱五分　羌活　黄芩　白芷　甘草　川芎五分

上，水煎，温服。汗未止，加黄芪、芍药。仍未止，用柴胡桂枝汤。

## 葛根汤六十七

治太阳病，背项几几，无汗恶风。

葛根三钱　麻黄二钱五分，去节　桂枝去皮　芍药各一钱五分　甘草一钱，炙　生姜三片　大枣二枚

上用水二盅，先煮麻黄、葛根，减少许，去沫，入诸药，煎至一盅，温服。

评曰：本草云轻可以去实，麻黄、葛根之属是也。此以中风表邪实，故加此二味入于桂枝汤中为宜。

**加减法**

本方去半夏、生姜，加黄芩，名葛根解肌汤。治疫疠热渴，加龙胆，名葛根龙胆汤。

## 葛根葱白汤六十八

已汗未汗，头痛不止。

葛根　芍药　知母各二钱　川芎　生姜三片

上用水二盅，葱白一把，煎至一盅，分二服。

## 柴葛解肌汤六十九

足阳明胃经受病，目痛鼻干，微头疼，眼眶痛，脉微洪，宜解肌，属阳明经兼少阳经证宜用之。

葛根　柴胡　黄芩　芍药　羌活　桔梗　白芷　甘草

上用水二盅，姜三片，枣二枚，《槌法》加石膏末一撮，煎热服。

**加减法**

本经无汗，恶寒甚者，去黄芩，加麻黄。春宜少用，夏去之，加苏叶。

## 葛根加半夏汤七十

太阳与阳明合病，不下利，但呕者。

葛根四钱　麻黄二钱，去节　甘草一钱　芍药　桂枝去皮。各一钱五分　半夏

如葛根汤法，加姜、枣煎，温服。

## 葛根芩连汤七十一

太阳桂枝证，医反下之，利遂不止，脉促者，乃表未解，喘而汗出者，服此。

葛根四钱　甘草一钱五分　黄连二钱　黄芩一钱五分

上用水先煎葛根三四沸，方入三味，同煎服。

## 升麻葛根汤七十二

春夏寒疫无汗，发热恶寒，及四时疫疠。

升麻　芍药　葛根　甘草

加玄参，名玄参升麻汤。

煎法如前。

## 葛根橘皮汤七十三

温毒发斑，心烦呕逆者。

葛根　橘皮　杏仁　知母　黄芩　麻黄　甘草各一钱

上用水二盅，煎至八分服。

## 知母葛根汤七十四

风湿，身灼热，无汗，昏昏欲睡，喘息身重。

知母　葳蕤各一钱五分　葛根四钱　石膏三钱　人参　甘草　木香　黄芩　川芎　杏仁　防风　升麻　南星各一钱　麻黄二钱

上每服七钱，水二盅，煎八分，温服。

## 香葛汤七十五

四时感冒不正之气，头疼身痛项强，寒热而呕，恶心痰嗽，腹痛泄泻，风寒湿瘴等证。

紫苏　薄荷　陈皮　白芍　香附各一钱　升麻　干葛　白芷　川芎各七分　苍术一钱　甘草五分

上用水二盅，姜三片，煎八分，热服。

## 苏葛汤七十六

治阳明瘟疫风邪。

紫苏　香附　陈皮　甘草　干葛　赤芍　升麻各五分

上，姜、葱煎。

## 连须葱白汤七十七

已汗未汗，头痛如破。

葛根三钱　生姜三片　连须葱白十根

上用水二盅，煎一盅，温服。

## 葱豉汤七十八

伤寒二日，头项痛，恶寒，脉紧无汗。

干葛三钱　麻黄三钱　葱白十五茎　豉半合

上用水二升，先煮麻黄六七沸，去白沫，入干葛煎十余沸，下豉，煎取八分服，如行五里[1]，再服，良久，煮葱豉粥热吃，以衣覆之取汗。

### 芎苏散七十九

四时感冒，头疼，发热恶寒。春秋二时寒疫。

川芎　苏叶　干葛各二钱　桔梗二钱五分　柴胡　茯苓各二钱　陈皮　枳壳炒。各一钱五分　半夏　甘草各一钱

上用水二盅，姜三片，枣一枚，煎一盅，温服。

### 香苏散八十

四时感冒，头痛发热。

苏叶　香附各二钱　陈皮一钱五分　甘草五分

上，水煎，热服。

**加减法**

如头痛加川芎、白芷，名芎芷香苏散。

### 川芎汤八十一

治犯房室感寒，头痛，发热恶寒，无汗，脉浮紧。

川芎　白术　羌活各等分

上，水煎，热服。

### 六神通解散八十二

三时感冒，头痛身热恶寒，脉洪数。服冲和汤，不已，后服此。

---

① 如行五里：《类证活人书》作“如人行五六里路久”。

麻黄　羌活　苍术　川芎　细辛　黄芩　石膏　滑石　甘草

上用水二盅，姜三片，豆豉一撮，葱白二茎，煎热服取汗，中病即止。

## 参苏饮八十三①

三时感冒风寒，发热头痛，或时行伤风，咳嗽声重，鼻塞涕唾。此药大解风热，宽中快膈，或劳嗽寒热。孕妇去半夏。

紫苏一钱五分　陈皮一钱　枳壳　桔梗　半夏各八分　茯苓　前胡　干葛各九分　人参六分　甘草五分　木香三分

上用水二盅，姜三片，煎服。

## 二香散八十四

四时感冒冷热寒暑，不正之气，吐利腹痛，及岚瘴，饮冷当风，及风土不服，暑月伤风寒，此药解表。

香薷　香附各二钱　苏茎叶　陈皮　苍术各一钱　厚朴　甘草炙　扁豆各五分

一方加木瓜。

上用水二盅，生姜三片，葱白三茎，煎一盅，热服。

## 神术散八十五

四时瘟疫，头疼项强，发热憎寒，身痛，伤寒鼻塞声重，咳嗽头昏。

藁本　羌活　白芷　细辛　川芎　甘草各一两　苍术米泔浸

① 八十三：原作“八十二”，据前后文顺序改。

一宿，去粗皮，五两

上锉末，每服四钱，姜三片，葱白三寸，煎汤调服。葱白、茶汤调，亦可。

## 太无神术散八十六

专主山岚瘴气之妙药，兼治四时瘟疫，头痛项强，憎寒壮热，身痛。

陈皮二钱　苍术　厚朴各一钱五分　甘草　石菖蒲各一钱　藿香六分

上用水一盅半，姜三片，枣一枚，煎一盅，温服。一方无菖蒲，有香附一钱。

## 十神汤八十七

瘟疫流行，四时感冒风寒，发热恶寒，头疼身痛，无汗。不问阴阳两感，并宜服之。

麻黄　干葛　紫苏　陈皮　川芎　升麻　白芷　赤芍　香附　甘草各五分

上用水二盅，加生姜三片，葱白三个，煎一盅，热服。气实中满者，加枳壳一钱。夏月去麻黄、葱白。若去芎、芷、麻黄，名苏葛汤，内用干葛，专解阳明瘟疫风邪。若太阳伤寒发热用之，是引贼入阳明，多发斑疹。

## 消风百解散八十八

四时感冒，头疼发热，咳嗽，鼻塞声重，喘急等证。

麻黄去节　苍术　陈皮　白芷　荆芥穗各一钱　甘草五分

上用水一盅半，加生姜三片，葱白三个，煎一盅，热服。

咳嗽甚者，加乌梅一个同煎。夏月去麻黄，加苏叶。

## 藿香正气散八十九

逐寒邪，驱岚瘴，止霍乱吐泻，除湿，和中正气。

藿香三钱　厚朴姜制　陈皮各一钱五分　半夏一钱二分

上用水二盅，姜五片，枣二枚，煎服。

## 不换金正气散九十

即前方加苍术一钱五分。

煎法如前。

## 大正气散九十一

发散风寒，春秋二时寒疫取汗。

即前正气散加白术、茯苓各一钱，白芷、桔梗各八分，紫苏、葛根各三钱。

上用水二盅，姜三片，枣二枚，煎八分服。

## 金沸草散九十二

头疼壮热，胸膈有痰，咳嗽。

前胡　旋覆花各二钱　半夏　赤茯苓　荆芥穗各一钱　细辛　甘草各八分

上为末，每服四钱，水二盅，姜三片，枣一枚，煎至七分，去渣服。

## 五积散九十三

治感冒寒邪，头疼身痛，项强拘急，恶寒呕吐，腹痛。及伤寒发热，头疼恶风，内伤生冷，外感风寒，并寒湿客于经络，腰腿酸疼。并妇人经脉不调，与夫腹痛带下等证。

白芷　川芎　白芍　甘草　茯苓　当归　肉桂各三分　陈皮　麻黄各六分　厚朴　干姜四分　桔梗一分五厘　枳壳五分　半夏二分　苍术七分五厘

上，姜、葱水煎。如冒寒用煨姜；腹痛或夹气加吴茱萸；调经，入艾、醋；体薄有汗，去苍术、麻黄；气虚，去枳、梗，加参、术；产后余血流入遍身肢节，腰脚疼痛，去麻黄，加人参、木瓜、桃仁、小茴香，此谓之生料五积散也。若用熟料，除白芷、肉桂二味，余俱慢火炒熟勿焦，和匀煎服。

## 五积交加散九十四

治寒湿身体重痛，腰脚酸疼。

即五积散人参败毒散。

## 小柴胡汤九十五

治足少阳胆经受病，耳聋胁痛，寒热，呕而口苦，脉来弦数，属半表半里，宜此和解。又治心烦喜呕，或渴，或腹痛，胁下痞硬，或心下悸，小便不利，或不渴，身微热，或咳或悸，胸膈痞满，烦闷，或汗下不解。及瘟疫两感，太阳、阳明初证，不敢汗吐下，与过经不解，热入血室。及寒伤至六日，胸满，心烦喜呕，身热心中咳逆，不欲食，或呕，或不呕，寒热往来而心悸，瘥后发热，并宜用之。

柴胡二钱五分　黄芩二钱　人参一钱五分　甘草一钱　半夏一钱

上用水二盅，姜三片，枣二枚，煎一盅，温服。

评曰：《内经》云热淫于内，以苦发之。柴胡、黄芩之苦，以发传邪之表；热不足者，以甘缓之，人参、甘草以缓中和之气；邪在半表半里，则里气逆，故辛以散之；又以半夏除其烦呕，因其荣卫相争，用姜枣以和荣卫。

陶节庵加陈皮、芍药、川芎，名柴胡双解散。如呕逆，倍生姜，加陈皮；头痛，加羌活、防风；寒热间作，加桂枝；中暑，发热头痛，加黄连；春温时行，加生地、升麻；温疟，加常山、槟榔。

## 仲景加减十二汤

### 小柴胡去半夏人参加瓜蒌汤九十六

治胸中烦而不呕。

加瓜蒌仁一钱五分。

### 小柴胡去黄芩加芍药汤九十七

治妇人伤寒，太阳热盛，热入血室者，倍加牡丹皮。陶节庵加当归、红花。若男子热入血室，加生地。渴者，去半夏，加人参一钱，瓜蒌一钱。陶节庵加天花粉、知母。若腹中痛者，去黄芩，加芍药二钱。

加白芍药二钱。

### 小柴胡去枣加牡蛎汤九十八

治胁下痞硬。陶节庵治胁痛者，加青皮。

加牡蛎一钱五分。

### 小柴胡加干姜牡蛎汤九十九

治痞而胸痛胁胀。

加干姜炮，一钱、牡蛎一钱五分。

## 小柴胡去黄芩加茯苓汤一百

治心下悸，小便不利。

加茯苓一钱五分。

## 柴物汤一百一

小柴胡合四物。

## 小柴胡加茯苓汤一百二

阳明病，心下喜呕，壮热往来，心下悸，小便不利。

加茯苓一钱五分。

## 小柴胡去人参加桂枝汤一百三

少阳病，不渴，外有微热，欲近衣者。

加桂枝一钱，温覆取微汗。

## 小柴胡去人参加五味子干姜汤一百四

少阳证而咳。

加五味子十五粒，炮干姜一钱。

## 小柴胡去人参枣加五味子汤一百五

治少阳，寒热往来，胸满，或泄而嗽。

加五味子十五粒。

## 小柴胡加五味子汤一百六

治温病，发热而渴，不恶寒而嗽。

加五味子十五粒。

## 小柴胡加地黄汤一百七

治女人伤寒发热，经水适来而断，昼则明了，夜则谵语，如见鬼神。亦治产后恶露方来，间断欲死。

加生地黄一钱五分。

## 小柴胡加牡丹皮汤一百八

女人伤寒，身热，脉长而弦，属阳明、少阳。往来寒热，夜躁昼宁，如见鬼状，经水适断，热入血室，不实满者宜此。

加牡丹皮二钱。

## 小柴胡加芒硝大黄汤一百九

妇人伤寒，头痛脉浮，医反下之，邪气乘虚而传于里，经水闭而不行，心下结硬，口燥舌干，寒热往来，狂言见鬼，脉沉而数者，宜下。

加芒硝、大黄各二钱。

## 小柴胡加芒硝汤一百十

若伤寒十三日不解，胸胁满而呕，日晡潮热，微利，此本柴胡证，下之而不得利，今反利者，或医以丸药下之，非其治也。潮热者，实也，先宜小柴胡以解其外，后于小柴胡汤内加芒硝主之。

加芒硝五钱。

**加减法**

大凡伤寒中风，有小柴胡汤证一二，与药未罢，复与之，必蒸蒸发热汗愈。若小便不利，加茯苓。呕者，入姜汁、竹茹。痰多，加瓜蒌仁、贝母。寒热似疟者，加桂枝①。齿燥无津液，加石膏。坏证，加炙鳖甲。少阳与阳明合病，本方加葛根、芍药。少阳病，心下饱闷，未经下者，非结胸，乃表邪传至胸中，未入于腑，虽见满闷，尚为在表，只须小柴胡加枳、桔。未效，以本方兑小陷胸汤，加枳、桔，一服其妙如神。其虚烦类伤寒证，本方加竹叶、炒粳米。老妇人伤寒，无表证，热甚者，本方加大黄；甚者，加芒硝。

## 火邪汤一百十一

治火邪等证。

即小柴胡加黑豆一撮，水煎服。

## 大柴胡汤一百十二

少阳证与小柴胡汤，呕不止，心下急痞，微烦，及发热汗出不解，及大便秘而里证急者宜用。

柴胡二钱五分　黄芩　枳实各一钱五分　芍药　半夏各一钱　大黄三钱，量人虚实　生姜三片　大枣二枚

上用水二盅，姜三片，煎至一盅，温服，再进一服。

评曰：柴胡、黄芩之苦，入心而折热；枳实、芍药之酸，苦涌泄而扶阴。半夏之辛，以散逆气；姜枣之辛甘，以和荣卫；大黄之苦寒，以泻实热。

---

① 枝：原作“齿”，据《伤寒杀车槌法·秘用三十七方就注三十七槌法》改。

## 柴胡加龙骨牡蛎汤一百十三

伤寒八九日，下之，胸满烦惊，小便不利，谵语，身重痛，不能转侧。

柴胡三钱　大黄　茯苓各一钱五分　半夏　人参　桂枝　牡蛎　龙骨　铅丹各一钱　生姜三片　大枣二枚

如前煎服。

## 柴胡石膏汤一百十四

妊妇伤暑，头疼恶寒，身热躁闷，四肢疼痛，背项拘急，口干燥。

柴胡三钱　甘草一钱　石膏一钱五分

上用水二盅，姜三片，煎八分服。若气虚体冷，加人参。

## 又柴胡石膏汤一百十五

时行疫疠，壮热恶风，头痛身疼，鼻塞咽干，心胸烦，寒热往来，咳嗽，涕唾稠黏。

柴胡　赤芍　前胡各一钱　干葛一钱　石膏一钱五分　升麻六分　黄芩　桑白皮各八分　荆芥穗五分

上加姜并豆豉十粒，水煎，稍热服。

## 柴陈汤一百十六

治痰气胸胁不利及痰疟等证。

小柴胡合二陈汤。

## 柴梗汤一百十七

治胸胁痞满或痛。

小柴胡汤去人参合枳梗汤。

## 柴梗半夏汤一百十八

治发热咳嗽，胸满两胁锉痛者，此邪热夹痰攻注也。

柴胡二钱　黄芩　半夏　枳壳　桔梗　瓜蒌仁各一钱　青皮　杏仁各八分　甘草四分

上，水煎，温服。如口燥渴去半夏，痰在胁下加白芥子或竹沥、姜汁。

## 柴陷汤一百十九

治结胸痞气初起有表，及水结、痰结、热结等证。

小柴胡合小陷胸汤。

## 小柴胡加瓜汤一百二十

治汗后呕而烦渴。

小柴胡去半夏，倍人参，加瓜蒌根。

## 柴胡枳壳汤一百二十一

治孕妇伤寒，邪传于里，口渴烦热，腹满便秘，谵语，或发狂，昼夜不安。若大便秘甚，加大黄。

柴胡一钱五分　枳壳　黄芩　山栀　知母　麦门冬　干葛各一钱　大青　生地黄　石膏各二钱　生麻八分　甘草四分

上，水煎，温服。

## 柴胡防归汤一百二十二

治产后发热，若真系外感风寒，宜用此汤。

柴胡　人参各一钱　当归三钱　川芎一钱五分　半夏　陈皮　防风各八分　甘草五分

上，姜、枣水煎。

## 柴胡破瘀汤一百二十三

治蓄血证，及热入血室。如大便闭加大黄一片，若非瘀血证，不可轻用。

柴胡　黄芩　半夏　甘草　赤芍　当归　生地各等分　五灵脂　桃仁各减半

上，姜、水煎服。

## 柴胡升麻汤一百二十四

治时行瘟疫，壮热恶风，头痛体痛，鼻塞咽干，痰盛咳嗽，涕唾黏稠。

葛根　白芍　柴胡　前胡　荆芥　石膏各等分　桑白皮　黄芩各六分　升麻五分

上，姜、水加豆豉十粒煎。

## 参[①]胡芍药汤一百二十五

治伤寒十四日外，余热未除，脉息未缓，大便不快，小便黄赤，或渴或烦，不能安睡，不思饮食，此邪气未净，正气未复，当量其虚实以调之。

人参　柴胡　白芍　黄芩　知母　麦门冬各一钱　生地一钱五分　枳壳八分　甘草三分

① 参：原作“柴”，据《医学入门·伤寒用药赋》改。

上，姜、水煎服。如胸满腹胀便硬，去参加厚朴，倍枳壳，小便烦数，加茯苓、泽泻，呕加竹茹，血弱加当归，虚烦加竹叶、粳米，二便自利，胸腹不饱，形羸，脉弱，去枳壳，倍人参，不睡加炒酸枣仁、茯神，宿粪未净，腹满或疼，便硬不通，量加大黄。

## 柴胡散一百二十六

治邪入经络，体瘦肌热，推陈致新，解利伤寒，时疫中暍伏暑。此药冬月可以润心肺，止咳嗽，除壅热；春夏可以御伤寒时气，解暑毒，居常不可缺者，且仓猝可以易得，长幼皆宜服之。

柴胡四两　甘草一两

上，水煎，食后热服。

## 干姜柴胡汤一百二十七

妇人伤寒，经脉方来初断，寒热如疟，狂言见鬼。

柴胡二钱　瓜蒌根　桂枝各七分五厘　牡蛎　干姜　炙甘草各五分

上，水煎，初服微烦，再服汗出而愈。

## 柴胡汤一百二十八

孕妇热病，骨节烦疼。治迟损胎①。

柴胡　葛根　知母　栀子仁　甘草各一两五分　石膏　大青黄芩　升麻各一两

---

① 治迟损胎：治疗不及时，将损伤胎元。《妇人大全良方·妊娠伤寒方论》曰："若不治，热不止则损胎。"

上每服四钱，葱白三寸，水盅半，煎服。

## 增损柴胡汤一百二十九

妇人产后虚羸，发热食少，腹胀，往来寒热。

柴胡五钱　人参　白芍各三钱　半夏一钱五分　甘草一钱　陈皮　川芎各四钱

上每服四钱，姜、枣水煎。

## 柴胡半夏汤一百三十

治伤风发热恶寒，头痛无汗而咳嗽，或协热自利，兼治一切痰证，状似伤寒，如小便不利，加茯苓；冬月无汗，加麻黄；三时无汗，加苏叶；冬月有汗，加桂枝；二时有汗，加防风；咽痛，加桔梗；喘嗽，去白术，加杏仁、桑白皮；酒热，加黄连；食积，加山楂、神曲；痰伏胁下作痛，加白芥子；痰盛喉中如牵锯，加竹沥、姜汁；痰稠如胶，加金沸草、前胡；胸膈痞闷，加枳壳。

柴胡　半夏各一钱五分　黄芩　白术　陈皮　麦门冬各一钱　甘草五分

上，加姜、枣，水煎服。

## 越婢汤一百三十一

治风痹湿气脚弱。

麻黄二钱五分　石膏　白术各三钱　附子　甘草各一钱

上，用水二盅，姜三片，枣一枚，煎一盅，温服。

## 小青龙汤一百三十二

伤寒表不解，心下有水气，干呕发热而咳，或利，或噎，或小便不利，或少腹满，或喘者。

麻黄去节　芍药　干姜各二钱五分　甘草　细辛各二钱　五味子　半夏　桂枝去皮。各一钱五分

如麻黄汤法煎服。

评曰：寒邪在表，非甘辛不能散，桂枝、甘草之辛甘，以散表邪。水停心下而不行，则肾气燥，经曰：肾苦燥，急食辛以润之。干姜、细辛、半夏之辛，以行水气而润肾。咳逆而喘，则肺气逆。经曰：肺欲收，急食酸以收之。芍药、五味子之酸，以收逆气而安之。

**加减法**

若微利，去麻黄，加荛花，溪水大熬令赤色。不利者，不可攻其表，必有胀满。麻黄者升阳，水渍于胃，必作利。荛花下十二水，水去利则止，后人名小青龙加荛花汤。若渴者，去半夏，加瓜蒌根。盖辛燥而苦润，半夏辛而能燥津液，故去之。瓜蒌根苦而生津液，故加之，名小青龙去半夏加瓜蒌根汤。若噎者，去麻黄，加炮附子一枚。经云：水得寒气，冷必相搏，其人即噎，加附子温散寒水。病人有寒，复发汗，胃中冷，必吐蛔。去麻黄，恶发汗也，名小青龙去麻黄加附子汤。若小水不利，少腹满，去麻黄，加茯苓一钱。因蓄水下焦不行，小水不利，故少腹满。以麻黄发津液于外非所宜，用茯苓泻蓄水于下，故加之也，名小青龙去麻黄加茯苓汤。若喘者，去麻黄，加杏仁一钱。其人形肿，故不用麻黄，用杏仁以治形肿，水气之标也，名小青龙去麻黄加杏仁汤。

## 僧伽应梦散一百三十三

时行疫疠，壮热恶风，头痛身疼，鼻塞咽干，心胸烦，寒

热往来，咳嗽，涕唾稠黏。

人参　桔梗　白术　白芷　干葛　青皮　干姜炮　甘草

上用水二盅，姜三片，枣一枚，煎至八分，温服。如伤寒加淡豉，煎服。

## 人参败毒散一百三十四

四时疫疠或瘟疫、温气、冬温咳嗽。一应时行邪气，老幼传染，及岚瘴湿毒，邪气为病者。

羌活　独活　桔梗　枳壳　茯苓各一钱　前胡八分　柴胡一钱五分　人参　甘草各七分　川芎八分

上用水二盅，姜三片，枣二枚，煎八分，热服。

## 清热解毒散一百三十五

温暑之月，天行瘟疫及患热病，此剂清热解毒，兼治内外。

知母一钱　石膏一钱五分　升麻八分　羌活二钱　干姜　黄芩　白芍各一钱　黄连五分　生地七分　甘草六分

上用水二盅，姜三片，煎热服。

## 三黄解毒丸一百三十六

治证同前。

大黄　黄芩　黄连　人参　苍术　桔梗　防风　香附　滑石　人中黄

上，用末，神曲糊为丸，梧子大，每服五七十丸。若气虚用四君子汤，血虚用四物汤，痰多用二陈汤送下，热甚加童便。

## 加减凉膈散一百三十七

退六经热，及伤寒余热不解，胸烦等证。

连翘一钱　栀子　薄荷　淡竹叶　黄芩　桔梗各五分　甘草八分

上用水一盅半，煎至一盅。日三五服，热退即止。

评曰：易老云：凉膈散减去芒硝、大黄，加桔梗，使药性浮而上之。盖以手、足少阳之气俱在胸膈，三焦之气同相火游行于身之表，膈与六经皆至高之分。此药浮载，亦至高之剂，能于无形之中，随高而走，去胸膈中及六经之热也。

## 神术汤一百三十八

治内伤冷饮，外感寒邪，无汗者。

苍术制　防风各三钱　甘草炒，一钱五分

上加葱白、生姜，水煎。

### 加减法

太阳证，发热恶寒，脉浮而紧者，加羌活二钱；太阳证，脉浮紧中带弦数者，是兼少阳也，加柴胡二钱；太阳证脉浮紧中带洪者，是兼阳明也，加黄芩二钱。妇人服者，加当归，或加木香汤，或加藁本汤，各二钱。治吹奶①，煎成，调六一散三五钱，神效。

### 六气加减例

太阳寒水司天，加羌活、桂枝，余岁非时变寒及冬月亦加。阳明燥金司天，加白芷、升麻，余岁非时变凉及秋月亦加。少阳相火司天，加黄芩、地黄，余岁非时变雨湿及夏月亦加。太阴湿土司天，加白术、藁本，余岁非时变湿热及夏末秋初亦加。

① 吹奶：又名"吹乳""乳痈"，指因伤风或儿饮口气所吹所致之乳肿胀。

少阴君火司天，加细辛、独活，余岁非时变热及春末夏初亦加。厥阴风木司天，加川芎、防风，余岁非时变温和及春月亦加。

以上因六气加法。若岁之主气，与月建日时同，前应见者，亦宜此法加之。

## **五苓散**一百三十九

太阳病，发汗后，大汗出，胃中干，烦躁不得眠，欲得饮水者，少少与之，令胃气和则愈。脉浮，小便不利，微热而渴，及中风发热，六七日不解而烦，有表里证，渴欲饮水，水入即吐者，名曰水逆，宜服之。

猪苓二钱，去皮　泽泻　茯苓　白术各二钱　桂枝去皮，一钱

五味为末，以白汤调服。

评曰：淡者，一也。口入一而为甘，甘甚而反淡，甘缓而淡渗。猪苓、白术、茯苓三味之甘，润虚燥而利津液；泽泻之咸味下行，以逐伏水；桂枝之辛甘发散，以和肌表。

**加减法**

治小水不利，小腹满，或下焦蓄热，或引饮过多，或小水短赤而渴，脉沉数者，以利小便为先。并用前汤，加甘草、滑石、山栀，陶节庵亦谓之导赤散。若汗后亡津液，与阳明汗多者，则以利小便为戒。中湿身目黄者，又加茵陈。水结胸证，加木通、灯心。如小水不利，而见头汗出者，乃脱阳也。得病起无热，但狂言，烦躁不安，精采不与人相当，此汤治之。

上，水二盅，姜一片，灯心二十茎，《槌法》入盐五分，调服。

## **陶氏五苓散**一百四十

即前方，加甘草、滑石、山栀、灯心。

上，水煎成，入盐二分五厘调服。若中湿身目黄，加茵陈。水结胸，加灯心、木通。

## **柴苓汤**一百四十一

即小柴胡合五苓散。

## **胃苓汤**一百四十二

即平胃散合五苓散。

## **导赤散**一百四十三

治小便赤涩不利。

生地黄　木通各二钱五分　甘草八分

上用水二盅，煎服。

## **万全木通散**一百四十四

治小便难而黄色。

木通　赤茯苓　车前叶　滑石各一两　瞿麦五钱

上为末，每服四钱，水一盅，煎至六分，去渣服。

## **猪苓汤**一百四十五

脉浮紧，发热而渴，欲饮水，小便不利者。

猪苓去皮　茯苓　滑石　泽泻各四钱　阿胶炒，二钱

上，水二盅半，先煎四味至一盅半，去渣，入阿胶烊化，

煎至一盅，温服。

评曰：渗泄为阳，故用茯苓、猪苓之甘，以行小水；涌泻为阴，故用泽泻之咸，以泄伏水；又以阿胶、滑石，以利水道。

## 茯苓甘草汤一百四十六

伤寒，汗出不渴者，服此汤。

茯苓三钱　甘草一钱　桂枝一钱五分　生姜炙，二钱

上用水二盅，煎至八分，温服。

评曰：茯苓、甘草，益津而和卫；桂枝、生姜，助阳而解表。

## 赤茯苓汤一百四十七

厥阴，消渴，气上冲胸，及吐下后，身振摇，筋肉惕。

赤茯苓　陈皮　人参各三钱　白术二钱　半夏　川芎各一钱五分

上用水二盅，煎八分，温服。

## 茵陈蒿汤一百四十八

阳明病，发热汗出，为热越，不发黄。若头汗齐颈而还，小便不利，渴引水浆，此为瘀热在里，身必发黄，宜服此。

茵陈一两　栀子三钱，炒　大黄五钱，去皮炒

上用水二盅半，先煎茵陈，减水一盅后，入二味，煎至一盅，温服。

评曰：阳明里热已极，烦渴引饮，以致湿与热搏，如得遍身汗出，则湿热发越于外而不能发黄也。今但头汗，齐颈而还，二便不利，渴且不止，则瘀热郁内，腹作胀满而黄疸必矣。是

以用山栀、茵陈之苦寒以除胃燥，大黄之苦寒以下胃热。凡疫疠、疸、疟杂病发黄，及火逼取汗，反致邪热怫郁发黄者，俱宜用此。

## 茵陈将军汤一百四十九

足太阴脾经，腹满，身目发黄，小水不利，大便实，发渴，或头汗齐颈而还，脉来沉重者宜用此。如大便自调，去大黄、厚朴，加大腹皮，利小便以清为效。

即前茵陈汤加甘草、厚朴、黄芩、枳实。

上，水二盅，姜一片，《槌法》加灯心一握，煎至八分，热服。

## 茵陈五苓散一百五十

伤寒，头汗出，欲发黄。及疫疠与秋感湿热发黄疸者。

茵陈蒿八钱　五苓散二两，和匀

上为散，每服五钱，食前米饮汤调服，或浓煎茵陈汤，调五苓散亦可。

## 茵陈三物汤一百五十一

大便自利而发黄疸。

茵陈三钱　栀子　黄连各二钱

上用水二盅，煎八分服。

## 白虎汤一百五十二

伤寒脉浮滑，浮为在表，外有热也，滑为在里，寒邪传里也。以邪未入腑，故只言寒邪，如瓜蒂散证云：胸上有寒，此解内。外邪与小柴胡汤，合则名柴胡白虎汤。

知母二钱　石膏五钱　甘草七钱　粳米半合

上用水二盅半，先以知母、石膏、甘草，煎至一盅多，去渣，入粳米，煮熟一盅，温服。

评曰：知母、石膏之苦甘以散热，甘草、粳米之甘以益气。

## 人参白虎汤一百五十三

伤寒病吐下后，七八日不解，热结在里，表里俱热，恶风，大渴，舌上干燥而烦，欲饮水无度，及伤寒无大热，口燥渴，心烦，背上恶寒者，俱宜用之。若伤寒脉浮，发热无汗，表不解，不可与此汤。夏月中暍，发热自汗，烦躁而渴，脉洪者与服。服桂枝汤，大汗后，大烦渴，脉洪者，俱宜用之。

即白虎汤加人参二钱。

## 如神白虎汤一百五十四

身热，渴而有汗不能解，或经汗过渴不解，脉来微洪，宜用。若心烦，加竹茹一团。如大渴心烦，背恶寒，去山栀，加天花粉。无渴，不可服此药，为大忌。

即人参白虎汤加山栀、麦门冬、五味子。

上用水二盅，姜一片，枣一枚，《槌法》加淡竹叶十片，煎至八分，热服。

## 苍术白虎汤一百五十五

湿温，烦热躁渴，及秋令疫疠宜用。

即白虎汤加苍术二钱。

## 竹叶石膏汤一百五十六

亦名竹叶汤。伤寒解后，虚羸少气，气逆欲吐者，服此。

竹叶三十片　石膏三钱　半夏二钱　人参一钱五分　甘草炙八分　麦门冬一钱　粳米半合

上如白虎汤煎服。

评曰：竹叶、石膏、甘草之甘辛，以散余热；麦门冬、人参、粳米之甘，以补不足；半夏之辛，以散气逆。

## 既济汤一百五十七

治虚烦上盛下虚，烦躁自利，手足冷。

即竹叶石膏汤去石膏，加附子二钱。

## 竹叶防风汤一百五十八

治产后伤风，发热头疼，面赤气喘。

竹叶二十四片　防风　人参　桂枝　桔梗　前胡　陈皮　白茯苓各一钱

上，姜、枣水煎。

## 调胃承气汤一百五十九

太阳，自汗，脉浮，小便数，心烦，脚挛急，服桂枝汤便厥，咽干烦躁，吐逆，服人参干姜汤；厥愈[1]足温，又与芍药甘草汤，其脚即伸；若卫气不和，谵语者，少少与此药服之。若太阳病未解，脉阴阳俱停，必先振栗，汗出而解。但阳脉微

① 愈：原作“甚”，据《伤寒论·辨太阳病脉证并治》改。

者，汗出而解；阴脉微者，以此下之。若伤寒十三日不解，过经，谵语者，以有热也，当下之。若小便利者，大便当硬，而反下利，脉调和者，必医以丸药下之，非其治也。若自下利者，脉当微厥，今反和者，此为内实也。若太阳三日，发汗不解，蒸蒸发热者，属胃也。阳明病，不吐不下，心烦者，与夫伤寒吐后，腹胀满者，俱宜服此汤。

大黄五钱，酒浸　甘草炙，一钱　芒硝

上用水二盅，先入大黄、甘草，煎至一盅有余，去渣，入芒硝，上火再煎一沸，至一盅，温服。

评曰：以甘草和里，芒硝润燥，大黄泻实，不用枳实、厚朴者，恐伤上焦虚无氤氲轻清之元气也。



## **大承气汤**一百六十

阳明病，脉迟，虽汗出，不恶寒，其身必重，短气，腹满而喘，有潮热者，此外欲解，不攻里也。手足濈濈汗出者，大便已硬，宜用此。若阳明病，谵语有潮热，反不能食者，胃中必有燥屎五六枚，能食者，宜服之。若汗出谵语者，亦有燥屎在胃，过经乃可用以下之。若下早，语言必乱。如二阳同病，太阳证罢，但发潮热，手足漐漐汗出，大便难而谵语者用之。阳明发热汗多者，急下之。若发汗不解，腹满痛者，亦急下之。若阳明病下之，心中懊侬而尿温，乃胃中有燥屎，可攻；腹微痛，大便初硬，后必溏，不可攻，若有燥屎，宜用之。若大下后，六七日不大便，心烦不解，腹满而痛，燥屎未出，或其本有宿食故也，宜用之。若小便不利，大便乍难乍易，时有微热而喘，不能卧者，有燥屎也，宜用之。若不大便六七日，小便，不能食，大便初硬后溏而小便利，其屎必硬，乃可攻之。若伤寒六七日，目中不了了，睛不和，无表里证，大便难，微热者，此为实也，急下之。若阳明少阳合病，必下利。其脉不负者，顺也；负者，失也。互相克贼，其名曰负。脉滑而数者，有宿食也，当下之。若伤寒吐下后不解，不大便五六日，至十余日，日晡潮热，不恶寒而独语如见鬼状。病甚者，则不识人，循衣摸床，微喘直视，脉弦者生，涩者死，微者，但发热谵语，宜下之。若得病一二日，脉弱，无太阳柴胡证，烦躁，心下硬，至六日，与承气汤一大盅。少阴病，口燥咽干而渴，肾水干涸，宜急下之。若少阴自利清水，色青，心下必痛，口干燥者，即下之。若少阴病，六七日腹胀不大便，急下之，俱宜用此汤。

大黄五钱，酒浸　厚朴一钱　枳实　芒硝各五钱

上用水二盅，如调胃承气汤煎法。

评曰：厚朴苦温以去痞，枳实苦寒以泻满，芒硝咸寒以润燥软坚，大黄苦寒以泄实去热。

## 小承气汤一百六十一

阳明病，下证已具，若汗多，微发热恶寒者，外未解也，其热不潮，未可与此；腹大满不通者，服此微和胃气，勿令大泄。若阳病潮热，大便微硬者，与大承气汤。若不大便六七日，恐有燥屎，先少与此汤，入腹以转矢气。若矢气不转，但初硬后溏，必不可攻，攻之则胀满不能食，欲饮水者，与水则哕，其后发热者，必大便硬而少也，以此汤和之。若阳明病，其人多汗，以津液外出，胃中燥，大便必硬，硬则谵语，此汤主之。若一服谵语即止，切莫再与。若太阳病汗吐下后，微烦，小便数，大便硬，亦此汤和之。

大黄五钱　厚朴三钱　枳实五枚

上用水二盅，煎一盅，温服。

评曰：大热结实者，与大承气汤，小热微结者，与小承气汤。以枳实、厚朴除痞，大黄泻实，去芒硝则不伤下焦血分之真阴，不伐其根也。

## 六乙顺气汤一百六十二

代大小承气、调胃承气、大柴胡、三乙承气、大陷胸等汤之神药。治伤寒热邪传里，大便结实，口燥咽干，怕热谵语，揭衣狂妄，扬手掷足，斑黄阳厥，潮热自汗，胸腹满硬，绕脐疼痛等证，悉皆用此。

大黄　枳实　厚朴　甘草　芍药　柴胡　黄芩　芒硝

上先将水二盅，滚三沸后，入药煎至八分，《槌法》临服时入铁锈水三匙，取铁性沉重之义，最能堕热开结，有神功。

**加减法**

潮热自汗，谵语发渴，揭去衣被，扬手踯足，狂妄黄斑，大便实者，俱属正阳明；口燥咽干，大便实者，属少阴。下利纯清水，心下硬痛而渴者，属少阴。俱依本方。若怕热发渴，谵妄，手足乍冷乍热，大便实者，乃阳厥也，证属厥阴，依本方。舌卷囊缩者，难治，须急下之。若热病目不明，谓神水已竭，不能照物，病已笃矣，宜用本方急下。若转矢气者，谓下泄也，有燥屎，当依本方。大便动即止，不必尽药，不大便者，宜再少与。若结胸证，心下硬痛，手不可近，燥渴谵语，大便实者，依本方去甘草，加甘遂、桔梗，煎法悉如前。凡伤寒过经，及老弱并血气两虚人，或妇人产后有下证，或下后不解，或有表证未出里证急者，不得不下，用此汤去芒硝下之，则吉。硝性燥急，故有此戒。仲景云：荡涤寒热积，皆用汤液，切禁丸药，不可不知也。

## 黄龙汤一百六十三

患心下硬痛，下利纯清水，谵语发渴，身热。盖因热邪传里，胃中燥屎结实，名曰热结，非内寒而利也。若用热药止之，误人死者多矣，宜用此汤。若身不热，用前六乙顺气汤。

大黄　芒硝　枳实　厚朴　甘草　人参　当归

年老血气虚者，去芒硝。

上用水二盅，姜三片，枣二枚，煎成，再加桔梗，煎一沸，热服。

## 又黄龙汤一百六十四

治胎前产后及经水适来适断，伤风、伤寒表证，半表里证，及汗后、瘥后、劳复，余热气虚，合四君子汤；血虚，合芎归汤；表邪将传里，当防动胎，加阿胶，倍苓术。因方名相同，故并录于此。

柴胡　黄芩　人参各二钱　甘草一钱

上，水煎服。

## 桃仁承气汤一百六十五

太阳病不解，热结膀胱，其人如狂，若血自下则愈。其外不解者，尚未可攻，当先解外矣。外已解，但少腹急结者，宜服此。

桃仁二十个，去皮尖　桂枝一钱，去皮　大黄五钱　芒硝二钱　甘草一钱，炙

上用水二盅，煮取一盅，去滓，后入芒硝，再二沸，温服。

评曰：小腹急结，缓以桃仁之甘，下焦蓄血，散以桂枝之辛热，热甚搏血，故加二物于调胃汤中也。

## 桃仁承气对子一百六十六

热邪传里，其人狂，小便自利，大便黑，小腹满痛，身目黄，谵语燥渴，为蓄血证，脉沉有力，宜用此汤，下尽黑物则愈。未服前而血自下者，为欲愈，不宜用。

即桃仁承气加芍药、当归、柴胡、青皮、枳实。

上用水二盅，姜三片，煎至一盅。临服时照《槌法》入苏木煎汁三匙。





## 抵当汤一百六十七

太阳证六七日，表证仍在，脉微而沉，不结胸，其人发狂者，以热在下焦，少腹当硬满也，小便自利者，下血乃愈，以太阳随经，瘀热在里故也，宜服之。若太阳病，身黄，脉沉结，小腹硬，小便不利，为无血；小便自利，其人如狂者，血证谛也，宜服之。若阳明证，其人言忘者，必有蓄血，所以然者，因久有瘀血，故令人喜忘，屎虽硬，大便反易，其色必黑者，宜服之。

水蛭二十个，熬　虻虫二十个，熬去翅　桃仁二十个，去皮尖　大黄五钱，酒浸

上用水二盅，煎法同桃仁承气。

评曰：虻虫、水蛭之咸苦以除瘀血，桃仁、大黄之甘苦以除结热。

## 抵当丸一百六十八

伤寒有热，小腹满，应小便不利，反利，为有血，当下之，

因不可用快峻之药，宜与此丸。

即前药四味杵末，以水为丸服之，晬时当下血，不可再服。

## 麻仁丸一百六十九

趺阳脉浮而涩，浮则胃气强，涩则小便数，浮涩相搏，大便则难，其脾为约，此药主之。加厚朴八钱，名脾约丸。

麻仁　枳实炒　大黄各一钱　芍药炒　厚朴　杏仁另研。各五钱

上为末，炼蜜为丸，梧子大。每服十丸，日三服。

## 导滞通幽汤一百七十

治大便噎塞不通，气不得下。

升麻　当归　桃仁各一钱　生地黄　熟地黄各五分　甘草　红花各一钱

上，水煎，入槟榔末五分，或麻仁泥调服。

## 大陷胸丸一百七十一

治结胸，项强如柔痉状，下则和。

大黄　芒硝各八两　葶苈半升，熬　杏仁半升，去皮尖，熬

上大黄、葶苈为末，杏仁、芒硝，合研如脂，和散①，丸如弹子大一枚，别捣甘遂末一钱匕，白蜜二合，水二升，煮取一升，温顿服之，一宿乃下，如不下更服，取下效，禁如药法。

评曰：大黄、芒硝之苦咸以下热，葶苈、杏仁之苦以泄满；甘遂取其直达，蜜取其润利，皆下泄满②实物也。

---

① 散：原脱，据《注解伤寒论·辨太阳病脉证并治法第七》补。
② 满：原作“漏”，据《注解伤寒论·辨太阳病脉证并治法第七》改。

## 大陷胸汤一百七十二

太阳病，有汗，脉得浮缓，当服桂枝汤。止汗散邪，而反下之，则为结胸，宜用此。又伤寒十余日，热结在里，往来寒热者，大柴胡汤；但结胸，无大热者，此为水结在胸胁也，头微汗出者，亦宜用此。太阳病，重发汗，而复下之，不大便五六日，舌上燥而渴，日晡有潮热，从心下至小腹满硬痛而手不可近者，宜用之。

大黄　芒硝各四两　甘遂五分

上用水二盅，先煮麻黄，去滓，后入芒硝、甘遂末，温服。

评曰：大黄苦能荡涤，芒硝咸能软坚，甘遂性可以直达。

## 小陷胸汤一百七十三

小结胸，在心下，按之则痛，脉浮滑者。

瓜蒌　枳实各二钱　黄连一钱五分

水煎，温服。

## 三物白散一百七十四

伤寒，热实结胸。

贝母　桔梗各三钱　巴豆一钱

二味为散，入巴豆，以白饮和服，强人五分，弱人二分半。病在膈上必吐，在膈下必。若不利，进热粥一杯，若已利，进冷粥一杯。汗出已，腹中痛，加芍药二钱。

## 枳实理中丸一百七十五

治寒实结胸。

茯苓二钱　人参一钱　白术二钱　干姜三钱　甘草二钱　枳实炒，一钱五分

上为末，炼蜜丸弹子大。每服一丸，热汤化，连进二服。

### 桔梗枳壳汤一百七十六

胸膈痞气胀满，按之不痛，宜服此。

桔梗二钱　枳壳三钱，炒

上用水二盅，生姜三片，煎一盅服。

### 小半夏茯苓汤一百七十七

水结胸，食少饮多，水停心下，短气者，宜服此。

半夏四钱　赤茯苓三钱

上用水二盅，煎八分，去渣，入生姜汁半盏，再煎一二沸，温服。

# 伤寒集验卷之五

## 大黄黄连泻心汤一百七十八

心下痞，按之濡，其脉关上浮者，宜服此。

大黄五钱　黄连三钱

二味以麻沸汤一盅渍之，须臾，绞去滓，温服。

评曰：大黄、黄连苦寒，以导泻心下之热。而以麻沸汤服者，取其气薄而泻虚热也。

## 附子泻心汤一百七十九

心下痞，而复恶寒汗出者。若去附子，名二黄泻心汤。

大黄四钱　黄连　黄芩　附子各二钱

先以水一盅，煮附子取半盏，次以沸汤二盏，渍三黄许久，绞去渣，入附子汁和匀，俟温，分二服。

## 生姜泻心汤一百八十

伤寒汗出解后，胃中不和，心下痞硬，干噫①食臭，胁下有水气，腹中肠鸣下利，宜服。

生姜二钱　半夏　黄芩各一钱五分　人参　黄连各一钱　甘草八分　大枣二枚

上用水二盅，煎至一盅，温服。

① 干噫：原作“格意”，据《伤寒论·辨太阳病脉证并治》改。

## 半夏泻心汤一百八十一

治心下痞满，软而不痛。

半夏二钱五分　甘草三钱　黄芩　干姜　人参各二钱　黄连一钱

上，姜、枣，水煎服。

## 甘草泻心汤一百八十二

伤寒中风而下之，其人下利，日数十行，谷不化，腹中鸣，心下痞硬而满，干呕，心烦不得安。医见心下痞，谓病去未尽，而复下之，痞益甚，此非结热，但胃中虚，客气上逆，故便硬。

即半夏泻心汤再加甘草一钱、人参一钱五分。

## 赤石禹余粮汤一百八十三

伤寒服汤药，下利不止，心下痞硬。服泻心汤已，复以他药下之，利不止，医以理中与之，利益甚。当利小便。

赤石脂五钱，碎　禹余粮四钱，碎

上用水二盅，煎至八分，温服。

评曰：涩可以去脱，石脂之涩以收敛；重可以去怯，余粮之重以固镇。

## 旋覆代赭汤一百八十四

伤寒发汗，若吐下，解后心下痞硬，噫气不除。

旋覆花一钱五分　人参二钱　代赭石一钱　甘草八分　半夏一钱，炮

上加生姜三片、大枣二枚，水二盅，煎一盅，温服。

评曰：硬则气[①]坚，旋覆花之咸，以软痞硬；怯则气浮，代赭之重以镇虚逆；生姜、半夏之辛，可以散虚痞；人参、甘草、大枣之甘，以补胸弱。

## 赤石脂丸一百八十五

治小便涩大便利，谓之挟热自利。

赤石脂　干姜各一两　黄连　当归各二两

上为末，蜜丸梧子大，每服三十丸，米饮下。

## 桃花散一百八十六

治少阴下利脓血，腹痛，小便不利，下利不止，脉沉，血寒凝滞，下必紫黑成块，或杂脓血。

赤石脂五钱，一半炒入汤，一半生为末　干姜二钱　糯米一合

上，水煎，去渣，入石脂生末，调服。

## 栀子豉汤一百八十七

发汗吐下后，虚烦不得眠，若剧者，必反复颠倒，懊恼，宜用。

栀子五钱，炒　香豉一合

上用水二盅，先煎栀子至盅半，入豉煮至一盅，去滓，温服，得吐止。

评曰：酸苦涌泄为阴，苦以涌吐，寒以胜热，栀子豉汤相合，吐剂宜矣。

---

① 气：原作“寒”，据《注解伤寒论·辨太阳病脉证并治法第七》改。

**加减法**

若少气者，加甘草，名栀子甘草汤，因热伤气也，故加甘草。呕加生姜，名栀子生姜汤，因热搏而气逆，故加生姜。汗下后，而烦热胸中窒者，宜服。若伤寒五六日，大下之后，身热不去，心中结痛，未欲解也，宜下之。

## 栀子厚朴汤一百八十八

伤寒下后，心烦，腹满，卧起不安①者，宜服此。

栀子　厚朴生姜汁炒　枳实麸炒

上用水二盅，煎至一盅，去滓，温服。

评曰：栀子之苦，以涌虚烦；厚朴、枳实之苦，以泄腹中满。

## 栀子干姜汤一百八十九

医家以丸药下之，身热不去，因而烦者，宜用此。

栀子五钱　干姜三钱

上用水二盅，煎八分，温服。得吐，不再服。

## 栀子仁汤一百九十

发狂烦躁，面赤咽痛，潮热，服此。

栀子仁炒　赤芍药炒　大青　知母　柴胡一钱　甘草五分　香豉五十枚

上用水二盅，煎至一盅，去渣温服。

---

① 安：原作“寒”，据《伤寒论·辨太阳病脉证并治》改。

## 栀子升麻汤一百九十一

夏月感冒，虚烦不止而渴。

生地黄　栀子　升麻　柴胡　石膏

上用水二盅，煎至一盅，去渣温服。

## 栀子乌梅汤一百九十二

伤寒瘥后不得眠。

栀子　黄芩　甘草　柴胡各二钱　乌梅二个　香豉五十枚

上用水二盅，生姜三片，竹叶二十五片，煎一盅，温服。

## 栀子柏皮汤一百九十三

伤寒身寒发热，及湿热发黄者。

栀子五十个　甘草二钱　黄柏一钱

上用水二盅，煎一盅，温服。

凡大便先微溏者，不可服栀子汤。

## 栀豉枳实汤一百九十四

治劳复发热。

山栀　枳实各一钱　香豉五钱

上，水煎服，取微汗。

评曰：热聚于上，以苦吐之；热散于表，以苦发之。经曰火淫所胜，苦以发之是也。

## 栀豉枳黄汤一百九十五

治食复发热。

山栀　枳壳　柴胡各一钱　香豉五钱　大黄三钱，人壮积坚者五钱

上，水煎，温服。内热加黄芩，腹胀加厚朴，伤肉加山楂，伤面饭加神曲。

## 理中汤一百九十六

霍乱，头疼发热，身痛，热多欲饮水者，五苓散；若寒多不用水者，此药主之。伤寒，手足厥，脉虚而沉，本方加附子，名附子理中汤。

人参　白术　干姜各三钱　甘草炙，二钱

评曰：脾欲缓，急食甘以缓之，用人参、白术、甘草之甘，以缓脾补中；寒淫所胜，平以辛热，干姜之辛，以温胃散寒。

### 加减法

若脐下筑者，肾气动也，去术，加桂一钱；吐多，去术，加生姜一钱；下多者，还用白术①；悸者，加茯苓一钱；渴欲饮水者，加术二钱；腹中痛者，加人参一钱；腹满者，去术，加附子三片。服汤后，如食顷，饮热粥一碗许，微自温。寒甚，加干姜一钱。

## 加味理中汤一百九十七

足太阴脾经受证，自利不渴，手足温，身无热，脉来沉而无力。此属脏寒。

即理中汤加陈皮、茯苓、肉桂。

上用水二盅，姜一片，枣二枚，煎至一盅。临服，入炒陈

① 术：原脱，据《伤寒论·辨霍乱病脉证并治》补。

壁土一匙，以助胃气。

**加减法**

厥阴消渴，气冲心，饥不欲食，食即吐蛔，腹痛，大便实者，本方大黄、蜜少许利之。若蜷卧沉重，利不止，少加附子。利后身体痛者，急加附子温之。自利腹痛者，入木香磨姜汁和之。





## 理中加茵陈汤一百九十八

伤冷中寒，脉弱气虚，变为阴黄。

即理中汤加茵陈二钱。

煎法如前。

## 理中石膏汤一百九十九

霍乱，烦渴有热，转筋。

即理中汤加石膏二钱。

煎法如前。

## 增损理中汤二百

太阴病下之，胸满硬。

即理中汤加黄芩炒，二钱。

上为末，蜜丸如弹大，沸汤溶化。渴者，加天花粉一钱；汗出者，加牡蛎一钱。

## 四顺汤二百一

身无热，脉沉，嘿嘿不欲见光明，腹满下利，手足逆冷。

即理中汤加甘草一倍。

依本方煎服。

## **四顺丸**二百二

少阴病十余日，下利不止，手足微冷者，作丸服。

即理中汤加甘草。

蜜丸，日夜三丸。

## **羌活附子汤**二百三

治胃寒咳逆，脉迟厥逆。

羌活　附子　干姜炮　茴香各五钱　木香四钱

上用水二盅半，煎至一盅。每服五钱，盐二捻，凉服。

## **附子汤**二百四

少阴病得之一二日，口中和，背恶寒者，当灸，此药主之。经云：无热恶寒，发于阴也，灸之，助阳消阴，此汤温经散寒。

附子去皮，破，四片　人参　茯苓各三钱　白术　芍药各二钱

上用水二盅，煎一盅，温服。

评曰：辛以散之，附子之辛以散寒；甘以缓之，茯苓、参、术之甘以补阳；酸以收之，芍药之酸以扶阴。所以然者，偏阴偏阳则为疾，火欲实，水当平，不欲其偏胜也。

## **附术散**二百五

治伤寒柔痉，手足逆冷，筋脉拘急，汗出不止，时发时止，不食下利者难治。如痉之轻者，刚柔通用九味羌活汤加减。

附子　白术各一钱　独活五分　川芎三分　桂心二分

上加枣二枚，水煎。

## 术附汤二百六

治中湿一身尽痛，发热身黄，多烦，脉浮而缓。

白术三钱　附子二钱　甘草一钱

上，姜、枣水煎。

## 甘草附子汤二百七

风湿相搏，骨节烦疼，掣痛不得屈伸，近之则痛剧，或风胜则卫虚，汗出短气，恶风不欲去衣，湿胜则小便不利，或身微肿，是以用桂枝、甘草之辛甘散风寒以固卫，附子、白术之辛甘解湿气以利经。若汗出身肿加防风，动气溺不利者加茯苓。

甘草　附子　白术各二钱　桂枝四钱

上，水煎，温服，得微汗即解。

## 附子防风汤二百八

治伤寒柔痉，闭目合面，手足厥逆，筋脉拘急，汗出不止。

附子　防风　川芎　白术　白茯苓　干姜　桂心　柴胡　甘草各七分　五味子九粒

上，姜、水煎。如汗不出者，去防风，加麻黄五分，姜、桂只用三分。

## 干姜附子汤二百九

下后复汗，昼烦躁不眠，夜而安静，不呕不渴，脉沉微，身无大热，无表证者，服此。

干姜五钱　附子一枚，生用去皮，劈三片

上用水二盅，煎法如前，温服。

评曰：寒淫所胜，平以辛热。虚寒太甚，是以辛热剂胜之也。

## 芍药甘草附子汤二百十

伤寒发汗后，病不解，反恶寒，乃虚也。成无己云：发汗病解，则不恶寒；发汗后不解，表实者，亦不恶寒。今发汗病且不解，反恶寒者，荣卫俱虚也。汗出则荣虚，恶寒则卫虚，宜服此以补荣卫。

芍药二钱　甘草炙，二钱　附子一枚，炮，去皮，劈八片

上用水二盅，煎法如前。

评曰：芍药之酸，以敛津液而益荣；附子之辛温，固阳气而补卫；甘草之甘，调和辛酸而安正气。

## 姜附汤二百十一

治直中阴经真寒证，如厥逆脉不至者，加甘草一倍。

干姜一两　生附一个

上，水三盏，煎至一盏，去渣顿服。

## 九味桂附汤二百十二

治足少阴伤风，胸满，心烦，咽痛，自汗，腰连胫骨酸痛，呕吐涎沫，头痛，脉沉而弦。

桂枝　白芍药　甘草　干姜　生附　白茯苓　桃仁各五分

上，水煎，温服。如咽痛，加桔梗二分五厘。

## 附子细辛汤二百十三

少阴证，脉沉欲寐，始得之，发热肢厥，无汗，谓之表病

里和，固宜用麻黄附子细辛汤矣。若少阴外证所见虽同，而二便闭涩，或泻赤水，谓之有表复有里，宜用此汤。

附子炮，去皮　细辛　大黄各三钱

上，水煎。

## 回阳急救汤二百十四

寒邪直中阴经，乃真寒证也。初病不身热，不头疼，止恶寒，四肢厥冷，战栗腹疼，吐泻不渴，引衣自盖，蜷卧沉重，或手指甲唇青，或口吐涎沫，或至无脉，脉来沉迟无力者，宜用。

熟附子　干姜　甘草　肉桂　人参　五味子　白术　茯苓　半夏　陈皮

上用水二盅，姜三片，煎至八分。临服入麝三厘调服。以手足温和即止，不可多服，多则反加别病矣。

**加减法**

无脉者，加猪胆汁一匙。泄泻不止，加升麻、黄芪。呕吐不止，加姜汁。

## 回阳返本汤二百十五

治阴盛格阳，阴极发躁，微渴面赤，欲坐卧于泥水井中，脉来无力，或脉全无欲绝者，宜用①。

即回阳急救汤加门冬、腊茶②，去白术、半夏、茯苓、肉桂。

① 治阴盛格阳……宜用：原文脱，据《伤寒杀车槌法·秘用三十七方就注三十七槌法》补。

② 腊茶：产于福建的一种饼茶。

面戴虚阳者，下虚也，加葱白七茎，黄连少许，用澄清泥浆水二盅，煎至七分。临卧入蜜五匙，顿冷服，取汗为度。

### **益元汤**二百十六

不身热、不头疼、不烦，初起即作躁闷，面赤，饮水不得入口。昧者不识，呼为热证，用凉药，误死者，多矣。殊不知此元气虚弱，是无根虚火泛上，名曰戴阳证。

熟附子一钱　甘草二钱　干姜　人参各一钱　五味子二十粒　麦门冬　黄连　知母各七分　葱白二茎　艾叶三片

上用水二盅，葱三茎，姜一片，枣二枚，煎至一盅。临服入童便三匙，顿冷服。

### **温经益元汤**二百十七

汗后大虚，头眩，振振欲擗地，肉瞤筋惕，及卫虚亡阳，汗出不止，或下后利不止，身疼痛者，并治之。

人参　白术　茯苓　甘草　陈皮　黄芪　熟附　当归　芍药　肉桂

上用水二盅，姜三片，枣一枚，加糯米一撮，煎一盅，温服。

**加减法**

如饱闷，加枳壳，去地黄。瘦人，去芍药。有热，去附子。利不止，加炒白术、升麻、陈壁土，去当归、地黄。呕者，加姜汁制半夏。渴者，加天花粉。汗后恶风寒，属表虚，去附子、肉桂、生地，加桂枝、胶饴①。

① 饴：原脱，据《伤寒杀车槌法·秘用三十七方就注三十七槌法》补。

## 正阳散二百十八

治阴毒头汗头痛，面青舌黑，张口出气，烦渴，心下硬满，肢厥身冷多睡。

附子一两　良姜　甘草各五钱　皂荚一挺　麝香二分

上为末，每二钱，水煎，入蜜，热服。





## 阴毒甘草汤二百十九

治阴毒畏寒，身体重痛，腹疼背强，咽痛呕逆，恍惚失惊，气短神昏，爪甲青黑，手足冷汗，头面烘热等证。按《金匮要略》仲景用此方以治阳毒，名升麻鳖甲汤。其治阴毒，则去雄黄、川椒。

甘草　升麻　当归　桂枝各一钱　雄黄　川椒各一钱五分　鳖甲三钱

上，水煎，温服，良久再服。毒当从汗出，未汗再服。

## 正元散二百二十

治伤寒初觉风寒，四肢头目骨节疼痛，急服此药。如人行五里许再服，连进三服，出汗立愈。若患阴毒伤寒，入退阴散五分同煎。或伤冷伤食，头昏气满及心腹诸疾，服之皆效。

麻黄去节　陈皮　大黄生　甘草　干姜　肉桂　白芍药　附子　吴茱萸　半夏制

上各等分，麻黄加一半，吴茱萸减一半，共为末，每服一钱，水一盏，姜三片，枣一枚，煎七分，衣覆取汗。若系阴毒，不用麻黄。

## 退阴散二百二十一

治阴毒伤寒，手足逆冷，脉沉细，头痛腰重，连服三次。若小小伤冷，每用一字，入正元散同煎，入盐一捻。阴毒伤寒咳逆，煎一服，细细热呷，病止。

川乌　干姜各等分

上为粗末，炒令转色，放冷再捣为细末。每服一钱，水一盏，盐一捻，煎至半盏，去渣温服。

一方以川乌去皮脐，冷水浸七日，薄切晒干，纸装盛之。遇有患者，取研末一钱，盐八九分，水一盏，煎七分服后，所下阴毒如猪血。未已，再进一服。

## 五胜散二百二十二

治伤寒头痛壮热，骨节疼痛，昏沉困倦，咳嗽鼻塞，不思饮食。兼治夹冷气并慢阴毒，神效。

白术一钱二分　甘草　五味子　石膏各八分　干姜二钱八分

上入盐少许，水煎。如冷气相夹，入姜枣。治阴毒，入艾叶少许。

## 白术散二百二十三

治阴毒伤寒，心闷烦躁，四肢厥冷。

川乌炮，去皮脐　桔梗　附子炮　白术　细辛各一钱　干姜炮，分

上为末，白汤调下一钱。

## 正阳丹二百二十四

治阴毒伤寒，手足厥冷，指甲青色，体冷，脉沉细微效。

用多年蜂房四五个，烧存性，为细末，用憨葱[1]四五枝，捣和为丸，如弹子大，手心内握定，以手帕紧缚住，衣被覆盖。虽手心热甚，不可放开，须臾汗出。或先以升麻汤五钱加连须葱、生姜，煎服。

## 还阳散二百二十五

治阴毒，面青，四肢逆冷，心躁腹痛。

用明净硫黄为细末，新汲水调服二钱，良久，或寒一起，或热一起，更看紧慢再服，汗出而愈。

## 返阴丹二百二十六

治阴毒，心烦头痛，肢冷面青，腹胀脉伏，及气虚阳脱，无脉，不省人事，伤寒阴厥。

硫黄五两　大阴玄精石　硝石各二两，以上三味各劈碎　附子炮，去皮脐　干姜炮　桂心各五钱

上前三味，各自研末，后三味，共为末，用铁铫先铺玄精石一半，次铺硝石亦一半，中间铺硫黄末，又将所剩硝石末一半铺上，次以玄精石一半亦铺上，以小铁盏合着，用炭三斤周围堆烧，勿令烟出，急取瓦[2]盆覆合地上，四面灰盖，勿令烟出，候冷取出再研细，与后三味相和，糊丸梧子大。每三十丸，艾汤顿下，汗出为度。



---

① 憨葱：即藜芦。《本草纲目·卷十七草六上下·藜芦》曰："黑色曰黎，其芦有黑皮裹之，故名。根际似葱，俗名葱管藜芦是矣。北人谓之憨葱，南人谓之鹿葱。"

② 瓦：原作"丸"，据《医学入门·伤寒用药赋》改。

## 复阳丹二百二十七

治伤寒面青肢冷，心腹胀，脉沉细。

草澄茄　木香　干蝎　附子　硫黄　吴茱萸各五钱　干姜一钱

上为末，酒糊丸梧子大。每服三十丸，姜汤下。

## 百问方二百二十八

治伤寒身冷脉微，手足厥而躁。

硫黄五钱

上为末，艾汤调服。即时安卧，熟睡，汗愈。

## 姜附复阳汤二百二十九

治阴毒伤寒，烦躁渴闷。

附子五钱　生姜三钱　糯米一撮

上，水煎，温取汗，大忌凉水。如发渴，连渣服。

## 破阴丹二百三十

治阴中伏阳。

硫黄　水银各一两　陈皮　青皮各五钱

上将硫黄先入铫子内熔开，次下水银，用铁杖子打匀，以至无星为度，倾入黑碗内，细研，入陈皮、青皮末和匀，面糊丸桐子大，每服三十丸。如烦躁，冷盐汤下。阴证，艾汤下，甚效。

## 甘草干姜汤二百三十一

伤寒脉浮，自汗出，小便数，心烦，微恶寒，脚挛急，误服桂枝汤而致手足厥冷，咽干，烦躁，吐逆，宜服此药，以复其阳。

甘草三钱，炙　干姜四钱，炮

上用水二盅，煎八分，温服。

评曰：辛甘发散为阳，甘草、干姜相合，以复阳气。

## 芍药甘草汤二百三十二

服甘草干姜汤，厥愈足温者，宜服此药。若其脚即伸，胃气不和，谵语者，少与调胃承气汤。若重发汗，复加烧针者，四逆汤。各详本方。

白芍五钱　甘草炙，二钱

上用水二盅，煎八分，温服。

评曰：白芍药酸以收之，甘草甘以缓之，酸甘相合，用补阴血。

## 霹雳散二百三十三

阴盛格阳，身冷脉沉，烦不饮水者宜此。

附子一枚，炮熟取出，用冷灰焙之，取半两入腊茶一大盏，同研匀，分二服。

上用水二盅，煎一大盅，入熟蜜半匙，凉服。

## 真武汤二百三十四

少阴病，三二日不已，至四五日，腹痛，小便不利，四肢沉重疼痛，自利，此为少气。其人或咳，或小便利，或呕，下利，宜服此。

茯苓三钱　芍药　白术各一钱　附子一枚，炮，去破八片，用四片

生姜五片

上用水二盅，煎至八分，温服。

评曰：脾恶湿，甘先入脾，白术、茯苓之甘，益脾逐水。寒淫所胜，平以辛热，湿淫所胜，佐以酸辛，附子、芍药、生姜之辛酸，所以能温经而散湿也。

## 吴茱萸汤二百三十五

上焦主纳而不出，食谷欲呕者，属阳明胃不受也，宜服以温胃。得汤反剧者，上焦不纳也，宜治上气。又少阴病，吐利，手足厥冷，烦躁欲死者，亦宜服此。

吴茱萸三钱　人参二钱　生姜五片　大枣十枚

上用水二盅，煎一盅服。

评曰：寒淫于内，治以甘热，佐以苦辛。吴茱萸、生姜之辛以温胃，大枣之甘以缓脾。

## 茯苓甘草大枣汤二百三十六

大汗后，脐下悸，欲作奔豚。

茯苓四钱　甘草　桂枝各二钱　大枣十枚　甘澜水二盅

甘澜水二盅，先煎茯苓，减一盅，入诸药，煎八分，去渣服。

## 四逆汤二百三十七

伤寒直中阴经，脉沉身痛，及太阴病，自利不渴，四肢厥逆，或少阴下利清谷，或咳，或悸，里寒外热，脉微欲绝，发躁，身反不恶寒，面赤腹痛，或干呕咽痛，或呕吐咳逆，或利止脉不出，乃阴盛于内，格阳于外，不相通也，急宜此汤散阴通阳。若伤寒表证误下，自利不止，或表证未除而下利不止，急宜此汤救里。凡三阴脉迟身痛，并宜用此，诚阴毒之要药也。

甘草二钱五分　干姜一钱五分　附子一钱五分，去皮

上用水二盅，煎一盅，温服。强壮人用大附子一枚，干姜三钱。

评曰：《内经》云：寒淫于内，治以甘热。又曰：寒淫所胜，平以辛热。甘草姜附相合，为甘辛大热之剂，乃可发散阴寒之气。

## 通脉四逆汤二百三十八

少阴病，下利清谷，里寒外热，手足厥逆，脉欲绝，身不恶寒，或面有赤色，或腹痛，或干呕，或咽痛，或利已止，脉不出，即前四逆汤，服之脉即出者愈。或面赤色，加葱九茎，盖葱味辛以通阳气也。

即四逆汤加干姜一钱，强壮人加二钱。

**加减法**

若腹痛，去葱白，加芍药二钱，以其酸通寒利。腹中痛，为气不通也，名曰通脉四逆加芍药汤。若呕者，加生姜三片。呕为气不散，以辛散之。若咽痛者，去芍药，加桔梗一钱。咽中如结，加桔梗能散之。若利止而脉不出者，去桔梗，加人参二钱。经云：脉微而利，亡血也，四逆加人参汤主之。若少阴病，脉沉者，急温之。若少阴病思食，入口即吐，心中温温欲吐，复不能吐，始得之，手足寒，脉迟弦，此胸中实，不可下也，当吐之。若膈上有寒饮，干呕者，不可吐，急温之，俱四逆汤。若吐利止，汗出而厥，四肢拘急，脉微欲死，本方加猪胆汁半合，搅匀分二服，其脉即来，名通脉四逆加猪胆汁汤。

## 陶氏四逆汤二百三十九

治如四逆汤证。

即四逆汤加人参、白术、白茯苓、陈皮、半夏、肉桂、五味子。

姜、水煎，临熟入麝香三厘调服，手足温即止。如呕吐涎沫，或小腹痛，加盐炒吴茱萸；呕吐不止加姜汁；泻不止加升麻、黄芪；咽痛加桔梗。

## 当归四逆汤二百四十

手足厥，脉细欲绝者，乃阳气外虚，阴血内弱，脉行不利也，宜助阳生阴。

当归　桂枝各二钱　芍药一钱五分　细辛　甘草　通草各一钱　大枣二枚

上用水二盅，煎至一盅，去滓，温服。

评曰：脉者，血之府也。诸血属心，通脉者，必先补心益血，故用当归之辛以助心血，大枣之甘以缓阴血也。

## 茯苓四逆汤二百四十一

汗下，病仍不解，烦躁者用此。

茯苓　人参各四钱　附子一枚，去皮脐，劈四片　干姜　甘草各二钱五分

上用水二盅，煎至一盅，温服。

评曰：四逆汤以补阳，加茯苓、人参以益阴也。

## 三味参萸汤二百四十二

治厥阴病，干呕吐涎，头痛甚极，及少阴吐利，手足逆冷，

烦躁欲死，阳明食谷欲呕，得汤反剧，属上焦寒等证尤妙。

吴茱萸三钱　人参二钱　生姜四钱

上加枣，水煎。

经曰：寒淫于内，治以甘热，佐以苦辛。吴茱萸、生姜之辛以温胃，人参、大枣之甘以缓脾。如阴逆厥冷，唇青面黑，舌卷囊缩，加附子、细辛。

## 白通汤二百四十三

治少阴病下利。

葱白四茎　干姜五片　附子一枚，生用去皮脐，劈四片

上用水二盅，煎八分，凉服。

评曰：肾苦燥，急食辛以润之，用葱白以通阳气，姜附以散阴寒。

## 白通加猪胆汁汤二百四十四

少阴病，下利脉微者，与白通汤。利不止，厥逆无脉，干呕烦者，宜服此。服后，脉暴出者死，微续者生。

即白通汤加人尿一合。

上用水二盅，煎至一盅，去滓，入胆汁、人尿，和匀温服。

评曰：《内经》云：若调寒热之逆，冷热必行，则热物冷服，下咽之后，冷体即消，热性便发，由是病气随愈，呕热皆除，情且不违，而致大益。此和人尿、胆汁咸苦寒物于白通汤热剂中，要其气相从，则可以去格拒之寒饮也。

## 四逆散二百四十五

成无己云：病至少阴，邪热渐深，故四肢逆而不温，及至

厥阴，则手足厥冷，又甚于逆也。四逆散以散传阴之热厥也。其证或咳，或悸，或小便不利，或腹中痛，或泄利下重者，宜加减服。

甘草炙，一钱　枳实　芍药各二钱　柴胡三钱

上为细末，白汤和服二匙，日用三次

评曰：枳实、甘草之甘苦，以泄里之热；芍药之酸，以收阴气；柴胡之苦，以发表热。

**加减法**

咳者，加五味子、干姜各五分，并主下利；悸者，加桂枝五分；小便不利，加茯苓五分；腹中痛，加火炮附子一钱，干姜一钱，甘草五分，名甘草干姜汤。泄利下重者，先以水一升半，煮薤白至一升，去滓，以散六匙入汤中，再煮取半升，温服。

## 四逆散加五味子干姜汤二百四十六

少阴四肢厥逆，或泻利而嗽。

甘草　枳壳　柴胡　芍药各二钱　五味子　干姜

上为细末，米饮调服二钱。

## 四逆加茯苓散二百四十七

治少阴小便不利。

即四逆散加茯苓。

## 黄连汤二百四十八

伤寒，胸中有热，胃中有邪气，腹中痛，欲呕吐者。

黄连一钱　甘草炙　半夏　桂枝各一钱五分　干姜　人参各一

钱　大枣二枚

上用水二盅，煎至一盅，热服。

## 黄连解毒汤二百四十九

伤寒汗出大热，错语呻吟，暑毒，发热而渴。

黄连炒　黄柏炒山栀炒。各等分

上用水二盅，煎至一盅，热服。

## 黄连阿胶汤二百五十

少阴病得之二三日以上，心烦不得眠，宜用。又名黄连鸡子汤，温毒，下利脓血，亦宜用。

黄连二钱　黄芩三钱　芍药二钱　鸡子黄一枚　阿胶二钱五分

上用水二盅，先煎前三味，去渣，入阿胶溶化，稍冷，再入鸡子黄，搅匀服。

## 黄连龙骨汤二百五十一

少阴脉沉，腹痛，咽痛，苦烦，体犹有热。

黄连　龙骨各二钱　黄芩　芍药各一钱

上用水二盅，煎至八分，去渣温服。

## 酒煮黄连丸二百五十二

暑毒发热而渴，不恶寒，咳嗽，及肠胃热极便血，肠风下血。

黄连半升　无灰好酒二升，入瓦罐内，重汤煮黄连烂，取出晒干

上为细末，面糊为丸桐子大。每五十丸，熟水送下。

## 黄连柏皮汤二百五十三

治热毒吐血。

黄连　黄柏　黄芩各二钱　阿胶一钱五分

上，水煎成，去渣，入阿胶溶化，温服。

## 黄连一物汤二百五十四

伤寒不解，恐服药太多，大小便不利，虚烦不安。

黄连一味浓煮汁服。

## 黄连橘皮汤二百五十五

温毒发斑及下部生疮。

黄连二钱　陈皮　杏仁　枳实　麻黄　葛根各一钱五分　厚朴　甘草各一钱

上用水二盅，煎至一盅，温服。

## 二香黄连散二百五十六

治伏暑霍乱暴作，烦乱躁闷，或肚腹疼痛，冷汗自出，脉沉，手足冷，不宜热药。

藿香　香薷　厚朴　半夏　白茯苓　陈皮　白扁豆各一钱　黄连　泽泻各八分　甘草三分

上，水煎，入姜汁一匙，温服。呕多者，倍入。

## 黄连犀角汤二百五十七

治狐惑。

黄连　犀角各三钱　木香一钱　乌梅三钱

上，水煎服。

## 小橘皮汤二百五十八

呕哕，手足厥冷。又名生姜橘皮汤。

陈皮五钱　生姜一两

上用水二盅，煎至八分，温服。

## 大橘皮汤二百五十九

呕哕胸满，虚烦不安。

陈皮　甘草各二钱　人参五钱

上加生姜七片，水煎。

## 橘皮竹茹汤二百六十

伤寒胸满生痰。又治咳嗽呕哕。

即大橘皮汤加竹茹二钱。

姜、水煎服。

## 橘皮干姜汤二百六十一

咳逆胃寒哕恶。

陈皮四钱　干姜　通草　人参各三钱

上用水二盅，煎八分，热服。

## 大半夏汤二百六十二

伤寒痰证。

陈皮　赤茯苓各二钱　半夏四钱　甘草一钱

上用水二盅半，生姜三片，煎一盅，温服。

## 半夏散及汤方二百六十三

少阴咽中痛。

半夏洗　桂枝去皮　甘草炙。各等分

上三味，各另捣为末，白饮和服二钱，日三服。若不能服散者，水二盅，煎一盅，入散五钱于内，更煎三沸，下火候温，少少噙之。

评曰：《内经》云：寒淫所胜，平以辛热，佐以甘苦。半夏、桂枝之辛，以散客寒；甘草之甘，以缓正气。

## 桔梗半夏汤二百六十四

痰气不清，胸膈胀满。

桔梗　半夏　陈皮各三钱

上用水二盅，煎八分，温服。

## 小半夏汤二百六十五

治呃逆，谷气入口即吐，及发汗后水药不入。

半夏五钱　生姜一两

上，水煎，温服。

## 生姜汁半夏汤二百六十六

治胸中似喘不喘，似呕不呕，似哕不哕，愦愦然无奈何者。

半夏五钱

上，水煎，入生姜汁半盏和匀，稍温缓缓呷之。凡呕吐药忌顿服。

## 黄芩半夏生姜汤二百六十七

治干呕而利。

黄芩五钱　芍药二钱　甘草炙，一钱　半夏二钱五分　生姜一钱　大枣二枚

上，水煎。

## 厚朴半夏甘参汤二百六十八

治汗后腹胀满而痛。

厚朴三钱　半夏二钱　人参一钱　甘草五分　生姜二钱

上，水煎。

评曰：厚朴之苦泻腹满，参草之甘益脾胃，半夏、生姜之辛散滞气。

## 消斑青黛饮二百六十九

热邪传里，里实表虚，血热不散，热气客于皮肤而为斑。详于本条。

黄连　甘草　石膏　知母　柴胡　玄参　生地　山栀　犀角　青黛　人参

大便实者，去人参，加大黄

上用水二盅，姜三片，枣二枚，煎至一盅。临服入苦酒一匙调服。

## 大青四物汤二百七十

热毒发斑。一名阿胶大青汤。

大青一两　阿胶　甘草各二钱五分　豉半合

上分二服，用水二盅半，煎一盅半，去渣，入阿胶候溶，温服。

## **青黛一物汤**二百七十一

治赤斑。

青黛如大枣，水研服。

## **五物木香汤**二百七十二

治风热赤斑。

青木香　丁香　薰陆香　白矾各二钱　麝香

上，咀片。每服四钱，水一盅半，煎至八分，温服。

**加减法**

热盛，加犀角屑一两。轻者去白矾，大效。

## **犀角大青汤**二百七十三

发斑瘀热，额疼颊痛。

大青三钱　栀子十枚　犀角屑三钱五分　豉一撮

分二服。用水一盅半，煎至八分服。

## **猪胆鸡子汤**二百七十四

伤寒五六日斑出。

猪胆汁三合　鸡子一枚　苦酒三合

和匀，煎三沸。强壮人尽服，羸人煎六沸服，汗出瘥。

## **阳毒升麻汤**二百七十五

阳毒，赤斑，狂言，吐脓血。

升麻　犀角各一钱二分　射干　黄芩　人参各一钱　甘草七分

上用水二盅，煎至八分，温服。

## 玄参升麻汤二百七十六

治发斑，烦躁谵语，咽喉闭塞肿痛。

玄参　升麻　甘草

上，等分，水煎。

## 三黄石膏汤[①]二百七十七

阳毒发斑发黄，身如涂朱，两眼如火，狂叫欲走，六脉洪大，燥渴欲死，鼻干而赤，齿黄。过经不解，已成坏证，表里皆热，欲汗，病不愈，又复下之，大便遂频，小便不利。亦有错治温证而成此者，又八九日，已经汗下后脉洪数，身壮热，拘急沉重，欲治其内，由表未解，欲发其表，里证又急，不能措手，待毙而已。殊不知热在三焦，闭塞经络，津液荣卫不通，遂成此证也。又治下后三焦生热，脉洪数，谵语不休，喘息鼻衄，身目俱黄，狂叫欲走者，通用此治之，其效如神。

石膏　黄芩　黄连　黄柏　山栀　麻黄　香豉

上用水二盅，姜三片，枣二枚，入细茶一撮，煎八分，热服。

## 三黄巨胜汤二百七十八

阳毒发狂乱言，大渴叫喊，目赤，脉数，大便燥实不通，

---

① 三黄石膏汤：原作“一黄石膏汤”，据《伤寒杀车槌法·秘用三十七方就注三十七槌法》改。

上气喘急，舌卷囊缩难治者，权以此汤劫之。

即三黄石膏汤内去麻黄、豉，加大黄、芒硝是也。

上用水二盅，姜三片，枣二枚，煎至八分。临服入泥浆清水二匙，调服即安。

## 黑奴丸二百七十九

阳毒发斑，烦躁大渴，及时行热病，六七日未得汗，脉洪大而数，面赤目眩，身痛大热，狂言欲走，宜服此。危剧亦难治。

麻黄　黄芩　釜底煤　灶突墨　芒硝各一两　大黄一两二钱　梁上尘　小麦奴各二两

上为细末，炼蜜丸如弹子大，新汲水化一丸，尽其饮水当发寒，寒已汗出，为瘥。若时顷不汗，再服一丸，须至微利。若不大渴，不可服此。

## 黑膏二百八十

温毒发斑如锦纹，呕逆。

生地黄二两六钱七分　小豉一两六钱七分

以猪膏十两合而露之，煎令三分减一，去渣，入雄黄、麝香各如豆大于内，搅匀分三服。毒从皮中出则愈，忌①芜荑。

## 紫雪二百八十一

发斑烦躁如锦纹及脚气，暑中三阳，所患必热烦躁者。

升麻六钱　寒水石　石膏各四两八钱　犀角　羚羊角各一两

① 忌：原作“已”，据《医学入门·伤寒用药赋》改。

玄参一两六钱　沉香　木香　丁香各五钱　甘草八钱

上用黄金十两，水五升，煮至三升，去金入诸药，再煎至一升，滤去渣，投朴硝三两二钱，微火煎，以柳木篦子搅不住手，候欲凝入盆中，更下细研朱砂、麝香各三钱，急搅令匀，候冷凝成雪也。每服一钱，细细咽之。

## 栀子大青汤二百八十二

妊娠发斑变黑色及尿血。

大青　栀子各三钱　黄芩四钱　杏仁　升麻各二钱

每服五钱，葱白三茎，水煎，温服。

## 黄芩汤二百八十三

又名黄芩芍药汤，太阳、少阳合病自利，及一切胁热自利腹痛及口渴小便赤，所下黏垢臭秽宜服此。

黄芩五钱　甘草炙一钱　芍药二钱　大枣三枚

上用水二盅，煎一盅，去渣，温服。

评曰：虚而不实者，苦以坚之，酸以收之，黄芩、芍药之苦酸以坚敛肠胃之气；弱而不足，甘以补之，甘草、大枣之甘以补固肠胃之弱也。

**加减法**

干呕者，加半夏、生姜、黄连各一钱，名芩连加半夏生姜汤，去大枣名黄芩芍药汤，兼治衄后脉微，又治挟热下利。

## 黄芩汤二百八十四

妇人草褥中伤风，四肢苦烦热，头疼与小柴胡汤，头不疼但烦者服此。

黄芩五钱　苦参三钱　干生地黄一两

上锉散。每服四钱，水煎，温服。

## 陶氏生地芩连汤二百八十五

治鼻衄成流，一切去血过多，谵语失神，撮空闭目，不知人事。

生地黄　黄芩　黄连　山栀　川芎　白芍药　柴胡　桔梗　甘草　犀角

上加枣，水煎，临熟入茅根，或藕节捣汁，磨京墨调服。

## 生地芩连汤二百八十六

治妇人血风证，因崩大脱血，或前后去血，及男子去血过多，因而涸燥，其热未除，循衣摸床，撮空闭目，不省人事，扬手掷足，错语失神，脉浮弦而虚，内有燥热之极，气粗鼻干，上下通燥，危证。凡气分燥闭者，用大承气汤；血分燥闭者，宜此汤以降血中之火。

生地黄　川芎　当归各七分　赤芍药　山栀　黄芩　黄连各三分　防风二分

上，水煎，徐徐呷之。若脉实，加大黄。

## 干姜芩连人参汤二百八十七

治伤寒食入即吐，谓之寒格，及曾经汗下，关迟，胃虚冷呕吐。

干姜　黄芩　黄连　人参各三钱

上，水煎，温服。

评曰：参姜之甘辛，以补正气；芩连之苦，以通寒邪内格。

## 芩连消毒饮二百八十八

治天行大头瘟病，发热恶寒，头项咽喉肿痛，脉洪者，作痰火治。凡此宜先加大黄，利去一二次，后去大黄，加人参、当归调理。

黄芩　黄连　柴胡　甘草　桔梗　川芎　荆芥　防风　羌活　枳壳　连翘　射干　白芷各一钱

上，姜、水煎成，入牛蒡子一撮，再煎一沸，去渣，入竹沥、姜汁调服。

## 二黄汤二百八十九

大头天行疫病。

黄芩酒炒　黄连酒炒　生甘草各等分

每服三钱，水一盅，煎七分，温服，徐徐呷之。如未退，用鼠粘子不拘多少，水煎，入芒硝等分，亦时时少与，毋令饮食在后。如未已，只服前药，取大便利，邪气已则止。前方宜各少加引经药，阳明渴，加石膏；少阳渴，加瓜蒌根；阳明行经，升麻、芍药、葛根、甘草；太阳行经，甘草、荆芥、防风，并与上药相合用之。或云：头痛酒芩，口渴干葛，身痛，羌活、桂枝、防风、芍药，俱宜加之。

## 升麻黄芩汤二百九十

小儿伤风有汗，头疼，发热恶寒。

升麻　葛根　黄芩各二钱　白芍药二钱　甘草一钱五分

上锉散，每服三钱，水煎，温服。泻者不可服，时行痘疹未见疑似间可服，已见者不可服。

## 升阳散火汤二百九十一

患人叉手冒胸，寻衣摸床，谵语昏沉，不省人事。昧者呼为风证，因风药而误死者，多矣。汗后热乘于肺，元气不能主持，乃至如此。小便利者，可治；不利者，不可治也。

人参　当归　柴胡　芍药　白术　甘草　麦门冬　茯苓　陈皮　黄芩

上用水二盅，姜三片，枣一枚，《槌法》入金饰于药内同煎，热服。

**加减法**

有痰，加姜汁炒半夏；大便燥实，谵语发渴，加大黄；泄漏者，加升麻、炒白术。

## 再造散二百九十二

头疼身热，项脊强，恶寒无汗，用发汗药二三剂，而汗不出。乃误以麻黄重药，及火劫取汗，杀人多矣。此是虚阳不能作汗，故有此候，名曰无阳证。

人参　黄芪　甘草　桂枝　熟附子　川芎　羌活　细辛　防风　生姜

夏月加黄芩、石膏。

上用水二盅，枣二枚，煎至一盅，《槌法》再入炒芍药一撮，煎三沸，温服。

## 导赤各半汤二百九十三

伤寒后心下不硬，腹中不痛，大小便如常，身无寒热，渐变神昏不语，或睡中独语一二句，目赤唇焦，舌干不饮水，稀粥与之则咽，不与亦不思，形如醉人，药以姜附桂枝为误矣。此是热邪传于手少阴心也，火上而逼肺，所以神昏，名曰越经证。

黄连　黄芩　山栀　滑石　知母　甘草　麦门冬　犀角　茯神　人参

上加姜、枣、灯心，水煎，热服。

## 加味补中益气汤二百九十四

治饮食劳倦，损伤脾胃，气弱体倦，发热作渴，饮食减少，而不生血者。

人参　黄芪　白术　当归　升麻　柴胡　陈皮　甘草

**加减法**

太阳证，加羌活、藁本、桂枝；阳明证，加葛根、升麻；少阳证，加黄芩、半夏倍柴胡；太阴证，加枳实、厚朴；少阴证，加生甘草、桔梗；厥阴证，加川芎；变证发斑，加葛根、玄参，倍升麻。

上加姜、枣，水煎。

## 陶氏补中益气汤二百九十五

治劳力内伤气血，外感风①寒头疼，身热恶寒，微渴自汗，身腿酸软。

人参　黄芪　当归　生地黄　川芎　柴胡　陈皮　甘草　细辛　羌活　防风　白术

① 风：原作"出"，据《医学入门·伤寒用药赋》改。

**加减法**

元气不足者，加升麻少许以升之；喘嗽加杏仁；汗不止，去细辛加芍药；胸中烦热，加山栀、竹茹；干呕加姜汁炒半夏；胸中饱闷，去生地黄、甘草、黄芪、白术，加枳壳、桔梗；痰盛，去防风、细辛，加瓜蒌、贝母；腹痛去黄芪、白术，加芍药、干姜；因血郁内伤有痛处，或大便黑，去羌活、防风、黄芪、白术、细辛，加桃仁、红花，甚者加大黄，下尽瘀血自愈，愈后去大黄调理。日久下证具者，亦量加酒制大黄。体厚者，大柴胡汤下之。

## 犀角地黄汤二百九十六

血证，大便黑，或当汗不汗，内有瘀血，发狂，漱水不欲咽下，脉数微芤，或衄后脉微者。

犀角二钱，作屑　生地黄二钱五分　牡丹皮一分五钱　赤芍药二钱

上，水煎，温服。

## 加味犀角地黄汤二百九十七

烦躁，漱水不下咽者，属上焦有瘀血，宜用。

犀角　生地黄　牡丹皮　当归　白芍药　红花　陈皮　桔梗　甘草

方用水二盅，姜三片，煎八分，临服，入生藕节捣汁三匙，温服。

## 犀角汤二百九十八

伤寒后伏热在心，怔忡惊悸，不得眠睡。

犀角屑　山栀各一钱　白茯苓　白芍药　生地黄焙。各二钱　茵陈蒿一钱二分　麦门冬一钱五分

上加竹叶二十片，姜、水煎服。

## 白头翁汤二百九十九

治热利下重。

白头翁二钱　黄连炒　黄柏炒　秦皮各一钱

上用水二盅，煎八分，不愈再服。

评曰：《内经》云：肾欲坚，急食苦以坚之。利则下焦虚，以纯苦之剂坚之。





## 防风通圣散三百

治春夏温热，状如伤寒，表里俱见者。兼治一切风寒燥热，及饮酒中风，或便秘，或飧泄，或风热上壅不言。耳、目、口、鼻、唇、舌、咽、喉风热、风痰及痈、疽、疮、疖、发斑、打仆跌伤，小儿惊疳积热，诸风潮搐，痘出不快等证。妇人诸病，合四物汤。凡属风热之疾，无所不治。如自利去芒硝，自汗去麻黄。

防风　川芎　当归　赤芍药　大黄　麻黄　薄荷　连翘　芒硝各二分五厘　石膏　黄芩　桔梗各五分　滑石一钱五分　甘草一钱　荆芥　白术　山栀各一分五厘

上，姜、水煎服。

## 益元散三百一

又名六一散

滑石六两　甘草一两

上为细末，每用三钱，入蜜少许，沸汤调服，热者冷水调服，孕妇忌用。

**加减法**

伤寒身热不解，加苍术末三钱，葱豉汤调，连进数服，汗出为度。虚烦不卧，加辰砂少许。身热，霍乱呕吐，转筋者，先掘地坑，倾新水一桶在内，搅匀澄清，谓之地浆水，另用井水一碗，入油一匙浮于水面上，将此药撒①在油花上，其药自沉碗底，去清水，同前地浆水调服，名油坠散。

凡一切风热上壅，咽喉不利，加青黛、薄荷少许，蜜丸噙化。

一切寒证泻痢，呕吐加干姜五钱，名温六丸；中寒甚者，再加硫黄少许，生姜汁浸炊饼为丸，又能伐肝邪。

一切暑证作渴，新汲水下；感田禾烧气作渴，用带泥稻秆煎汤下。

湿热肠澼泄泻，滑石以牡丹皮煮过，加红曲五钱，陈米②饭为丸，名清六丸，每服五七十丸，白汤下。

产后腹痛自利，用补脾补血药水煎送下，或加五灵脂一两，能行血止痢，泻甚加肉豆蔻少许。

痰热，吐逆反胃，惊痫癫狂，热毒疟痢，腹痛，加黄丹少许，姜汁蒸饼为丸服。

**双解散**三百二

欲吐则探吐，欲下则下，欲汗则汗，故名双解散。治风寒

---

① 撒：原脱，据《医学入门·伤寒用药赋》补。

② 米：原作“皮”，据《医学入门·伤寒用药赋》改。

暑湿，饥饱劳役，内外诸邪伤，以致气血怫郁，变成积热，发为汗病，往来寒热，痫痓惊悸等证。自利去硝黄，自汗去麻黄。

即防风通圣散合益元散等分。

上加姜、葱、豉，煎服。

## 阴旦汤三百三

身大热，反欲穿衣，此内寒外热。

芍药　甘草　桂枝各一钱　干姜　黄芩各二钱　大枣二枚

上，水煎，温服，取小汗。

## 阳旦汤三百四

解利春夏秋初暴感风寒之邪。

即前桂枝汤中加黄芩三钱。

上，水煎，温服，取小汗。

## 当归活血汤三百五

无头痛，不恶寒，惟身热发渴，小水利，大便黑，语出无伦。若认为热证，误用凉药，则非矣。此热邪内传心脾①二经，使人昏迷沉重，故名夹血②如见祟。

当归　赤芍药　生地黄　甘草　红花　干姜　桂心　人参柴胡　枳壳　桃仁泥

服三帖后去桃仁、红花、干姜、桂心，加白术、茯苓。

上用水二盅，姜一片，《槌法》入酒三匙调服。

---

① 脾：原作“肺”，据《伤寒杀车槌法·秘用三十七方就注三十七槌法》改。

② 血：原脱，据《伤寒杀车槌法·秘用三十七方就注三十七槌法》补。

## 当归补血汤三百六

治一切去血过多，因无血养筋，令人四肢挛急，口噤如痉。

黄芪一两　当归五钱

上，水煎，如夹风或兼破伤风者，加防风、羌活各一钱，荆芥穗一钱五分，甘草五分，减黄芪一半。

## 三白汤三百七

治虚烦，或泄或渴，实调理内伤外感之奇方也。

白芍药　白术　白茯苓各一钱　甘草五分

上，水煎，温服。

## 人参三白汤三百八

治太阳病误下、误汗，表里俱虚，以致郁冒，冒家得汗自愈，若不得汗而不解者，宜此主之。

人参　白术　白芍药　白茯苓各一钱五分　柴胡　川芎各一钱　天麻五分

上，水煎，温服。

## 辛黄三白汤三百九

治阴证伤寒在表。如脉沉发热口和，加附子。五脏见证加药，同麻黄汤例。

人参　白术　白芍药各一钱　白茯苓　当归各五分　细辛　麻黄各二分

上，姜、枣水煎。

## 四物龙胆汤三百十

治疫疠，目赤疼痛。

当归　川芎　赤芍药　生地黄各一钱　防风六分　草龙胆　防己各四分

上，水煎。

## 调中益气汤三百十一

治脉弦洪缓而沉，按之中得一涩，其证四肢满闷，肢节烦疼，难以屈伸，身体沉重，心烦不安，忽肥忽瘦，四肢懒倦，口失滋味，大小便清利而数，或上饮下便，或大便滞涩不行，一日二日一见，夏月飧泄，米谷不化，或便后见血见脓，胸满短气，咽膈不通，安卧嗜睡无力，不思饮食。

黄芪一钱　人参　甘草各五分　升麻　柴胡　陈皮各二分　苍术四分　木香一分

上，水煎，热服。

## 双和散三百十二

治心力俱劳，气血俱伤，或房事之后劳役，劳役后犯房，大病后虚劳气乏等证。

黄芪　川芎　当归　熟地黄各一钱　官桂　甘草各七分五厘　白芍药二钱五分

上，加姜、枣，水煎。

## 大顺散三百十三

治冒暑伏热，引饮伤脾，霍乱吐泻。

甘草四两　干姜　杏仁　肉桂各五钱三分

上先以甘草拌蜜炒熟，次入干姜炒褐色，再入杏仁炒无声为度，取起，后入肉桂共为末。每用二钱，水煎服。烦躁者，冷水调服。

## 清暑益气汤三百十四

治长夏湿热蒸人，四肢困倦，精神少，懒于动作，胸满气促，肢节痛，或气高而喘，身热而烦，心下膨闷，小便黄而数，大便溏而频，或利或渴，不思饮食，自汗体重等证。

黄芪　苍术　升麻各一钱　人参　泽泻　神曲　陈皮　白术各五分　麦门冬　当归身　炙甘草各三分　青皮去白二分五厘　黄柏酒洗去皮三分　葛根二分　五味子九粒

上，水煎。

评曰：黄芪止汗除蒸，人参、当归、甘草补中益气，苍术、白术、泽泻渗利除湿，升麻、葛根善解肌热，神曲、青皮、陈皮消食快气，黄柏借甘味泻热补水，五味子、麦门冬救暑伤肺金。

## 六和汤三百十五

伤寒阴阳不分，冒暑烦闷，及心脾不调和，气不升降，霍乱吐利转筋，寒热，痰喘咳嗽，肢体虚浮，便赤，中酒烦渴。

人参　杏仁　藿香　木瓜　半夏　砂仁　赤茯苓　扁豆各等分

每服五钱，姜、枣水煎服。

## 枇杷叶散三百十六

夏月感寒，冒暑伏热①，烦渴引饮，呕哕恶心，目昏眩，或阴阳不分致成霍乱，吐利转筋，烦躁。

香薷一两　陈皮　丁香　厚朴各五钱　枇杷叶去毛，炙，三钱　麦门冬　干木瓜　白茅根一两

上为散。每服四钱，姜三片，水煎服。

**加减法**

烦躁甚沉，冷服。如脾虚感暑，呕吐不食，以此汤吞消暑丸五六十丸，立效。体虚呕吐，昏倦手足冷，除茅根、麦门冬，加附子。

## 消暑丸三百十七

伤暑发热，头热烦疼。

半夏　醋五升，煮干　甘草生

上为末，姜汁糊丸，如桐子大。每五十丸，熟水下。

## 香薷汤三百十八

感风冷寒邪，胸满，霍乱吐利，及中暍。

白扁豆　茯苓　厚朴姜汁拌炒　香薷各一两　甘草五钱

上为细末，每服二钱，沸汤蘸服，入些盐亦可。

## 香薷饮三百十九

霍乱吐利及中暍。

---

① 冒暑伏热：原为“冒暑伏暑伏热”，据文义删“伏暑”二字。

香薷一两五钱　厚朴　黄连各五钱

一方有白扁豆。

上三味，以生姜四两同拌炒令紫色用。每服三钱半，水一盅，酒半盅，煎七分，去渣，用新汲水频频浸令极冷服。煎时勿犯铁器。

## **十味香薷饮**三百二十

消暑气，和脾胃。

香薷一钱　人参　陈皮　白术　白茯苓　白扁豆　黄芪　木瓜　厚朴　甘草各五分

上，水煎服。

## **生脉散**三百二十一

人虚脉脱，或脉微细欲脱者，急煎服。

人参　麦门冬各二钱五分　五味子十二粒

上用水二盅，煎至八分，温服。

## **桂苓甘露饮**三百二十二

伤寒中暑冒风，饮食内伤，传受，湿热内盛，头痛口干，吐泻，烦渴喜水，小便赤，大便急痛，霍乱吐泻，腹痛及小儿吐泻惊风。

茯苓　泽泻　石膏　寒水石各一两　白术　甘草　猪苓　官桂各五钱　滑石四两

上为细末，温汤调下，或生姜汤。小儿每服一二钱。

## **清肺生脉饮**三百二十三

暑气入肺，咳嗽，脾虚弱，气喘，气促。

黄芪二钱　当归　生地黄　人参　麦门冬各五分　五味子十粒

上，水煎服。

## 加味生脉饮三百二十四

治手足厥逆，脉伏喘促者危，始以此救之也。

五味子三钱　人参　麦门冬　杏仁　陈皮各二钱

## 神芎丸三百二十五

治热证。除痰饮，消酒食，清头目，利咽膈，宣通遍身结滞。此丸泻心、肝、脾、胃、膀胱、肺火热之剂，下湿导滞，行气甚效。

大黄　黄芩各二两　牵牛　滑石各四两　薄荷　川芎各五钱

上为末，水丸小豆大，温水送十丸，加至二十丸止。

## 黄龙丸三百二十六

伏暑烦渴发热，呕吐恶心。

黄连二斤

上用好酒五斤，煮干为末，糊丸桐子大，热汤下三十丸。

## 来复丹三百二十七

治中暑，霍乱吐泻等证。

硫黄　硝石　玄精石各一两　五灵脂　青皮　陈皮各二两

上，玄精石与五灵脂三味，两处为末，以硫黄、硝石入铫内微火温炒，用柳木不住手搅，俾阴阳气和，取出研细，入五灵脂等三末，次入玄精石末和匀，醋糊丸豌豆大。每用三十丸，空心米酒下，小儿三五丸，或一丸。凡小儿慢惊，吐利不止，变成虚风搐搦者，乃气欲绝也，米饮下；老人伏暑昏闷，紫苏煎汤下；产后血逆上抢，恶露不止及赤白带，淡醋汤下。常服可以和阴阳，益精神，散腰肾阴湿，止腹胁冷痛，及一应痰证不辨阴阳者。

## 鹤顶丹三百二十八

治结胸，胸膈满痛及痰证发热，或咽喉如拽锯者。

白矾一两　心红五钱，黄丹亦可用

上为末，以一匙入瓷器溶化，趁热捻丸，如龙眼核大，薄荷煎汤化下。

## 枳梗二陈汤三百二十九

治痞满，宽胸膈，化痰气。

二陈汤加枳壳、桔梗。

## 陶氏平胃散三百三十

治食谷类伤寒。

苍术一钱　厚朴　陈皮　白术各七分　甘草　干姜　山楂　神曲各二分　草果　黄连　枳实各四分

上，姜、水煎，临服木香磨水调下。如腹痛加桃仁；痛甚，大便实热，去楂、曲、果、姜，加大黄下之；如心中兀兀、欲吐不吐无奈者，用滚盐汤调皂荚末五分探吐。

## 治中汤三百三十一

食积停寒，心腹胀满而痛。

即理中汤加青皮二钱。

煎法如前。

## 加减调中饮三百三十二

食积，类伤寒，头疼，发热恶寒，气口脉紧盛，但身不痛为异耳。轻则消化，重则吐下，此良法也。

白术　苍术　厚朴　陈皮　甘草　山楂　神曲　枳实　黄连　干姜　草果

上用水二盅，姜一片，煎至八分，临服入木香磨取汁，调服。

**加减法**

腹中痛，加桃仁；痛甚大便实热，加大黄下之，去山楂、草果、神曲、干姜；心中兀兀欲吐者，与干霍乱同。吐法：用滚盐水一碗，入盐一撮，皂荚末五分探吐之。

## 茅花汤三百三十三

鼻血不止。

茅花一大把，无花用根

上用水二盅，煎浓汁一盅，去渣服。

## 调中汤三百三十四

疫疠与夏感寒邪及下血。

大黄　葛根　芍药　黄芩各二钱　茯苓　桔梗　藁本　白术　甘草各一钱

上用水二盅，煎至一盅服，移时再服之，得利壮热便止。肠风下血者，服之亦效。

## 地榆散三百三十五

伤寒热毒不解，即壮热腹痛，便脓血。

地榆　犀角屑　黄连　茜根　黄芩各二钱　栀子二钱五分

上为粗末。每服五钱，水盅半，入薤白五寸，煎八分服。

## 牛蒡根汤三百三十六

汗不流，是汗出时盖覆不周，故腰背手足搐搦。

牛蒡根　麻黄　牛膝　天南星各等分

上研细，用好酒一斗同研，新布滤取汁，用炭火烧一坑子通红，去火扫净，投药汁坑内，再烧令黑色，取出，于乳钵内细研。每服五分调下。又方有地骨皮。

## 木瓜汤三百三十七

伤寒病后脚肿，霍乱转筋，入腹烦闷。

大腹皮　紫苏　干木瓜　甘草　木香　羌活各等分

上用水一盅半，煎至一盅服。

## 清脾饮三百三十八

热多寒少，疟痰。

柴胡　陈皮　半夏　黄芩　白术各一钱　厚朴姜一炒八分　青皮七分　草果六分　甘草五分

上用水二盅，生姜三片，枣二枚，煎服。

## 常山饮三百三十九

吐疟。

常山三两　甘草一两五钱　槟榔六钱

上为末。每服五钱，水煎，空心服，得吐出痰自愈，忌热汤粥。

## 养胃汤三百四十

伤寒成疟疾，寒多热少，或但寒不热，头痛恶心，身体栗栗振寒，面色青白不进饮食，脉迟弦者。

人参　茯苓　苍术　厚朴　藿香各一钱　陈皮一钱五分　半夏八分　草果六分　甘草三分　乌梅一个

上用水二盅，加姜三片，枣二枚，煎至八分服。加香附、砂仁，各一钱，名香砂养胃汤。

## 汉防己汤三百四十一

风湿，脉浮身重，汗出。即防己黄芪汤。

防己　黄芪各二钱　甘草一钱

上用水二盅，姜三片，枣一枚，煎至八分服。

**加减法**

有余寒，加细辛一钱；胸中不和，加芍药一钱五分；气上冲，加桂枝一钱五分。

## 葳蕤汤三百四十二

风温灼热，身重虚烦及冬温，与春月暴中风寒，自汗烦热。

葳蕤　麻黄各二钱　羌活　川芎各一钱　甘草八分　杏仁十个，去皮尖　白薇　葛根　青木香

上用水二盅，煎至八分。无葛根，又治冬温头面肿。一方有石膏三钱五分，一方有甘菊花一钱五分。

## 十枣汤三百四十三

太阳中风，下利呕逆，表解乃可攻之。其人漐漐汗出，发作有时，头痛，心下痞硬满，引胁下痛，干呕气短，汗出不恶寒，此表里未和，宜服之。

芫花二钱，醋煮　甘遂二钱，炙　大戟一钱五分　大枣十枚

上三味各捣为散。水一升半，先煮大枣肥者十枚，取八合，去渣，入前末。强壮人一钱，怯弱人五分，平旦温服。若下少，病不除，明日更服，加五分，得快下利后，糜粥自养。

评曰：芫花之辛，以散饮；甘遂、大戟之苦，以泄水；大枣之甘，益土以胜水。

## 瓜蒂散三百四十四

桂枝证，头不疼，项不强，寸脉微浮，胸中痞硬，气上冲咽喉，不得息者，此为胸中有寒也，当吐之，服此。虚弱吐血，不可与服。

瓜蒂十个，熬黄　赤小豆四钱

二味各捣为末，取二钱，以香豉五十，用热汤煮作稀糜，去渣，取汁温服。不吐，少加，得吐乃止。

## 乌梅丸三百四十五

伤寒，脉微而数，至七八日肤冷，发燥不止，此为脏厥，与蛔厥同，而实非蛔厥也。蛔厥者，其人当吐蛔。令病者静，而复烦，此为脏寒。蛔入上膈，故烦，须臾得止，得食而呕，蛔闻食臭而出，即当吐蛔，此药主之。又治久痢。

乌梅二十个　细辛一钱　干姜　黄连二钱　当归二钱　桂枝

黄柏各一钱五分　人参一钱　川椒一钱，去目

上各另捣为末，以筛合之，用苦酒渍乌梅一宿，去核，蒸之，入诸药，加蜜共杵二千下，丸如桐子大，先服十丸，二服稍加二十丸。禁生冷、滑物、臭物等。

评曰：肺主气，肺欲收，急食酸以收之，乌梅之酸，以收肺气①。脾欲缓，急食甘以缓之，人参之甘，以缓脾气。寒淫于内，以辛润之，当归、细辛、桂枝之辛热以胜寒。蛔得甘则动，得苦则安，黄连、黄柏之苦以安蛔。

## 炙甘草汤三百四十六

伤寒脉结代，心动悸。脉之结代者，乃动而中止，能自还曰结，不能中止曰代。因血气虚衰，不能相续也。

甘草炙，三钱　人参二钱五分　麦门冬三钱　生地黄一钱　阿胶一钱五分　桂枝一钱　麻仁一枚　生姜五片　大枣三枚

上用水二盅，清酒一盅，煎至二盅，去渣，入阿胶溶化，温服。一名复脉汤。

评曰：人参、甘草、大枣之甘，以补不足；桂枝、生姜之辛，益正气；麻仁、阿胶、门冬、生地之甘，润经益血，复脉通心也。

## 小建中汤三百四十七

伤寒，阳脉涩，阴脉弦，腹中急痛者，里有寒也；或少阴恶寒，手足蜷而温；伤寒二三日，心下悸而烦，宜服。

① 肺气：原作“阳气”，据《注解伤寒论·辨太阴病脉证并治法第十》改。

桂枝　甘草　芍药各二钱　大枣二枚　生姜一钱　胶饴一小酒盏，呕者去之

上用水二盅，煎五味，少许，去渣，入胶饴，煎一盅服。

评曰：建中，建脾胃也。脾欲缓，急食甘以缓之，胶饴、大枣、甘草之甘，以缓中也。荣卫不足，润而散之，桂枝、生姜，辛以行荣卫。阳气虚弱，收而行之，芍药之酸，以收正气。

## 黄芪建中汤三百四十八

伤寒汗后，尺脉迟，热多寒少，身痛，血弱自汗，宜服此。

即小建中汤加黄芪三钱，入胶饴一小盏。

## 加味导痰汤三百四十九

憎寒壮热，头疼，昏沉迷闷，上气喘急，口出涎沫。若误为伤寒治之，谬甚矣。殊不知此因内伤七情，致痰迷心窍，神不守舍，神出舍空，空则痰生也，名曰夹痰如鬼祟。痰证类伤寒，与此同治。年力壮盛者，先用吐痰，次用此汤。

茯苓　半夏　南星　瓜蒌仁　枳实　陈皮　桔梗　黄连　黄芩　甘草　白术　人参

上用水二盅、姜三片、枣二枚，煎至一盅。临服入竹沥、姜汁，温服。

## 射干汤三百五十

夏月热伏于内，咳嗽，呕吐。

射干二钱　当归　陈皮　独活　紫菀　枳实　半夏　杏仁各一钱五分　麻黄一钱　肉桂八分　甘草一钱二分　生姜四片

每服五钱，水二盅煎，八分服。

## 杏仁煎三百五十一

伤寒声重暴嗽，语言不出。

桑白皮　贝母　紫菀　五味子　木通各一两　杏仁去皮尖，三两　蜜一两

上为末，前五件，用水三升，慢火熬一升，去渣，用生姜汁一两半，同杏仁擂烂成膏，旋挑噙化。

## 乌扇汤三百五十二

咽喉闭塞。

生乌扇即射干苗，如无，用射干　猪胆各一两

二味合煎药成，去渣，用薄棉裹入喉上，稍稍咽下。

## 桔梗汤三百五十三

少阴病，咽痛，服甘草汤，不效，宜用此。

桔梗五钱　甘草三钱

上用水二盅，煎至八分，温服。

评曰：桔梗辛温以散寒，甘草甘平以除热，甘桔相合，以调寒热。

## 甘草汤三百五十四

少阴病，咽喉痛，宜服之。

甘草五钱

上用水二盅，煮取八分，温服，日二服。

# 伤寒集验卷之六

## 太阳丹三百五十五

伤寒，偏正夹脑[1]一切头痛如破。亦治风痰壅甚，咽膈不利。

脑子二钱　川芎　甘草　白芷各一两五钱　石膏三两　大川乌一两六钱，炮

上为末，蜜同面糊为丸，每两作十八粒，朱砂为衣。每服一粒，薄荷茶嚼下。

## 猪肤汤三百五十六

少阴病，下利咽痛，胸满心烦者，服之。

猪肤二两

上一味，水三升，煮一盏半，去渣，加白蜜三合半，白粉二合，熬香，作三服。

评曰：猪皮外黑肤，取其气先入于肾，故热邪客于少阴经者，非此不解。加白蜜润燥除烦，和白粉益气断痢。

## 苦酒汤三百五十七

少阴病，咽中伤，生疮，不能言语，声不出者主之。

半夏洗，破如枣核大　鸡子一枚，去黄

上以半夏、苦酒入鸡子中，悬置火上，三沸，去渣，少少

---

① 夹脑：即“夹脑风”，两太阳穴连脑痛。《杂病源流犀烛·头痛源流》曰：“有夹脑风者，两太阳连脑痛是也。”《证治要诀·头痛》曰：“有偏正夹脑风，服川乌、附不愈，用莲子、草乌而愈者，此乃毒攻毒之意。”

含咽之，不瘥，再服。

### 葶苈苦酒汤三百五十八

大下后伤血发热脉涩，或狂烦躁，面赤咽痛。

葶苈一合　生艾汁一合，熟者亦可　苦酒三合

文武火熬煎，取一盅。





### 桃仁汤三百五十九

伤寒失汗，变成狐惑，唇上生疮，声哑，名曰湿䘌①。

桃仁　槐子　艾各五钱　枣二枚

上用水二盅，煎至一盅，分二服。

### 雄黄蚝散三百六十

狐惑，上下唇疮，声哑，虫食其脏及肛门。

雄黄　青葙子　苦参　黄连各三钱　桃仁十个

以上艾②捣汁，将诸药作末，以艾汁和，如小指大，棉裹，纳谷道中。

### 厚朴生姜甘草半夏人参汤三百六十一

发汗后腹胀满者。

厚朴炙，三钱　生姜三片　半夏　人参　甘草炙。各二钱

上用水二盅半，煎一盅，温服。

评曰：厚朴之苦，以泄腹满；人参、甘草之甘，以益胃气；

---

① 湿䘌（nì逆）：即疳湿。《诸病源候论·湿䘌病诸候》曰：“湿䘌病，由脾胃虚弱，为水湿所乘，腹内虫动，侵食成䘌也。”

② 上艾：《类证活人书》作“生艾”，义胜。

半夏、生姜之辛，以散滞气。

## 杏仁汤三百六十二

风湿身痛，恶风身面微肿。

桂枝　麻黄　天门冬　芍药各一钱　杏仁十个

上用水二盅，生姜三片，煎至一盅服。

## 白术汤三百六十三

治风湿之病，大便坚，小便利者。

白术　甘草　生姜各二钱　附子四片，去皮脐

上用水二盅，枣二枚，煎一盅，凉服。

## 茯苓白术汤三百六十四

风湿，湿温。

茯苓　干姜　甘草　白术　桂枝各一钱五分

上用水二盅，煎至八分，温服。

## 文蛤散三百六十五

病在阳，反噀以水，以致热攻于内，为寒益甚，欲饮水而不渴。

文蛤一两

上为末，沸汤和服三匙。

## 桂苓散三百六十六

初得病无热，即狂言，烦躁不安，精采不与人相当。若呼而为狂，误用下药，死者多矣。此乃热结膀胱，名曰如狂证。

猪苓　泽泻　桂枝　甘草　白术　知母　黄柏　山栀　苏叶

上用水二盅，姜三片，煎至一盅，再加滑石一钱，煎三沸服，取微汗。

## **升麻六物汤**三百六十七

口疮赤烂。

升麻　山栀炒。各一钱五分　杏仁去皮尖　大青各一钱

上用水二盅，葱白三茎，煎八分，温服。

## **瓜蒌根汤**三百六十八

风温及大渴不止。

瓜蒌根　石膏各五钱　人参　防风　干葛三钱　甘草一钱

每服七钱，水一盅半，煎八分。

## **柏皮汤**三百六十九

热毒入深吐血。

柏皮二钱　黄芩　黄连各二钱

上用水二盅，煎八分，再入阿胶钱半煎溶，温服。

## **地血散**三百七十

热毒入深吐血。

茜根　大豆二两　黄药子　甘草各一两

上为细末，每服三钱，新汲水调下。

## **延胡索散**三百七十一

热入下焦尿血。

延胡索一两　朴硝三钱

上为细末，每服四钱，水煎服。

## 酸枣仁汤三百七十二

吐下后昼夜不得眠。

酸枣仁　知母　麦门冬　干姜各二钱　茯苓一钱五分　川芎　甘草各一钱

上为粗末，每服四钱，水一盅，煎六分，温服。

## 益荣汤三百七十三

思虑伤心过度，或汗后元气不足，怔忡惊悸。

白术　茯神　黄芪　人参　枣仁各五钱　木香四钱　甘草二钱五分　龙眼肉六钱

每服四钱，生姜三片，枣一枚，水煎，温服。

## 防风白术牡蛎汤三百七十四

动气误汗则头眩，汗不止，筋惕肉瞤。

白术　牡蛎粉　防风各等分

上为细末，每服二钱，酒调下，米饮亦可，日二三服。汗止，服小建中汤。

## 李根汤三百七十五

脉缓，虚羸少气，气上逆，或动气发满，气上者。

半夏　桂枝一两　生姜五钱　当归　茯苓　芍药　黄芩　甘草各一钱　甘李根白皮二合

上为咀片，每服五钱，煎八分，温服。

## 五味子汤三百七十六

胃气虚，人喘促，脉浮而厥。

五味子九粒　人参　陈皮各一钱　麦门冬八分　生姜五片　枣二枚

上用水二盅，煎至八分，温服。

## 清震汤三百七十七

雷头风。俗名大头伤寒。

小柴胡加黄连　鼠粘子　荷叶一个

上，水煎服。

一方用升麻一两，苍术一两，荷叶一个，煎服。

## 普济消毒饮子三百七十八

时行疫疠，初觉憎寒壮热体重，次传头面肿盛，目不能开，上喘咽喉不利，舌干口燥，渐至于危。东垣曰：身半以上，天之气也，邪热客于心肺之间，上攻头目而为肿耳，此方主之。

黄芩　黄连俱酒制炒　人参各一钱　陈皮去白　甘草二钱　玄参一钱五分　连翘　板蓝根　马勃　鼠粘子各一钱　升麻　白僵蚕炒。各七分　柴胡五分　桔梗四分

上为细末，乃用前药水煎，时时调服之，半用蜜丸噙化，服尽良愈。

**加减法**

或加防风、川芎、薄荷、当归身，细切五钱，食后稍热服之。如大便硬，加酒蒸大黄一钱或二钱以利之。肿势甚者，以砭针刺之。

## 人黄散三百七十九

四时疫疠，大头天行等证。

粪缸岸风露年远者佳，水飞细研，一两　甘草三钱　辰砂　雄黄各一钱五分

上并研为细末，每服三钱，薄荷桔梗汤下，日三五服。

## 牡蛎泽泻汤三百八十

大病瘥后，从腰以下有水气者。

牡蛎煅　泽泻　瓜蒌根　蜀漆洗，去腥　葶苈　商陆根熬　海藻洗去咸。各等分

上为散，白饮和服二三匙，小便利即不服。

评曰：牡蛎、泽泻、海藻之咸以泻水气；蜀漆、葶苈、瓜蒌、商陆之酸辛与苦，以导肿湿。

## 千金麦门冬汤三百八十一

治火热乘肺，咳嗽有血，胸膈胀满，五心烦热等证。

麦门冬　桑白皮炒　生地黄各一钱　半夏　紫菀　桔梗　淡竹叶　麻黄各七分　五味子　甘草各五分

上，加姜、水煎。

## 鼠矢头汤三百八十二

劳复发热。

豭鼠矢[1]二七枚　栀子　枳壳三枚

---

① 豭鼠矢：别名鼠矢、两头尖、雄鼠粪、豭鼠粪，有通淋明目、导浊行滞、清热通瘀等功效。

上为粗末，每服四钱，水一盅半，葱白二寸，香豉三十粒，煎一盅，温服。

## 猳鼠矢汤三百八十三

男子阴阳劳复。

猳鼠矢十四枚　韭根一大把

上用水二盅，煎至一盅，去渣，再煎三沸服，得微汗为效，未汗再服。

## 竹皮汤三百八十四

病后交接劳复，外肾肿，腹中绞痛。

刮青竹皮一大圈，约一两

上，用水二盅，煎八分，去渣服。

## 烧裈散三百八十五

伤寒阴阳易之病，其人体重，少腹里急，或引阴中拘挛，热上冲胸，头重不欲举，眼中生花，胫拘急者。

取妇人中裈近隐处，剪三尺许一方，烧灰，以水和，日服三服。

## 逍遥汤三百八十六

伤寒，瘥后血气未平，劳动助热，复还于经络。或与妇人交接复发，谓之劳复，曾有舌出数寸而死者。此证难治，必宜此汤。

人参　知母　竹青　甘草　滑石　生芒　柴胡　犀角　韭根　卵缩腹痛倍加黄连

上用水二盅，枣二枚，姜三片，煎至八分，临服入烧裈裆末一钱五分调服。取微汗为效，无汗再服，以小水利、阴头肿即愈。

## **应手方**三百八十七

伤寒舌出寸余，连日不收。

以梅花脑子①为末，掺舌上，应手而收。病重用五钱方愈。

## **百合知母汤**三百八十八

百合病。

百合七枚　知母一两

上，先以水洗百合，渍一宿，去白沫，别以水二盅，煮取一盅，又以水二盅，煮知母至一盅，去渣，相和一盅半，分二服。

## **百合地黄汤**三百八十九

不经汗吐下者，服此。

百合七枚，洗净，水渍一宿　地黄汁一盏

上用水二盅，煮至一盅，入地黄汁，煮取一盅半，分二服。

## **百合鸡子汤**三百九十

吐后服此。

百合七枚

用法如前。

---

① 梅花脑子：即冰片。

取汁一盏，入鸡子黄一枚，搅匀服。

## 百合滑赭汤三百九十一

下后服此。

百合七枚

用法如前。

取汁一盏，另用泉水二盏，煎滑石三两、代赭石一两至一盏，入百合汁内，并煎至一盏，温服。

## 百合滑石散三百九十二

百合病变成发热无休者。

百合一两　滑石三两

上为末，每服三钱，白汤下。

## 瓜蒌牡蛎散三百九十三

百合病，渴而不愈。

瓜蒌根　牡蛎

上等分，每二钱，白汤调，日三服。

## 百合洗方三百九十四

百合病。

百合一升

上用水一斗，渍一宿，温暖洗身。洗已，食煮饼，勿用盐。煮饼①，即淡熟面条。

---

① 煮饼：原脱，据《伤寒类证活人书》补。

## 柴胡百合汤三百九十五

瘥后昏沉发热，渴而错语失神，及百合、劳复等证。

柴胡　人参　黄芩　甘草　知母　陈皮　百合　生地①

上用水二盅，枣一枚，姜三片，酸炙鳖甲煎之。

**加减法**

渴，加天花粉；胸中烦热，加山楂；有微头疼，加羌活、川芎；呕吐，入姜汁炒半夏；胸中饱闷，加枳壳、桔梗；胸中虚烦，加竹茹、竹叶；食复者，加枳实、黄连；甚者或大便实，加大黄；瘥后干呕，错语失神，呻吟，睡不安者，加黄连、犀角；咳嗽者，加杏仁；百合，宜加麻黄；虚汗者，加黄芪；心中惊惕为血少，加当归、茯神、远志；疲倦，加白术；腹中雷鸣，加煨生姜；劳复时热不除，加葶苈、乌梅、生艾汁。

## 加减四物汤三百九十六

妇人妊娠，产前腹痛，及妇女月事或多或少，或前或后，及有妊胎气不安，并产后血块不散。

当归　川芎　白芍药　熟地黄

上用水二盅，煎七分，温服。

**加减法**

妊娠伤寒，身热脉燥，头昏项强，加柴胡、黄芩；烦躁大渴，加知母、石膏；水停心下，微吐逆，加猪苓、茯苓、防己；腹胀，加厚朴、枳壳；虚烦不得眠，加竹叶、人参；大便秘涩，

① 生地：原作“生芒”，据《伤寒杀车槌法·秘用三十七方就注三十七槌法》改。

加大黄、桃仁；虚呕，加白术、人参；虚寒状类伤寒，加人参、柴胡、防风；因热生风，加川芎、柴胡；因虚致热，热与血搏，口舌干渴，欲饮水者，加天花粉、麦门冬；腹中刺痛，恶物不下，加当归、赤芍药。

## 加减芎苏散三百九十七

妊娠伤寒，头痛，憎寒壮热，身痛项强。

苏叶　川芎　白芍　白术　陈皮　干葛各五钱　甘草四钱　麦门冬三钱

上为散，每服四钱，姜四片，葱白三茎，水煎，热服。

## 前胡汤三百九十八

妊妇伤寒，头痛壮热，肢节烦疼。

石膏一两　前胡五钱　竹茹　黄芩　知母　栀子　大青各三钱

上锉散，每服五钱，姜二斤，葱三寸，水煎，温服。

## 阿胶散三百九十九

妊妇伤寒。先以此药安胎，次治其病。

阿胶　桑寄生　白术　人参　白茯苓等分

上为细末，糯米饮调下三钱，日三服。

## 苏木汤四百

妊妇伤寒，或时行疫疠，淅淅作寒，振栗而悸。

赤芍药　陈皮　黄芩　黄连　甘草　苏木各等分

上用水二盅，煎八分，温服。

## 麦门冬汤四百一

妊妇伤寒，壮热呕逆，头疼，不思食，胎气不安。

人参　石膏各一钱　前胡　黄芩　葛根　麦门冬各一钱五分

上锉散，每四钱，姜三片，枣一枚，淡竹叶一钱，水煎服。

## 秦艽散四百二

妊妇时气，五六日不得汗，口干渴，狂言呕逆。

秦艽　柴胡　石膏　前胡　升麻　赤茯苓　甘草　犀角　家葛根　黄芩各等分

上锉散，每服四钱，姜三斤、淡竹叶一钱，水煎服，温服。呕加姜汁。

## 葛根汤四百三

妊妇热病，壮热头疼，呕吐，食不下，心烦。

人参　竹茹　家葛根　芦根　麦门冬　知母各七分

上吹咀，用水盅半，葱白三寸，煎八分，温服。

## 荆芥散四百四

妇人产后伤寒，血虚多汗，变成痉证，身体强直，口噤，背反张，如中风状。又治血晕。此方一名举轻古拜散。

荆芥末

每服二钱，温酒调下。仍依伤寒痉证同治法。

## 蜀漆汤四百五

妇人产后，寒热往来，心胸烦闷，骨节疼痛，头痛壮热，日晡加甚，又如疟状。

黄芪一两五钱　生地黄　桂心　甘草　黄芩　蜀漆叶各一两　知母　芍药各一两

上锉散，每服五钱，水煎，温服。

## 旋覆花汤四百六

妇人产后伤风、感寒、暑湿，咳嗽气喘，痰涎壅盛，发热，坐卧不安。

旋覆花　赤芍药　前胡　半夏　五味子　荆芥　甘草　茯苓　杏仁　麻黄各等分。夏月去麻黄

上锉散，每服四钱，水煎，温服，用姜、枣煎。有汗，去麻黄。

## 惺惺汤四百七

小儿风热，及伤寒时气，或疮疹发热。

桔梗　细辛各五钱　人参　白术　瓜蒌根　白茯苓　川芎各六钱　甘草三钱

上为末。每二钱，姜二片，薄荷二叶，煎服。三岁以下，作四五服。凡小儿不问伤风、伤寒、风热，与此往往有效。

## 甘露饮四百八

伤寒壮热口渴，及胃中客热，口臭不食，齿龈肿痛，咽舌生疮，赤眼，疮疹，及疳热，泻渴。

天门冬　麦门冬各五钱　熟地黄四钱　枇杷叶①　枳壳各三钱

---

① 枇杷叶：原作“把杷叶”，据《太平惠民和剂局方》改。

黄芩　生地黄　石斛各二钱　甘草　山茵陈各二钱五分

上锉散，每服二钱，煎温服，加车前、灯心亦可。

## 连翘散四百九

小儿一切热。

连翘　防风各五钱　甘草　栀子炒。各三钱

上锉末，每服一钱，水煎，温服。

## 人参散四百十

小儿憎寒壮热，咳嗽，心腹胀。

人参　甘草　麦门冬　生地黄各等分

上为末，每服二钱，茅根半握，水煎，温服。

## 麦门冬散四百十一

治证同上。

麦门冬　人参　甘草各三钱　紫菀　升麻　贝母各二钱

上锉散，每服二钱，茅根半握，水煎，去渣，入竹沥少许，重煎服。

## 脱甲散四百十二

小儿伤寒体热，头目昏沉，夹惊夹食，寒热，烦躁口渴，无汗或自汗，夹积伤滞，膈满胀急，日夜大热；及伤风伤暑，惊痫客忤，疳气等热，并宜服之。

柴胡　知母　当归　龙胆各三钱　人参　川芎各四钱　甘草炙，三钱　白茯苓　麻黄各二钱

上为末，每服一钱，连须葱白一寸，水煎，温服。

## 大连翘饮四百十三

小儿伤寒伤风，及时行发热，痰气盛壅，风热丹毒，疮[1]疹，项下生核，腮赤，痈疖，一切发热病，宜服。

连翘　瞿麦　滑石　车前子　牛蒡子　赤芍各一两　木通　当归　防风　山栀各五钱　黄芩　甘草　荆芥各一两五钱　柴胡　蝉蜕二钱五分

上锉散，每服二钱，加灯心、薄荷、麦门冬，水煎，温服。疮疹，加紫苏[2]煎。

## 梨浆饮四百十四

小儿潮热、积热、疟热，一日一发，或两日三日一发，脾积寒热。

青蒿取花头及叶，用童便浸一宿，日干　柴胡　人参　黄芩　前胡　秦艽　甘草各等分

上锉散。每一岁儿五分，二岁一钱，用生梨一斤，梨浆亦可，薄荷一叶，生地黄一寸，生藕一小斤，同煎，温服。

## 辰砂五苓散四百十五

小儿五心烦热，焦躁多哭，咬牙上撺，欲为惊状。

五苓散加辰砂。

上为细末，每服五分，金簿[3]薄荷汤下。

---

① 毒疮：原作“疮毒”，据《伤寒选录·小儿伤寒选录》乙转。

② 紫苏：原作“紫草”，据《伤寒图歌活人指掌》改。

③ 金簿：即金箔。功能镇心安神，解毒，治小儿惊痫，癫狂等。

## 温胆汤四百十六

小儿、大人一切大病后余热痰火，心神不宁，夜梦惊悸，或干呕吐哕，心烦胃火，胸膈痰不宽。

茯苓一钱二分　半夏　枳壳一钱五分　陈皮　甘草六分　竹茹一丸，如鸡子大

有热加黄连一钱，渴加天花粉一钱。

## 地骨皮散四百十七

治浑身壮热，脉长而滑，阳毒火炽发渴。

地骨皮　白茯苓各五分　柴胡　黄芪　生地黄　知母各一钱　石膏二钱　羌活　麻黄各七分。有汗二味俱不用

上，姜、水煎服。

## 单人参汤四百十八

治元气素虚，伤寒汗下后，气短气喘，精神困怠。如血虚加当归，脉不至加麦门冬、五味子，手足厥加干姜，冷甚加附子，兼泻加白术。

人参五钱，甚者加一两

上，水一盅，煎半盅。喘定者生，不定者死。

## 朱砂安神丸四百十九

治心血不足，惊悸等证。

朱砂水飞净，五钱为衣　甘草五钱五分　黄连酒洗净，五钱　当归一钱五分　生地黄一钱五分

上除朱砂，另研甘草等四味俱为细末，汤浸蒸饼为丸，如

黍米大，朱砂为衣。每服十五丸或二十丸，食后唾津咽下。

## 槟苏散四百二十

治风湿脚气，疏通气道。

苏梗　香附各二钱　甘草　陈皮　槟榔　木瓜各一钱

上，姜、葱水煎。

## 左经汤四百二十一

治三阳经脚气，痰湿风肿，腰足拘挛，喘满烦闷，大小便秘。

麻黄　桂心　黄芩　枳壳　柴胡　半夏　甘草　羌活　防风　厚朴　白姜　白茯苓　远志　防己　麦门冬各等分

上，姜、枣水煎。

**加减法**

自汗去麻黄，加白术、牡蛎；有热去桂，加前胡、升麻；腹痛加芍药或附子；便闭加大黄、竹沥；喘满加杏仁。

## 养真丹四百二十二

治肝虚，为四气所袭，手足顽麻，脚膝无力，及瘫痪痰涎，半身不遂，言语謇涩，头目昏眩，荣气凝滞，遍身疼痛；兼治产后中风，坠堕瘀血等证。

当归　熟地黄　川芎　白芍药　羌活　天麻各等分

上为末，蜜丸，鸡豆大，以木瓜、菟丝子酒浸，每服送下三丸。

## 换腿丸四百二十三

治足三阴经为风寒暑湿之气所乘，发为挛痹缓弱，上攻胸胁肩背，下注脚膝疼痛，足心发热，行步艰难。

木瓜　薏苡仁　南星　石楠叶　石斛　槟榔　萆薢　牛膝　羌活　防风　黄芪　当归　天麻　续断各一两

上为末，酒糊丸梧子大。每服五十丸，温酒盐汤任下。

## 小续命汤四百二十四

治少阴厥阴肢节挛痛麻木，及卒暴中风，与脚气缓弱。

防己　肉桂　杏仁　黄芩　白芍药　甘草　人参　川芎　麻黄各一钱　附子五分　防风一钱五分

上加姜、枣，煎服。

## 排风汤四百二十五

治男妇中风及风虚冷湿，邪气入人五脏，令人狂言妄语，精神错乱，以至手足不仁，痰涎壅盛。此汤安心定志，聪耳明目，大理荣血，去肝邪。服有微汗亦无妨。

白术　肉桂　川芎　杏仁　白芍药　甘草　防风　当归各五分　白茯苓　麻黄　独活　白鲜皮二分五厘

上，姜、水煎服。

## 槟榔散四百二十六

治脚气风肿痛。

槟榔二钱为末　橘叶　杉木各一握

上，童便、酒各半，煎橘叶、杉木数沸去渣，调槟榔末服。

## 除湿汤四百二十七

治寒湿所伤，身体重着，腰脚酸疼，大便溏泄，小便滞或利，赤涩。

藿香　苍术　厚朴　半夏各八分　陈皮　白术　白茯苓各四分　甘草二分

上，姜、枣，水煎服。

## 青州白丸子四百二十八

治男妇风痰壅盛，呕吐涎沫，兼治瘫痪惊风。

半夏七两　南星　白附子各二两　川乌五钱

上，俱生用为末，绢袋盛于井水内，摆出浮浆，以尽为度，然后置诸药瓷器内，每日换新水澄之，春五、夏三、秋七、冬十日，晒夜露，去水晒干为末，糯米粉煮清糊丸，如梧子大。每服二十丸，姜汤下。

## 千金续命汤四百二十九

治脚气外证全类伤寒，初起脚膝屈弱软痛，加之呕吐喘急，宜以此救之。

防风　白芍药　白术各一钱　川芎　防己　桂枝　麻黄　羌活各八分　苍术一钱五分　甘草五分

上，加姜三片、枣二枚、灯心二十根，水煎，去渣，入姜汁二匙，调服。

## 流气饮子四百三十

治气攻肩背胁肋，走注疼痛，及痞胀呕喘气闭，浮肿脚气。

紫苏　乌药　青皮　桔梗各五分　陈皮　白茯苓　当归　白芍药　川芎　黄芪　枳实　半夏　防风　甘草各七分五厘　大腹子一钱　木香一分五厘

上，姜、枣，水煎。一方有枳壳、槟榔。

## 三和散四百三十一

治七情气结，脾胃不和，心腹胀急，大小便秘等证。

沉香　紫苏　大腹皮　羌活　木香　白术　槟榔　陈皮　甘草各三分　川芎二钱二分　木瓜二分

上，水煎服。凡便秘不渴乃属气秘，未可施以硝、黄；秘甚加枳壳、莱菔子、皂角子；气滞腰疼倍木瓜；浮肿加车前子、葶苈子；小便秘加麦门冬、泽泻。

## 苏子降气汤四百三十二

治虚阳上攻，气不升降，上盛下虚，痰涎壅盛。

苏子　半夏曲各五分　甘草　前胡　当归　厚朴各二分　肉桂　陈皮各一分

上，姜、枣水煎。如虚喘加人参、五味子、杏仁、盐梅①、红枣；虚烦加知母、人参。

## 木瓜汤四百三十三

治霍乱吐泻，转筋扰闷。

木瓜　吴茱萸各三钱　茴香三分五厘　甘草二分　生姜　紫苏各少许

① 盐梅：白梅的别称，亦称霜梅、白霜梅。

上，水煎，入盐一撮，温服。

## 金液丹四百三十四

治吐利日久，脾胃虚损，手足厥逆，精神昏，睡露睛，口鼻气冷，欲成慢惊，或身冷脉微，自汗，小便不禁，伤寒阴证等病。

用硫黄在铁勺勺内熬熔，倾入井水或麻油内，后用桑柴灰淋漉七八遍，换水，去红晕，为末，蒸饼糊为丸。梧子大，每服二十丸，空心米饭下，阴证伤寒不计丸数。

## 防己黄芪汤四百三十五

治诸风、诸湿，脉浮、身重、自汗及误汗汗出不止。

防己　黄芪各二钱　白术一钱五分　甘草一钱四分

上，姜、枣，水煎服此即汉防己汤，但甘草倍耳。

**加减法**

胸膈不和加芍药，气上冲加桂枝，有寒加细辛，风多走注加麻黄、薏仁、乌头，热多赤肿加黄芩，寒多掣痛加官桂、姜附，湿多重着加茯苓、苍术、干姜，中气坚满，癃闭加陈皮、紫苏、枳壳，甚者加葶苈。

## 茯苓汤四百三十六

治脾虚浮肿，喘急尿涩。

赤茯苓　泽泻　香附　陈皮　桑白皮　大腹皮　干姜各等分

上，水煎，或加葶苈、防己、枣肉为丸亦可。

## 黄芪人参汤四百三十七

治夏天气热，精神不足，两脚痿软，烦热呕哕，自汗头痛痰嗽，心胁腹痛，胸中闭塞，小便频数，大便难而闭结，皆热伤肺之所致也，宜常服之。

即补中益气汤去柴胡，加苍术、神曲、五味子、黄柏。

## 对金饮子四百三十八

治寒热疟疾，愈后调理脾胃尤好。

厚朴　苍术　陈皮　甘草　草果各等分

上，姜、枣水煎。

## 祛邪丸四百三十九

治新疟，脉浮大，寒热往来。

麻黄四两　常山　大黄　知母　甘草各二两

上为末，蜜丸梧子大。用时面东服十五丸。欲汗，冷水下；欲下，露姜饮下；欲吐，甘草煎汤露过下。

## 胜金丹四百四十

治诸疟，日久不愈。

常山四两，酒蒸晒干　槟榔一两

上为末，醋糊丸，绿豆大，每服三十丸，隔夜临卧冷酒下，次早再进一服。血虚，当归煎汤下；气虚，人参煎汤下；痰多，贝母煎汤下。

## 养心汤四百四十一

治思虑伤心，痰多少睡，惊悸不宁。

黄芪　白茯苓　茯神　半夏曲　当归　川芎各五分　甘草四分　远志　肉桂　柏子仁　五味子　酸枣仁　人参各二分五厘

上，姜、枣水煎。一方去芎、桂、半夏，加麦门冬、白芍药、陈皮、莲肉。如停水怔忡，加赤茯苓、槟榔。

## 赤茯苓汤四百四十二

治伤寒呕哕，心下满，胸膈间有停水，头眩心悸。

赤茯苓　人参各一钱　半夏　橘红　川芎　白术各五分

上，姜、水煎。

## 升麻汤四百四十三

治热痹，兼治诸风。

升麻一钱五分　茯神　人参　防风　犀角　羚羊角　羌活　官桂各二分五厘

上，姜、水煎，入竹沥少许调服。

## 绿袍散四百四十四

治齿缝出血。

黄柏　薄荷　芒硝　青黛各等分

上为末，入水半斤，少许吹搽患处即止。

## 胃风汤四百四十五

治风冷乘虚客于肠胃，水谷不化，泄泻注下，腹胁虚满，肠鸣疞痛①，及肠胃湿毒，下如豆汁，或下瘀血。

---

① 疞（jiǎo 绞）痛：腹中急痛。

人参　当归　川芎　白茯苓　白术　白芍药　肉桂各七分　粟米百粒

上，水煎。

## 活龙散四百四十六

治阳毒屡经药下不通，结胸硬痛，或稍通而再结，喘促热躁狂乱。

活地龙四条洗净研烂，入姜汁少许，蜜一匙，薄荷汁少许。新汲水调和，徐徐灌尽，渐次凉快。若热炽者，加片脑少许。未效再服，自然汗出而解。

## 王氏玄明粉四百四十七

治发狂神效。

玄明粉二钱　寒水石　黄连各一钱五分　珍珠　辰砂各一钱

上为末，鸡子清一枚，白蜜一匙，新汲水调服。

## 大秦艽汤四百四十八

治中风内外无证，惟血弱不能荣筋，手足不能运动，舌强不能言，宜养血而筋自荣。

秦艽　石膏各一钱五分　羌活　独活　川芎　白芷　甘草　生地黄　熟地黄　当归　白芍药　黄芩　白茯苓　防风　白术各一钱　细辛二分二厘

上，水煎，温服。

## 养正丹四百四十九

治呃逆反胃，痰[1]结头晕，腰疼腹痛，霍乱吐泻。

用黑锡丹头二两就火微熔，入水银一两顿搅，不可使青烟起，但烟起则水银走矣，次入朱砂末一两，炒令十分匀和，即放地上，候冷为末，糯米糊丸，绿豆大。每三十丸，空心盐汤下。升降水火，助阳接真。

## 如圣饼子四百五十

治伤寒得汗，尚有头痛，及男妇气厥，上盛下虚，痰饮风寒，伏留阳经，偏正头疼，痛连脑颠，吐逆恶心，目眩耳聋。常服清头目，消风痰，暖胃气。

防风　天麻　半夏各五钱　南星　干姜　川乌各一两　川芎　甘草各二两

上为末，蒸饼丸，芡实大，捻作饼子，晒干。每五饼，同荆芥三五穗细嚼，茶汤任下。如伤寒汗后头痛，姜、葱煎汤下。一方有细辛三钱。

## 芎术汤[2]四百五十一

治冒雨中湿，眩晕头重，呕逆不食。

川芎　白术　半夏各二钱　甘草五分

上加姜七片，水煎。

① 痰：原作“疾”，据《医学入门·杂病用药赋》改。
② 芎术汤：原作“芎沐汤”，据《博济方·眩晕》改。

## 芎辛汤四百五十二

治风寒在脑，或感邪湿，头重痛，眩晕，呕吐不定。

川芎二钱　细辛　白术各一钱　甘草五分

上加生姜五片，细茶少许，水煎。

## 参苓白术散四百五十三

治脾胃虚弱，饮食不进，或吐泻，及大病后调助脾胃最妙。

人参　白茯苓　白术　甘草　山药各三钱　薏苡仁　莲肉　桔梗　白扁豆　砂仁各一钱五分

上为末，每服二钱，枣子煎汤调服。

## 独活寄生汤四百五十四

治肾气虚弱，腰背拘急，筋挛骨痛，脚膝偏枯，冷痹缓弱。如历节风并脚气，加乳香、没药，酒糊为丸服。

独活三钱　桑寄生　杜仲　牛膝　细辛　人参　秦艽　白茯苓　桂心　防风　川芎各三分　白芍药　生地黄　当归各二分　甘草五厘

上，姜、水煎服。一方有附子。

## 赤衣散四百五十五

治阴阳易证。

取室女月经布及近阴处有血裈裆，方四五寸，烧灰，白汤调下，或入汤药调服，男妇并宜用。

## 当归白术汤四百五十六

治男妇病未痊愈，因犯房事，小腹急痛连腰胯，四肢不能举动等证。

当归二钱　白术　桂枝　甘草　人参　黄芪　白芍药各五分　生姜一钱　附子二钱

上，水三盏，煎一盏服，食顷再进一服，微汗而愈。

## 芩术汤四百五十七

治胎动不安。

黄芩一两　白术五钱

上为末，一月用乌雌鸡，三月用赤雄鸡，十月用猪腰子，余月用鲤鱼煮汁调服。

## 芦根汤四百五十八

治孕妇热病，头疼呕吐，心烦。

知母三钱　竹茹二钱

上加葱白、生芦根一握、糯米一撮，水煎。

## 鳖甲散四百五十九

治伤寒坏证，诸药不效。

鳖甲　犀角　前胡　生地黄　黄芩各一钱　枳壳八分　乌梅二个

一方有升麻、枳实。

上，水煎服。

## 人中黄丸四百六十

治四时疫疠。

人中黄　大黄　黄连　黄芩　人参　桔梗　苍术　防风

滑石　香附各等分

上为末，神曲糊丸，梧子大，每服七十丸。气虚，四君子汤；血虚，四物汤下；痰多，二陈汤下；热者，加童便。

## 如意丹四百六十一

专治瘟疫等证。

川乌八钱　槟榔　人参　柴胡　吴茱萸　川椒　白姜　白茯苓　黄连　紫菀　厚朴　肉桂　当归　桔梗　皂角　石菖蒲各五钱　巴豆二钱五分

上择净室，选吉日，各取净末，炼蜜丸如梧子大，朱砂为衣，每用三、五、七，照证用汤送下。一切鬼祟、伏尸、传痨、癫狂失心、山岚瘴气、时行瘟疫，枣汤或白汤下。风疫及宿患大风，身体顽麻，不知痒痛，眼泪不下，睡卧不安，面如虫行，日久须眉痒脱，唇烂齿焦；偏头痛、紫癜、疮癣、左瘫右痪、鹤膝风疼，一切风疾，荆芥汤下。寒疫及小肠气痛，小茴香煎汤，或吴茱萸煎汤下。暑疫及五淋，灯心煎汤下。热甚，大黄煎汤下。燥疫，生地黄或麻子仁煎汤下，或冷水下。湿疫及水肿，车前子或木通煎汤下。十种水气，甘遂、大戟煎汤下。瘿蛊，甘遂煎汤下。五痫，乳香汤下。膀胱疝气肿疼，萝卜煎汤下。五般痔，白矾煎汤下。五疟，桃枝汤下。肾脏积，咬齿唾涎，腰疼，盐汤下。失心中邪，柳枝、桃枝煎汤下。阴阳二毒，伤风咳嗽，薄荷煎汤下。五痞八痢，肠风脏毒，陈米煎汤下。痢疾红甚，黄连汤下。诸般咳嗽，姜汤下。小儿十二惊风，薄荷煎汤下。丹瘤、痈疽、疥疮、瘰疬、疮痍、涎喘、消渴、大小肠闭、或泄或利、酒毒便红、喉痹、重腮、误吞铜铁，金石、药毒，不服水土，温汤下。妇人血海久冷，带下赤白，难为生育，及诸般血气，艾汤下。

## 羌活胜湿汤四百六十二

治脊痛项强，腰似折，项似拔，此足太阳经气不通行；肩背痛不可回顾，此手太阳经气郁不行。如身重腰沉沉然，乃经中有湿热也，加附子、黄柏、苍术。

羌活　独活各一钱　藁本　防风　防已　甘草各五分　蔓荆子　川芎各二分

上，水煎服。

## 茯苓桂术甘草汤四百六十三

治汗吐下后，里虚气逆上冲，心腹痞满或痛，起则头眩，脉沉紧，为在里则不宜汗，汗则外动经络，损伤阳气，阳虚则不能主持诸脉，身体振动，筋脉惕瞤，久则成痿，宜此汤以和经益阳。故阳气不足者，补之以甘，苓、术、甘草之甘以生津液而益阳也；里气逆者，散之以辛，桂枝之辛以行阳而散逆气。

白茯苓四钱　桂枝三钱　白术二钱　甘草一钱

上，水煎服。

## 滋阴养荣汤四百六十四

治汗下过多，内亡津液，或病后水亏火炎，口燥咽干。

当归二钱　人参　生地各一钱五分　麦门冬　白芍药　知母　黄柏各一钱　五味子十四粒　甘草四分

上，水煎。

## 半桂汤四百六十五

治少阴客寒下利，脉微弱而咽痛。是以用半夏、桂枝辛以散寒，甘草之甘以缓正气。

半夏　桂枝　甘草各二两

上加姜五片，水煎，徐徐咽之。

## 槟榔汤四百六十六

治结胸痞气未成，宜先服此调气。

槟榔　枳壳各等分　黄连少许

上，水煎服。

## 瓜竹汤四百六十七

治热上冲胸，烦闷，手足搐搦如风状，及瘥后劳复，阴阳易病，卵肿疼痛，手足不能动者。

瓜蒌根五钱　竹茹二分五钱

上，水煎成，入雄鼠粪末二分五厘，调服。一方加韭根五钱。

## 引风汤四百六十八

治风温，妄以火熏，发黄，甚则状如惊痫，时发瘛疭。

大黄　干姜　龙骨各四两　桂枝三两　甘草　牡蛎各二两　凝水石　滑石　赤石脂　白石脂　紫石英　石膏各六两

上为粗末，以布囊盛之，每取三撮，煎三沸服。

## 如圣饮四百六十九

治二痉。

羌活　防风　川芎　白芷　柴胡　白芍药　甘草　当归　乌药　半夏　黄芩

上，姜、水煎，入竹沥、姜汁调服。柔痉加白术、桂枝，刚痉加麻黄、苍术，口噤、咬牙、大便实者，加大黄利之。

## 安蛔理中汤四百七十

治蛔厥。

人参　白术　干姜　白茯苓各一钱五分　乌梅三个

上，水煎。如大便闭，加大黄入蜜以利之；口渴，加瓜蒌根。

## 治惑桃仁汤四百七十一

治狐惑，唇上生疮，声哑。

桃仁　槐子　艾叶各二分五钱

上，加枣七枚，水煎。

## 芒硝猪胆汁法四百七十二

治斑烂而臭。

芒硝三钱为末，猪胆汁调涂疮上，候干，即痂落无瘢。

## 人参逍遥散四百七十三

治女劳复，虚弱。

人参　当归各二钱　柴胡一钱五分　白术　白芍药　白茯苓各一钱

上，水煎。如心烦口干，加麦门冬、五味子，阴虚火动精泄，加知母、黄柏、牡蛎，心下痞闷，加黄连、枳实，不眠，加竹茹。

## 骆龙升麻汤四百七十四

治伤寒肌肉顽麻不仁，不痛不痒。

升麻　秦艽　连翘　白芍药　防风　薏苡仁　枳壳各一钱　木香五分

上，加姜五片，水煎。

## 海蛤散四百七十五

治伤寒血结胸，痛不可近。服此小肠利而膻中血自散矣。

蛤粉　滑石　甘草各二两　芒硝一两

上为末。每服二钱，鸡子清调下。

## 罩胎散四百七十六

治孕妇伤寒，大热，闷乱躁渴，或发痘疹，恐伤胎脏。

荷叶嫩卷时取，焙干，一两　蛤粉五钱

上为末。每服二钱，蜜水调服。

## 追魂汤四百七十七

治卒厥暴死，及客忤、鬼击、飞尸，奄忽气绝，口噤。

麻黄三钱　杏仁二十五粒　甘草二钱

上，水煎，用物撬开牙关灌服，如不能下，分开病人发，左右提起灌之，药下渐苏。一方有桂枝。二钱服后，身和汗出则愈。若入脏，唇青身冷即死。

## 三拗汤四百七十八

治感冒风邪寒冷，鼻塞声重，语音不出，咳嗽多痰，胸满，短气喘急。

麻黄　杏仁　甘草各一钱

上，姜、水煎。如胸紧加枳实，有痰加半夏，头痛加石膏、细茶。加荆芥、桔梗，名五拗汤。若咽痛甚，临服入芒硝少许。

## 八物散四百七十九

治足厥阴伤风，恶风而倦，自汗，小腹急痛，寒热如疟，骨节烦疼，脉寸尺俱微而迟。

桂枝　当归　川芎　前胡　防风各二分　白芍药一钱五分　甘草　白茯苓各五分

上加生姜五片，大枣二枚，水煎。

## 五磨饮子四百八十

治七情郁结等气，或胀痛，或走注攻冲。

木香　沉香　槟榔　枳实　乌药

上各等分，以白酒磨服。

## 灵砂四百八十一

水银八两　硫黄二两

上二味在新铁铫内炒成砂子，入固济罐，打火三炷香，过宿取起，研细末。所谓罐口砂者，此也。每用以糯米糊丸，麻子大。每服三十丸，空心，米饮、枣汤、人参汤任下，忌猪羊血，绿豆粉，量人增至七八粒。

## 柿蒂汤四百八十二

治久病呃逆，因于寒者。

柿蒂　丁香各一钱五分

上，姜、水煎。

## 破棺丹四百八十三

治疮肿，一切风热。

大黄二两，生熟各半　芒硝一两

上为末，炼蜜丸，弹子大。每服半丸，或一丸二丸，食后，童便入酒各半化服，或白汤合酒化服。

## 木瓜散四百八十四

脚肿宜服。

干木瓜　大腹皮　紫苏　羌活各一钱　木香　甘草各五分

上，水煎服。

## 羊肉汤四百八十五

当归酒浸　白芍药　生姜　牡蛎煅。各二两　附子炮　龙骨各四两　桂枝七钱

上为粗末，每服一两，羊肉四两、葱白五寸打破，水五盅煎至一半，去渣，分三服。

## 三建汤四百八十六

治真气不足，元阳久虚，寒邪攻冲，肢节烦疼，腰背酸痛，自汗厥冷，大便滑泄，小便白浊；中风涎潮，不省人事；伤寒阴证，厥逆脉微。

天雄　附子　大川乌各一钱

上加姜十片，水煎。

## 消暑丸四百八十七

伤暑发热，头痛发热。

半夏醋炙　甘草生　白茯苓各四两

上为末。姜汁糊丸，梧子大。每服五十丸，熟水下。

## 绛雪四百八十八

唇口生疮，声哑。

龙脑一分二厘半　硼砂一钱　珍珠三钱

上研末。每服一字，搽于舌上，津咽之。

## 冲和散四百八十九

治寒温不节，将理失宜，乍暖乍寒，脱衣饮冷，冒行冒雾，以致身重酸疼，项背拘急，鼻塞不和，未敢汗下，用此药为稳。

苍术三钱　荆芥穗　甘草各七分

上，姜、枣水煎。

## 万安散四百九十

苏叶　陈皮　香附　桔梗各八分　白芷　半夏　甘草各六分　前胡　藁本　干葛各五分

上，姜、水煎，热服。

## 六神通圣散四百九十一

治晚发，头痛身热恶寒，脉洪数，用羌活冲和汤不愈，服此汤。

麻黄　甘草　黄芩　石膏各一钱　滑石一钱五分　苍术　川

芎　羌活　细辛各五分

上加姜、豉、葱白，水煎。

## 雄黄丸四百九十二

凡入病家，须避其气。男子气出于口，女人气出于阴户，相对之间，宜知向背。服此虽与病人同卧，亦不相染也。

雄黄一两　丹参　鬼箭羽　赤小豆砂

上为细末，蜜丸，梧子大。每服五丸，温水下。

## 人参散四百九十三

治伤寒汗下后，余热不退，或烦或渴，面赤者。

人参　山栀　蓝叶　甘草　白鲜皮各等分

上，水煎服。

## 大白术汤四百九十四

和解四时感冒。

白术　石膏　防风　羌活各四分　黄芩一钱　白芷二分五厘　知母一钱二分　甘草一分五厘　枳实一钱　细辛五分

上，水煎，温服。未解，再一服。春，倍加防风、羌活；夏，倍加黄芩、石膏；季夏淫雨，倍加白术、白芷；秋，加桂一钱；冬，加一钱五分。

## 伤寒六法

六法者，汗、吐、下、利、温、和也。大凡治病，不出此六法。知乎此，庶几得先哲之旨矣。

汗：麻黄汤、桂枝汤、双解散、升麻汤、参苏饮、香苏饮。

吐：栀子豉汤、瓜蒂散、人参芦盐汤。

下：小承气汤、大承气汤、调胃承气汤、济川散、舟车丸、破棺丹。

利：五苓散、益元散。

温：理中汤、五积散、四逆汤、姜附汤、三建汤。

和：小柴胡汤、建中汤。





## 劫病各法

### 蒸汗法

病人急欲出汗，择避风处，以炭火烧，如人睡一块，随以水洒之，取蚕沙、柏叶、桃叶、糠麸，皆铺地上，厚一掌许，然后铺席，令病人卧于上，以被覆之，移时便可汗出。俟出至足心，用藁本末扑之，上床而睡，此取汗之最易者。但人之禀赋不齐，病虽宜汗，或尺脉迟弱，则荣气不足者可汗也。《南史》① 载范云②伤寒，恐不得预武帝③九锡④之庆，召徐文伯⑤诊视，论以实意而欲便愈。文伯曰：愈虽甚易，但恐二年后不复起耳。云曰：朝闻道，夕死犹可，况二年乎。文伯用前法，范云之恙顷刻汗解，后二年果卒。夫伤寒宜汗者，病人求速愈，

① 南史：指合南朝宋、齐、梁、陈四代历史为一编的纪传体史著，由唐代史学家李延寿编撰。

② 范云：公元451—503年，字彦龙，南乡舞阴（今河南省泌阳市）人。齐时，官至广州刺史，入梁为吏部尚书等官。撰写文集三十卷。

③ 武帝：指梁武帝萧衍，公元464—549年，梁朝开国皇帝。

④ 九锡：天子赐予诸侯、大臣有殊勋者的九种礼器。九锡之礼为最高封赏礼仪。

⑤ 徐文伯：南北朝宋齐间著名医家，姑幕（今山东省诸城市）人，其家世医。撰有《徐文伯药方》三卷，《徐文伯疗妇人》一卷，均佚。

医家求速效，莫不欲一剂而汗也。昧理之医，岂复顾脉之可否，而为日后计。即医者不知此理，谓之不明，知而故行之，以取目前之誉，谓之不仁。有活人之心，而能用活人之术者，我知其必不如是。

**扑汗法**治汗出多不得止

白术　藁本　川芎　白芷各二钱五分　米粉一两五钱

上为末，和匀，以稀绢囊之，周身扑遍，汗自止。

**蜜导法**治阳明自汗，溲利不可攻

用白蜜半盏，铜锅内熬令滴水不散，入皂角末二钱，搅匀捻成小枣大，长约寸余，蘸油纳谷道中。如未通，再易一条，以布掩肛门，俟便急，去布而下。

**麻油导法**

用细竹管，长四五寸，刮削极光，一头夺入肛门，令亲人口含香油从管中喷入肛门。病人覆卧良久，其油入肠内，坚粪自出。

**猪胆法**

取细竹空者，截二寸长，刮削光润。一头伸入猪胆口，用棉线缉紧，一头蘸油伸入肛门内。病人覆卧，用二指挤胆汁入内，须臾自解。

**擦舌法**

凡舌上苔白而滑者，用生姜蘸蜜擦之；苔黄苔赤燥涩者，用真青布裹指蘸冷水频频擦之，热轻者其苔易脱，热重者擦亦不去，必须大下，然后津液还而苔退。若下后，依然唇口燥极，身发大热，苔结不减或变黑者，死。

## 安结胸法

用初出壳小鸡一只，生姜四两，共捣烂炒微温，摊在胸中结实之处如盘大，外以箬叶绢帛缚之。候半日许，觉腹中热燥解去，仍用热手揉之，不拘早晚，必当先用此法。

## 熨结胸法

用葱白十茎，生姜一两，共捣碎作饼，炙热贴脐中，以熨斗盛火于饼上熨之，半时许，待热气入内，腹中觉响即住。内用枳实理中加附子，或五积散之类服之。若熨阴毒，须三五饼更易，以汗出为度。

## 安痞气法

莱菔子二合、生姜二两、葱白七茎、橘叶一握、白面半合，共捣匀，炒略温，安于痞满处，用箬叶绢帛缚之。候半日许，胸中烦热，即解去拭净，复以手揉之，不拘寒热、虚实、迟早，并宜用此。

## 熨痞气法

用橘叶一大握，麦麸半升，同炒热以皮纸衬绢包之，乘热熨痞满之处，冷则再炒，熨至病人觉快方止。初起之时，即宜用也。

## 水渍法治大热狂吠，奔走不能制伏

用新布五六尺叠折，以新汲水浸之，稍扭干，搭于病人胸上，须臾蒸热，再浸再搭，良久狂定，方可诊脉下药。

## 吴茱萸熨阴毒法

凡阴毒，四肢逆冷者，用吴茱萸为细末，温酒和匀，生绢袋盛之，热熨脚心，通畅自愈，汤煎渫[1]洗亦可。

**代灸涂脐膏**治阴证身冷脉绝

附子　马蔺子　蛇床子　吴茱萸　肉桂

上为细末，生姜自然汁煨成膏，摊纸上，圆三寸许，贴脐下关元、气海，自晚至晓，可代艾火百壮。

一法，用丁香、荜茇、干姜、牡蛎烧灰，在病人手心中，唾津调如泥，掩其阴至暖汗出为度。

## 陶节庵劫病法

一伤寒，发狂奔走，人难制服，于病人处置炭火一盆，用醋一碗，倾于火上，其烟直冲入鼻内即安，方可察脉，究其阳狂阴燥亲切，方可用药无差。若初起头疼，发热恶寒未解[2]，忽百变登高而歌，弃衣而走，逾垣上屋，大渴欲死，脉来有力，乃因邪热传里，阳盛发狂，当寒药下之，此为阳狂。凡见舌卷囊缩者，不治。若病起无头疼，身微热，面赤戴阳，烦躁，脉来沉微无力，欲坐卧于泥水中，乃因寒热而发躁，即阴证似阳，当用药温之，此为阴躁。凡见厥冷，下利谵语者，不治。医者不察脉，以虚阳上膈而躁，误为实热，反与凉药，使渴盛躁急，则气消成大害矣。须详脉来有力无力，此为良法。

一伤寒，腹中痛甚，将凉水一盏，与病人饮之，其痛稍可者，属热痛，当用凉药清之。清之不止，而或绕脐硬痛，大便结实，烦渴，属燥屎痛，用寒药下之。若系食积，同此法。若小腹硬痛，小水自利，大便黑，身目黄者，属蓄血痛，亦用寒剂加行血药，下尽黑物则愈。此三者，皆痛随利减之法也。若

---

① 渫（xiè 泄）：疏通。

② 未解：《伤寒杀车槌法·劫病法》作“方除”。

饮水愈加作痛，属寒痛，当用温药和之。和之不已，而或四肢厥冷，腹痛，呕吐泻利，急用热药救之。须详脉之有力无力，此为良法。

一伤寒，直中阴经真寒证，甚重而无脉，或吐泻脱元气而无脉，将好酒姜汁各半盏，与病人服之，方可诊脉[①]。须察其脉[②]，是真阴也用药，不拘脉浮沉大小，但指下出见者，有脉即生，脉不至者，必死。又当问病人心腹有痛处，若有痛处，要知痛甚者，脉必伏，当随病制宜，不为凶兆。更当问病人，若平素原无正脉，须覆手取之，脉必见也，此属反关脉，诊与正法同。若平素正取有脉，因病诊之无脉者，亦当覆手取之。取之而脉出者，阴阳错乱也，宜和合阴阳。如覆取正取俱无脉者，必死矣。此为良法也。

一伤寒，舌上生苔，不拘滑白黄黑，俱用井水浸青布一片，于舌上洗净后，用生姜片子时时浸水刮之，其苔自退。凡见舌上黑苔芒刺者，必死。此热毒入深，肾水客心火也，十有九死。若发黄者，用生姜渣时时周身擦之，其黄自退。若心胸胁下有邪气结实，满闷硬痛，用生姜捣渣去汁，炒微燥带润，用绢包于患处，款款熨之。稍可，又将渣和匀前汁，炒干再熨之久，豁然宽快。俱为良法。

一伤寒，鼻衄成流，久不止者，将山栀炒黑色，为细末，吹入鼻内，外将水纸搭于鼻冲，其血自止。若点滴不成流者，其邪在经未解，照后秘方用药，不在此法。

一伤寒，热邪传里，服转药后，盐炒麸皮一升，将绢包于

---

① 方可诊脉：《伤寒杀车槌法·劫病法》作“其脉来者可治”，义胜。

② 脉：原书作“的”。《伤寒杀车槌法·劫病法》作“当察其用药”。《伤寒六书纂要辨疑·伤寒劫病十三法》作“当察其脉用药”，义胜。

病人腹上，款款熨之，使药气得热则行，大便易通矣。

一伤寒，吐血不止，用韭汁磨京墨呷下，其血见黑必止。如无韭汁，用鸡子清亦可。盖赤属火而黑属水也。

一伤寒，直中阴经真寒证，或阴毒证，身如被杖，腹中绞痛，呕逆沉重，不知人事，四体坚冷如石，指甲唇青，药不得入口，六脉沉细，或无脉欲绝者，将葱缚一握，切去根叶，取白三寸许，捣如饼，先用麝香半分，填入脐中，后放葱饼脐上，以火熨之，连换二三饼。稍醒，灌入生姜汁，煎服回阳救急汤。如不醒，再灸关元、气海二三十壮，使热气通其内，逼邪出于外，以复阳气。如用此法手足温和，汗出即醒，为有生也。如用此法手足不温，汗不出，不省人事者，必死。此为良法。

一伤寒，热病，热邪传里，亢极无解，用黄连煎水一盏，放井中顿冷，浸青布搭在胸中，徐徐换之，待热势稍退即除，不可久渍，夏天用此法，冬天不宜用。

一伤寒，服药转吐不止者，随用竹管捺内关，后将生姜自然汁半盏热饮，其吐即止。大凡服寒药热饮，热药寒饮，中和之剂温和服之。如取汗，虽辛甘之剂，亦宜热服。如止汗，虽辛甘之剂，亦宜温服。此为良法。

一中风，痰厥昏迷，卒倒不省人事，欲绝者，先用皂荚末燃纸烧烟，冲于鼻中，有嚏可治。随用吐痰法，将皂荚末五分，半夏、白矾各三分，为细末，姜汁调服探吐，后服导痰汤加减治之。无嚏不可治。此为良法。

一治干霍乱，不得吐者，用滚汤一碗，入皂荚末三分，盐一撮调服，探吐。莫与米汤，设若与之，即死，因谷气反助邪气也。

一中寒，卒倒昏迷不醒者，先用热酒、姜汁各半盏灌入，稍醒后，服加味理中饮为效。如不饮酒人，止用姜汁灌之，依法调治。此证冬月甚有之，余月几稀矣。

## 制药法

一用附子，去皮脐，先将盐水、姜汁各半盏，用砂锅煮七沸。住火良久，取起入瓷器盛住，伏地气一昼夜，取出晒干，以备后用，庶无毒害。顶圆脐正，一两一枚者，佳。此为良法。

一用川大黄，须锦纹者，佳。锉成饮片，用酒拌匀，煨燥干，以备后用，不伤阴血。如年壮实热者，生①用。此为良法。

一用麻黄，去节，先滚汤略浸片时，捞起，以备后用，庶免太发。如冬月严寒，腠理致密，当生用者，不须制。此为良法。

一用吴茱萸，将盐水拌匀，炒燥，以备后用，庶无小毒。此为良法。

## 解药法

一用附子后身自红者，乃附毒之过，用萝卜捣水，滤汁二大盏，入黄连、甘草各五钱，犀角三钱，煎至八分，饮之，以解其毒，红色即除。如解迟，必血从耳、目、口、鼻出者，死。如无萝卜，用萝卜子捣水取汁亦可。此为良法。如无萝卜子，用澄清泥浆水亦可。

一用大黄后泻利不止，用乌梅二个、炒粳米一撮，干姜少许，灯心一握，水二盅，去渣后入炒陈壁土一匙调服即止，取土气以助胃气也。此为良法。

---

① 生：原脱，据《伤寒杀车槌法·制药法》补。

一用麻黄后汗出不止者，将病人发披水盆中，足露出外，用炒糯米半升，龙骨、牡蛎、藁本、防风各一两①，研为细末，周身扑之，随后秘方用药，免致亡阳而死。此为良法。

## 煎药法

一用发汗药，先煎麻黄一二沸，去沫，后入余药同煎。

一用止汗药，先煎桂枝一二沸，后入余药同煎。

一用和解药，先煎柴胡一二沸，后入余药同煎。

一用下药，先煎滚水，入枳实一二沸，后入余药同煎。

一用温药，先煎干姜一二沸，后入余药同煎。

一用行血药，先煎桃仁一二沸，后入余药同煎。

一用利水药，先煎猪苓一二沸，后入余药同煎。

一用止泻药，先煎炒白术一二沸，后入余药同煎。

一用消渴药，先煎天花粉一二沸，后入余药同煎。

一用止痛药，先煎白芍药一二沸，后入余药同煎。

一用发黄药，先煎茵陈一二沸，后入余药同煎。

一用发斑药，先煎青黛一二沸，后入余药同煎。

一用发狂药，先煎石膏一二沸，后入余药同煎。

一用呕吐药，先煎半夏一二沸，后入余药同煎。

一用劳力感寒药，先煎黄芪一二沸，后入余药同煎。

一用感冒伤寒药，先煎羌活一二沸，后入余药同煎。

一用暑证药，先煎香薷一二沸，后入余药同煎。

一用风②病药，先煎防风一二沸，后入余药同煎。

---

① 一两：原脱，据《伤寒杀车槌法·制药法》补。

② 风：原作“痉”，据《伤寒杀车槌法·煎药法》改。

一用腹如雷鸣药，先煎煨生姜一二沸，后入余药同煎。

一用湿证药，先煎苍术一二沸，后入余药同煎。

## 仲景制药法

桂枝去粗皮不见火，妊妇伤寒用桂枝，须炒过不伤胎。

荛花熬赤色，如无以桃花代之。

蜀漆常山苗也，洗去腥。

甘遂连珠者佳，以湿纸裹煨。

葶苈炒捣成膏。

赤石脂、禹余粮、代赭石，诸石药皆槌碎为末入药用。

英粉、白粉，即米粉也。

瓜蒂熬黄。

豭鼠粪即雄鼠是也，头尖者是。

苦酒即米醋。

瓜蒌根即天花粉根去粗皮。

水蛭去子炒用。

旋覆花即金沸草去枝子。

茅花即茅草白花。

葳蕤似黄精而小异。

香豉即江西淡豆豉。

胶饴即饴糖。

潦水即行潦雨泽水也。

甘澜水，取水六升，置大盆内，以勺扬之，上有水珠数千颗，相逐取用之。

猪肤即猪皮上浮黑肤。本草云持猪汤解诸毒是也。或言猪脂、猪皮皆非矣。

## 伤寒禁忌

一伤寒病服药，中病即止，不必尽剂。

一新瘥后，食猪肉、羊血、鱼脍、肥腻等味，必大下利。若食饼饵、煎煿、瓜果等物，胃气尚虚，不能克化，必再发热，均为难治。

一瘥后少食糜粥，当令稍饥，不可妄食过饱。

一忌犬肉及诸般骨汁。

一热病瘥后食羊肉，必发热杀人。

一新瘥后梳洗太早，劳力废心，必至重发。

一病愈未满百日，气血未平，若帏幕不慎，难治。

## 伤寒死候

凡看伤寒，果脉证难治，切不可用药以致归怨。

阳证见阴脉者死。

阴阳毒过六七日不治。

脉浮而滑，身汗如油，喘息不休，水浆不入，身体不仁，乍静乍喘者死。

咳逆上气脉散者凶。

阳反独留，体如烟熏，直视摇头，心先绝也。

汗出发润喘不休者，肺先绝也。

唇吻反青，四肢濈濈汗出，肝先绝也。

环口黧黑，虚汗发黄，脾先绝也。

三部紧盛，大汗出不解者死。

阴阳尺寸俱虚，热不止者死。

身热喘粗，见阳脉而躁者死。

汗后微热不解，脉如转索者，即日死。

谵语微热，脉浮大，手足温欲汗出，脉暴出者死。

赤斑出者，五死一生。黑斑出者，十死一生。

两感者死。

误发少阴汗，下厥上竭，血从耳目口鼻出者死。

发风温汗者死。

汗后病不衰，谓之阴阳交，交者死。

咳逆不止者死。

脏结者死。

厥阴舌卷囊缩者死。

脉代者死。

少阴，吐利烦躁，四逆者死。

结胸证悉俱，烦躁者死。

发厥至七八日，肤冷而躁，无时暂者，曰脏厥，不治。

阴阳头痛，眼花拘急，小腹绞痛，手足挛者死。

厥而下利，当不食反能食者，名除中，不治。

# 校注后记

《伤寒集验》系明代医家陈文治辑录自宋金元以降至明代中后期，影响力较大的医家，如陶节庵、朱肱、庞安时等人有关伤寒学说的论述，加以节略、增补羽翼而成的医书，于明末崇祯六年（1633）付梓刊行。

## 一、作者与成书过程

### （一）陈文治及其著作

本书作者陈文治，字国章，号岳溪，明代秀水人，历任闽、蓟都护。陈氏戎马之余，钻研医籍，深窥岐黄堂奥，曾为其部曲治疾，且勤于著述，编撰内外诸科医书百余卷，计有《广嗣全诀》十二卷（1591），其中十一、十二两卷合为《痘疹真诀》，又有《诸证提纲》十卷（1612）、《疡科选粹》八卷（1628）。所述皆宗《黄帝内经》及金元诸家，持论、立法、选方亦多稳妥，尚有《春田一览》《济阴举要》《重光要诀》《习医轨范》等，均佚。

考陈文治生平，《明史》记载“（万历）十一年，小阿卜户犯黑峪关，守将陈文治以下俱逮系”，可证实陈文治边关军官的身份，并记载其于万历十一年（1583）被逮捕下狱。《万历野获编》记载：“嘉靖年，同邑有陈文治号鹤溪者，曾为书办，以舞文被访，罪至戍边；因立微功，迹官偏裨；今上初年，被主帅戚少保知遇，遂引荐至蓟镇东协副总兵，将登坛矣。乃朵颐少保之位，谋夺之，为戚所觉，未几以匿败侵饷诸事，为巡按李植所劾，坐斩，系霸州狱十余年死。”可见，陈文治曾于嘉靖末年任文官，后因罪贬至边关，立功为官，任职行伍，后又在权力斗争中失利，入霸州狱十余年后逝世，与《明史》记载相吻合。故陈文治生年不详，卒年约在1594—1603年间，晚年活动在河北边关一带。

目前所见陈氏最早的医书为《广嗣全诀》，两篇序皆题于万历十九年（1591），其中一篇为作者亲撰，“余中年无子，博访良方，及得秘法，用之殊效……”，可见此书刊刻时，作者已过中年。另一篇序为益津郭仰泰所撰，“都护陈将军……岁癸未，客余郡……今年春，《广嗣全诀》成”。此处癸未为1583年，益津为霸州治下，故郭序言陈文治客居益津，应为其下霸州狱的委婉说辞，与史料可互证。

**（二）辨序**

《伤寒集验》序一作者刘汉儒称陈文治“为塞外名将军”，言其行伍出身，少时广览群书，通岐黄、阴符之术，赞其为“博物君子”，尤精通仲景之学，为官后声名远扬，门客众多，广授徒众。弟子刘德茂少年学医，《伤寒集验》即为陈文治逝世前授刘德茂之书，刘德茂感念师恩，钻研本书，后以医术闻名燕赵间，家中子弟承医学之余荫仕途青云。本书刊刻缘由为“（刘德茂）思所以报陈……无他，惟欲公是书于人间世，则陈君不朽而能事毕矣。会余来川，临行时以原稿相嘱”。1632年刘汉儒入川之际，刘德茂将陈文治临终前所传《伤寒集验》原稿交付，冀其付梓传世。翌年（1633），该书由四川布政司刊刻。

《伤寒集验》有一处作者明确记录自己治验的文字：“文治尝于壬午春，因三辅军民染此甚多，惟用东垣普济消毒饮，刊布各处，获效者十九。”文中“三辅”一词，古代常用作表示京畿（以首都为中心的一千里之内的范围）重地，《明史》载

"万历十年四月，京师疫"，二处记载相吻合，可知作者使用东垣方治疗了万历十年四月（1582）由京城蔓延至河北地区的瘟疫，疗效非凡，于第二年（1583）获罪入狱。

陈文治一生坎坷，在任职行伍的同时留心医药，广集前人著作，钻研成材，医术精湛，著作颇丰。后世《伤科汇纂》《伤科大成》《疡医大全》《急救广生集》《杂病源流犀烛》都曾援引其说，亦可反映陈文治任职行伍，在伤科方面有独到之处，为后世所铭记。其著作虽多，但大都亡佚，《伤寒集验》为其晚年之作，极具整理研究的价值。

## 二、版本及其流传

《伤寒集验》成书之后，由于多种因素，流传不广。本次是近代以来对该书的首次校注整理。研究工作开始以来，使用《中国中医古籍总目》《中国医籍大辞典》等目录学工具书，考证其主要馆藏情况如下：

1. 明崇祯六年（1633）四川布政司刻本（上海中医药大学图书馆藏）。

2. 抄本（天津医学高等专科学校图书馆藏）。

3. 1980 年、1982 年上海古籍书店据明崇祯六年刻本影印本。

经调研，天津医学高等专科学校图书馆所藏无名氏抄本与布政司本内容完全一致，其中卷四已佚，故本书版本流传单一，现存上海中医药大学图书馆所藏布政司本既是初刻本，又是全本。

## 三、内容基本构成

全书共六卷。

卷一从总论起至房劳止，凡26条，包含伤寒六经病证，伏阴、晚发、温病等外感疾病及痰证、食积、脚气等类伤寒六证。

卷二从直中阴经起至水气止，凡51条，详述伤寒六经正病、变证、治法等，其内容多来源于《伤寒六书》，但对该书重复之处稍加删削，对辨证尚欠清晰之处，引用《黄帝内经》或成无己、王好古等医家论述，加以陈说。

卷三从脏结起至婴儿伤寒止，凡56条，其内容亦多源于《伤寒六书》，并抄录杜清碧“三十六舌形图”全文，强调望诊在治疗疾病、判断转归中的重要性。

卷四至卷六为方药部分，卷四从桂枝汤起至小半夏茯苓汤止，卷五从大黄黄连泻心汤起至甘草汤止，卷六从太阳丹起至大白术汤止，共四百九十四首。书末辑录伤寒六法、劫病各法、制药法、解药法、煎药法、仲景制药法、伤寒禁忌、伤寒死候等。本部分内容按“以方类证”方式排列，汇集相互关联的方证条文，分组归类，以方名证。辑录了《伤寒杂病论》《类证活人书》几乎所有的方药，虽然药量、药味等稍有不同，但体例基本统一。各方首列主治证候、方药合成，详载剂量、服法、药物炮制法等。

## 四、内容源流考

《伤寒集验》主宗陶节庵学术思想，并辑录、增补其他医书有关伤寒及外感病的论说而成。从本书的内容及体例出发，可以发现卷一至卷三体例及论述方式一致，立足理法，阐释病证机理，论述“病、脉、证、治”，篇名或冠六经之病名，或冠证候、症状名，内容尤重证候的变化及治疗，使其论说愈臻完善。部分有明确标注出处，常用医家或医书在文中直接提示，如“某曰”“某书云”等，尤重医经医论在阐释病证机理方面的作用，共一百三十三篇。卷四至卷六以伤寒方论为核心，广泛辑录后世相关方论并加以补充完善，内容较多来源于《伤寒六书》《类证活人书》等医书，列证较详，具有较好的临床查阅价值。

**（一）《伤寒六书》（《陶氏伤寒全书》）**

《伤寒六书》由明代陶华（节庵）撰，成书于明正统十年（1445）。本书为陶氏所撰6种伤寒著作之合订本，包括《伤寒琐言》《伤寒家秘的本》《伤寒杀车槌法》《伤寒一提金》《伤寒证脉截江网》《伤寒明理续论》等六书。书中对《伤寒论》六经病证的辨证论治，从证候归类、病证专论、六经传变、阴阳表里虚实等方面加以阐述，对《伤寒论》诊脉法、用药法亦有专论。其于伤寒病证治法多宗张仲景，但亦汲取后世温热病证治的方法，受朱肱《南阳活人书》的影响较大。《伤寒集验》主宗陶节庵学术思想，辑录了陶氏《伤寒杀车槌法》全文，《伤寒琐言》《伤寒家秘的本》《伤寒明理论续》三分之二的内容。对《伤寒六书》直接抄录的内容约占全书三分之一以上。

**（二）《医学入门》**

《医学入门》为中医全书，由明代李梴（健斋）撰，刊于万历三年（1575）。此书以《医经小学》为蓝本，正文为歌赋形式，以注文补充阐述。内容涉及经络脏腑、针灸本草、内外妇儿等各科。《伤寒集验》几乎全文辑录该书包括“正伤寒”“类伤寒”“伤寒初证”“伤寒用药赋”等在内的伤寒相关内容，约占全书的三分之一，将书中歌赋与《伤寒六书》重复的内容删除，重新按照“病、脉、证、治”的方式进行编次整理。

**（三）《类证活人书》**

《类证活人书》由北宋朱肱撰，全书主要对伤寒各证和其他一些杂病予以详细的论述。载释《伤寒论》方及各家伤寒方共计二百余首，是全面系统地研究《伤寒论》较早的一部著作。《伤寒集验》抄录了该书三分之二的方药，但具体在药物种类、剂量上稍有不同。

除上述较为完整地被《伤寒集验》摘引的医籍，尚有片段化的引证诸家论述，如《敖氏伤寒金镜录》《医学纲目》《伤寒明理论》《此事难知》《伤寒活人执掌图》等。此外，尚有部分篇章未查明出处，引用情况不明，有待进一步考察。

总之，《伤寒集验》是在辑录《伤寒六书》《医学入门》《类证活人书》《伤寒杂病论》等书的基础上，采撷宋金元至明代大量知名医家对广义伤寒的论述及方药证治，并结合自己的经验，汇编而成的医书，其临床价值与文献价值不容忽视。

## 五、学术特点

### （一）推崇经典，旁纳诸家

《伤寒集验》为整理研究《伤寒杂病论》的著作，作者推崇经典，采用以经解经的方法注解伤寒，卷一至卷三，相当于全书理论部分，其体例每言一经，先引《灵枢·经脉》经脉走行，每言一证，则引《黄帝内经》《诸病源候论》《备急千金要方》等书之说，以保证内容的权威性、严谨性，体现伤寒学说“一贯而变化”的发展历程。作者推崇经典，但并不泥古，其广纳后世诸家之说，根据诸位医家对同一症状的不同认识，撮其大要，凝其主旨，以不失仲景大义为前提，对类证的理论探讨、治疗方药、预后转归等记录颇为详细，并及时补充、或适当评论，要言组方运药之理，偶记加减之法。如“风温”，虽内容仅百余字，但却引用了张仲景、陶节庵、成无已三家之书。又如“头疼”，虽为寻常之症，但详述经络循行、三阴三阳传经、方药加减法，所引方书达五家之多，条理清晰，方便学者临证用药。并对社会上流行的诊疗方法和理念及时收录，如在当时舌诊逐渐引起医家重视的情况下，辑录杜清碧伤寒“三十六舌形图”以便查阅，对一些医家对病因病情不求甚解即滥用温补或行攻伐峻剂的情况持否定态度。此外，文中多篇评说结合陶氏伤寒学说、东垣学说，重视阴阳五行、四气五味在阐释医理、方药配伍中的作用，常在书中以某某医家云、某书云等形式出现，文字精练，启迪后学。

**（二）广论伤寒，兼涉杂病**

伤寒有广义、狭义之争，广义伤寒包含一切外感热病，狭义伤寒则限定为风寒所伤，《伤寒集验》中伤寒显然为广义，作者以风寒所伤为主要研究对象，同时涉及了后世暑病、霍乱、脚气、大头瘟等多种外感病。书中每每将其他外感病与狭义伤寒作对比，广引后世各类外感病治法，体现后世医家对伤寒治法的发展，不拘泥于仲景经方，对后世良方广加采用，主张在冬月伤寒时沿用仲景之方，在其他三时外感病中化裁使用后世之方，以免误判而变生他病。因此，各类外感病在《伤寒集验》中均有出现，但同时泾渭分明，不相混淆，于仲景、后世之法不存高下成见，这是作者的高明之处。

同时，《伤寒集验》不仅仅是伤寒研究专著，其亦可视为综合性医学著作，其卷二、卷三以病证为纲，分析病机、治疗，不单包含这些症状在伤寒中的论述，亦收载其见于杂病中的情况。作者此举旨在求全，使读者能全方位了解这些病证的病因、病理，而不限于伤寒一门。作者为免读者拘泥伤寒，忽视杂病，广采众说，以资参考，是其仁心仁术的体现，但也不可避免地造成内容繁杂，这是其编纂方式的局限性所在。

**（三）类证类方，垂示津梁**

明代是《伤寒论》研究史上承前启后的重要时期，特别是明代中后期，各家标新立异，互有新说，研究方法日趋多样，伤寒学派内部的学术论争由此而始。其中，“以症类证”与“以方类证”是明代多数医家研究《伤寒论》的方法。《伤寒集验》将两种研究方法结合，卷一至卷三，从总论始，至妇人、孕妇、产后、婴儿伤寒止，逐列133证。每证均论病因病机、基本症状、辨证要点、治法预后等，甚为详明，内容虽稍显驳杂，但不失为此时期类证研究汇集之作。卷四至卷六，汇集《伤寒论》中相互关联的条文，分组归类，以方名证，从桂枝汤到大白术汤，以基本方为核心，加减方类从，广泛收集包括《伤寒论》113方在内的方剂494首，仅桂枝汤及其加减方便收载34首。虽然方药稍有枝蔓，但不失为明代文献辑引式撰著的典型作品之一，对《伤寒论》类方研究具有较好的参考价值。

卷四至卷六的方剂，是全书内容的方药主体，在书中亦占有重要地位。此部分记载的方剂适应证清楚，药物炮制、组成、治法、服法、加减法等内容较为完整。但书中也存在不少方药条文内容脱失、文字不够准确、方药明显讹误的情况，成为本书稍显不足之处，这或许与明代刻书不够精审，常有错漏的时气相关，但总体瑕不掩瑜。其收录的医方数量和质量，在同时期的同类医书中，排名也尚属前列。此外，就方剂部分的整体编排而言，各方虽单独成目，但在前后内容上，又将论中相类方证汇列一处，显然是作者经过慎思考量而成，如第一至十九方是桂枝汤类方、二十至二十八方是麻黄汤类方、二十九至三十四方是柴胡汤类方等。既方便每个方证的具体学习，又有助于类似方证间的前后对照，并且也有利于临床上的选择使用，较一些内容简明的伤寒论著中的方剂学术价值高。

**（四）遣方用药，灵活化裁**

《伤寒集验》全书内容切合临床，选方用药灵活。书中辑录了大量医家的自拟方，如辑录了庞安时的葛根葱白汤、连须葱白汤、茅根葛根汤、茅根橘皮汤、李根汤等，再如将陶节庵最具代表性的“秘用三十七方”在书中根据实际需要，进行灵活剪裁安放。如将升麻发表汤置于麻黄汤下，全文摘抄，仅文字顺序稍有替换，将“不得多服”改为“如服多”，“热服，取汗如神”改为言简意赅的“热服，取汗”，并将“如神”“秘之，不与庸俗知此奇妙耳”之类颇为保守或夸大的语句删除，方便阅读。又如书中大量病证，如“总论”“温病”“热病”“烦躁”“呕吐”“自利”“腹满”等篇，皆不下千字，所占篇幅虽然较长，但基本先论述病因病机，再援引各家论述，次则铺陈方证加减与之相应。因为不同时代的医家写作风格各异，所以在同一病证下，文字之间常有跳跃感。把握这些医家的常用写作方法，对阅读本书将提供一些便利。

综上所述，《伤寒集验》是一部内容丰富的中医伤寒专著，其理论价值与实用价值较高，作为明代文献辑录式编撰的代表性医书之一，该书的整理出版对于丰富中医伤寒学术、活跃伤寒学派争鸣具有重要的意义，值得深入学习研究。

# 方名索引

## 四画

## 五画

**六画**

## 七画

## 十画

## 十一画



## 十二画

## 十三画



## 十四画



## 十五画



## 十六画



## 十九画



## 二十一画